全家人的
芳香精油治療聖經

THE AROMATHERAPY BIBLE FOR HOME APOTHECARY

許怡蘭 Gina Hsu 著

慢性病控制、癌症復元、神經復健、呼吸防護，建立家的芳香醫藥箱，養出全家好體質

目錄

CH3　全家人的芳香醫藥箱

CH4　癌症康復照顧芳療對策

特輯　照顧者的自我療癒指南

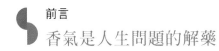

前言
香氣是人生問題的解藥

這是專為上有父母、下有兒女，一肩扛起照顧家人責任的「三明治世代」所設計的精油指南。是一本「解惑之書」，也是「答案之書」。

它不是讓人想束之高閣的磚頭著作，你可用輕鬆的心情閱讀，快速消化和吸收內容，找到符合全家人需求的日常芳療建議。即使遇上令初學者卻步的精油化學，也能擺脫死背硬記的困境，無痛學習應用技巧。針對最棘手的癌症問題，也有按步就班的實際用油指引。

你也將獲取最新學術研究成果，及專業人士累積多年的臨床經驗。從身心症候到體質調養，從人生功課到關係平衡，只要一本，就涵蓋至少三門芳療專題課的精華，資訊量極為紮實。若要下一個直接又有力的評語，可以說「CP值超高」。

讀者當然滿載而歸，不過這代表明明只出一本書，作者卻得花上寫三本書的力氣。沒有錯，從動筆到出版，其實已經超過兩年，期間投入大量精神，擱置許多計畫，像脫去一層皮一樣，熬過孤獨的寫作過程，只為了把所思所學毫不保留的紀錄下來。

由於我只專注於教育、不涉入銷售，加上開課量已達上限，不需再多做宣傳，所以向來不把出版當成一種行銷工具，以身為作者的立場，看起來似乎投資報酬率很低？但所有努力並非徒勞，而是獻給這個世界的禮物，我想藉著這本書大聲喊出：香氣是人生問題的解藥！

每個人都有不同的人生功課，但無論你的故事是什麼，書中總有一個章節，將為這些煩惱提供解答。

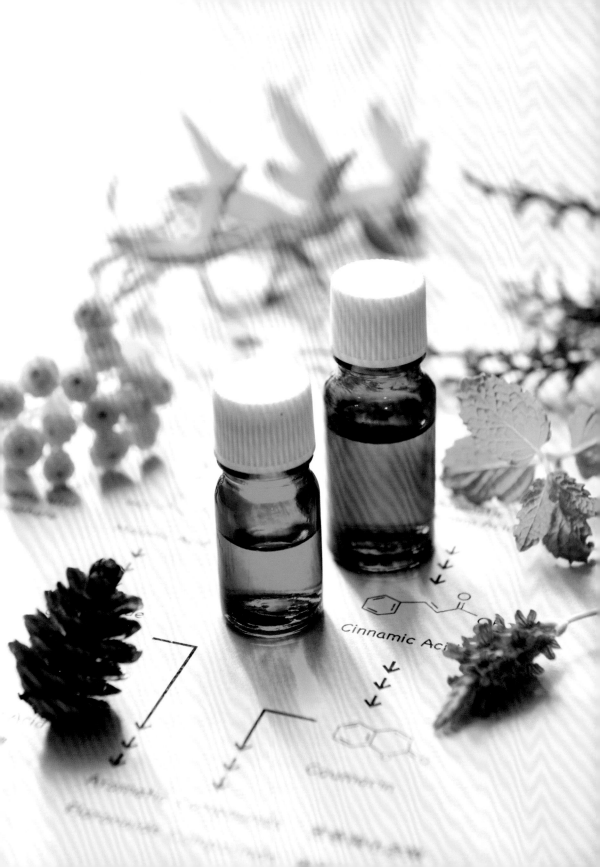

Cinnamic Aci

◖ 如何使用本書：

打開這本書，就像展開一段小旅行，你將前往遙遠國度，看見雨林、沙漠的獨特環境，怎樣讓植物的氣味變的更動人；你將進入微觀世界，看見極度微小的精油成份如何對抗各種疾病；你將順著清晰的治療思路，看見照顧全家人的最佳對策。接下來，就由我擔任嚮導，帶各位踏上全方位的芳香之旅吧！

第一章 《全方位解析精油》，帶你了解芳香藥草的植物分類、萃取工藝、產地風土、化學成分、對症藥理，徹底認識每一滴精油的存在理由。

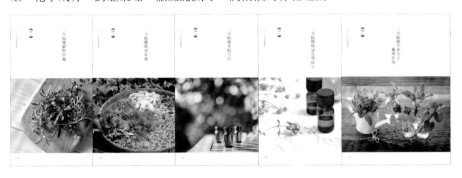

第二章 《給全家人的芳香分子療癒地圖》則列出25大類主要症狀，和73種最重要的精油成份，詳細解說對症保健療方，讓你完全掌握治療原理。

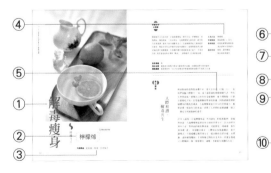

①本篇標題：常見但棘手的症狀
②療癒分子：有效對症的芳香分子
③推薦產品：含有這種芳香分子的精油
④芳香分子小檔案：氣味、安全性等基本介紹
⑤身心對症：改善症狀的治療對策

⑥藥理作用：芳香分子藥性綜合彙整
⑦療癒原理：為什麼這種芳香分子可以改善症狀
⑧精油選項：詳細介紹主要推薦精油
⑨其他選擇：主要推薦精油以外還可以選什麼
⑩調配秘技：三款簡單實用的配方

第三章 《全家人的芳香醫藥箱》針對兒童、青少年、成年男女、長輩等不同族群，列出最理想的6種精油組合，幫你照顧家中的老老小小。

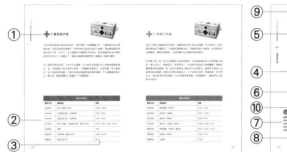

①對象選擇：為家中特定成員決定精油組合　　⑥故事小傳：原料植物的模樣習性、歷史淵源
②療效速查：組合中6種精油的各自擅長領域　　⑦香氣檔案：此精油氣味描述、成份對照速查
③頁碼索引：快速翻找適用精油　　　　　　　　⑧植物檔案：原料植物的基本介紹、拉丁學名解釋
④精油名稱：本篇主角精油　　　　　　　　　　⑨成分比例：此精油中芳香分子種類及含量
⑤治療方向：此精油最擅長的領域　　　　　　　⑩主要作用：身心對應症狀，靈性和魔法效果

第四章 《癌症康復照顧芳療對策》，以整體芳療為基本原則，兼顧主流醫學需求，以芳草藥草的無窮力量，陪伴你和家人跨過生命中的考驗。

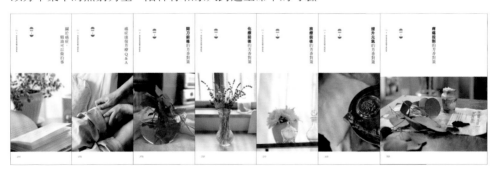

特輯 《照顧者的自我療癒指南》，讓你把關注重心重新拉回自己身上，先用精油把自己的情緒和身體養好，才能專心照顧全家人。

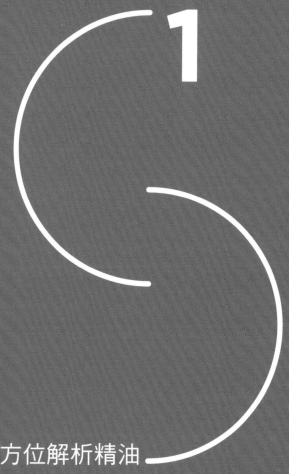

全方位解析精油

一次搞懂植物科屬

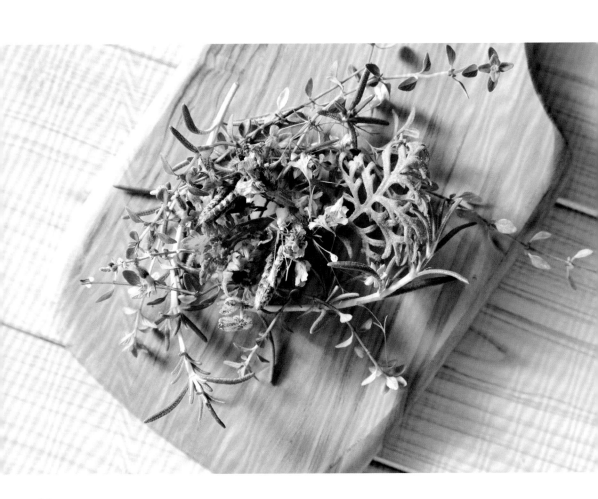

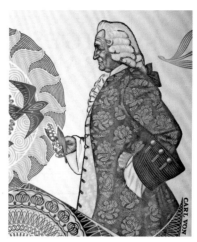
瑞典紙鈔上的林奈肖像

當我們享受大自然的森羅萬象，常會浮現一種想法：在這個世界之上，有沒有一套神秘規律在運作？那些爭奇鬥豔的花草樹木，彼此是不是有些隱藏的聯結呢？據說兩千多年前的大哲學家亞里斯多德，是第一位產生以上念頭的人，但真正發明「植物分類法」的人，卻是十八世紀瑞典一個鄉下牧師的兒子，他的名字叫林奈（Carl Linnaeus）。

從小就熱愛植物，甚至翹課到森林裡鬼混的林奈，認為整個宇宙就像一座巨大機械，上帝把每個生物放在該待的位置，而學者的責任，就是找出造物主設定的法則。為了專心研究，他放棄了醫生職位（幸好先娶到有錢的老婆），最後終於發表了一套分類系統。林奈發現：植物最明顯而好認的特徵在「花」，其次是「果實、種籽」，他仔細紀錄植物的外貌，把長得像的放到同一家族，以此提出科、屬、種等分類層級，並以拉丁文來為植物定下正式名稱，這就是「學名」。

到了現代，種源鑑定的技術愈來愈發達，林奈的概念受到挑戰（長相接近的兩種花草，其實不見得有親戚關係）。但透過科屬分類，我們可以有系統的認識芳香植物，有效率的記住精油療效，對芳療初入門者來說很實用。為了讓學習過程更加簡化，在這裡我們只介紹精油中最重要的十二大科屬。

1 松科精油 元氣

重點精油	歐洲赤松、各種雲杉、各種冷杉、大西洋雪松、喜馬拉雅雪松、加拿大鐵杉、道格拉斯杉、濱海松、落葉松
主要成分	單萜烯類
運用方向	呼吸系統、肢體筋骨

松科植物光滑的針葉可避免水分散失，即使在乾燥或酷寒環境中，依舊欣欣向榮。在古代神話裡，豐饒之神阿提斯（Attis）把自己的陽剛之血獻給大地，最後化為一棵松樹，因此松樹在近東和希臘一直被視為聖樹，芳香的松脂宛如神靈的血液，用來確保生殖能量，使虛弱的人得以復甦。

它是地球上最古老的物種之一，野性、頑強，帶給我們原始的生命力與爆發力。松科精油大多含有高量「單萜烯類」芳香分子，提振激勵的作用特佳，也溫和止痛又抗發炎，是處理呼吸系統、肢體筋骨問題的好幫手。

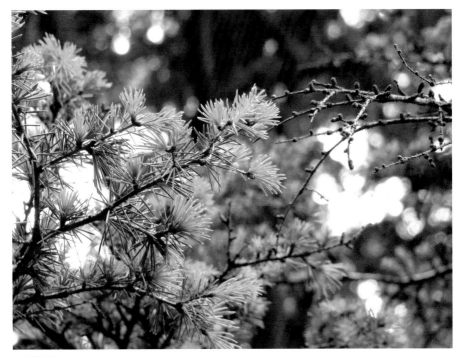

大西洋雪松

2 柏科精油 [堅毅]

重點精油	絲柏、杜松、羅漢柏、暹邏木、維吉尼雅雪松、藍絲柏、西藏圓柏
主要成分	單萜烯類、倍半萜烯類
運用方向	循環系統、泌尿系統、皮膚

從酷寒極區，到高聳的喜馬拉雅山區，都可以找到柏科植物的蹤跡。挺過嚴苛環境的挑戰，老樹動輒幾百歲，見證千載歷史的也不少，在粗礪外表之下，蘊藏了多汁的生命力。針葉呈現鱗片狀，層層交疊的模樣，就像日本神社的注連繩，顯得格外神聖。

柏科精油中的「單萜烯類」成分，使人身心堅毅，承受生命中不可承受之重，另外也含有擅長收斂的「倍半萜烯類」芳香分子，整體香氣素樸悠長，有一種幽玄之美，可增加「忍耐」和「等待」的能力，並處理循環系統、泌尿系統和皮膚問題。

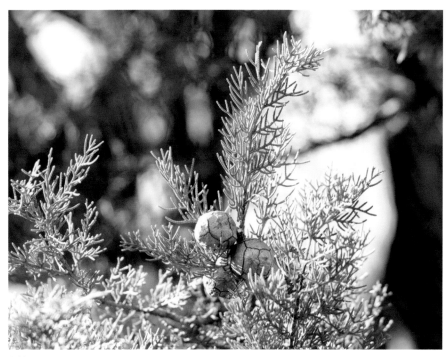

絲柏

3 禾本科精油 韌性

重點精油	岩蘭草、玫瑰草、香茅、檸檬香茅、薑草
主要成分	單萜醇類、倍半萜醇類、單萜醛類
運用方向	循環系統、肢體筋骨、抗感染

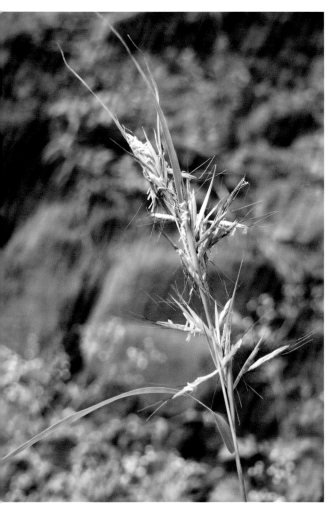

禾本科植物只倚賴風來傳粉，不需靠五顏六色的花朵來吸引蜂蝶，外形低調樸實，如同不起眼的小草。由於低矮和貼近大地，莖葉或根部十分堅韌，並儲存了芳香成分，以便防禦小動物的侵擾。即使在嚴苛環境下，禾本科植物仍能頑強存活，當你使用這些精油，將承繼它不屈不撓的生命力，以及身段柔軟的彈性。

禾本科精油的氣味強勁而多元，抗感染效果不錯。以「單萜醇類」分子為主的玫瑰草洋溢花香感，岩蘭草含有較多「倍半萜醇類」成分，所以深沉內斂，各類香茅中的「單萜醛類」則生猛有力。這些精油都因為促進循環、活絡肢體的能力而受到重視。

玫瑰草

4 薑科精油 轉化

重點精油	荳蔻、薑、大高良薑、薑黃、泰國蓼薑、月桃葉
主要成分	氧化物類、倍半萜烯類
運用方向	呼吸系統、消化系統、肢體筋骨

薑科植物喜歡溫暖的氣候，以便將陽光充分利用轉化，更善於在土壤中收集地力，把這些能量全都儲存在辛辣的地下莖裡。如此「能吃」的薑科植物，也為我們提高「吞食天地」的活力，它芳香的根莖、葉片、花朵、果實，全都可以成為重要的調味佐料。

薑科精油中的「氧化物類」成分十分利腦，增進我們對事物的理解力，「倍半萜烯類」成分則安撫鎮靜，讓一切外來刺激，轉化成內在世界的養料。薑科精油擅長啟動呼吸和消化系統，促進心胸的開闊，去接受和自己不同的人事物。

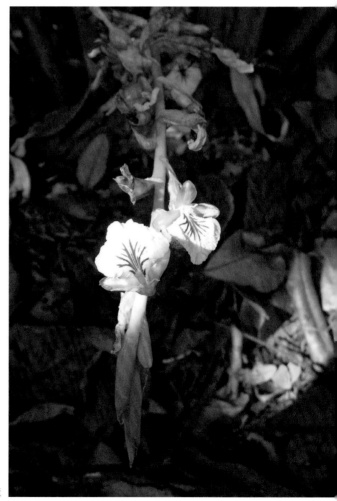

荳蔻

5 樟科精油 重生

重點精油	錫蘭肉桂、月桂、花梨木、芳樟、桉油樟羅文莎葉、山雞椒、台灣土肉桂
主要成分	芳香醛類、單萜醛類、單萜醇類
運用方向	消化系統、呼吸系統、抗感染

樟科樹木喜歡待在炎熱而雨水充足的地區，但這些環境也是蟲蛇走獸最活躍、癥癘壞菌最猖獗之處，於是樟科樹木們需要製造大量抗病成分，並且讓芳香分子遍布花葉莖果所有組織，才能在重重危機中保衛自己。樟科植物時常成為先驅植物，在山崩或森林大火之後，率先恢復生機。

樟科精油含有的芳香分子，普遍具有抗感染功效。例如細菌最怕的「芳香醛類」成分、防禦病毒的「單萜醛類」成分、及對抗真菌的「單萜醇類」成分。來自樟科精油的心靈戰鬥力，化不可能為可能，讓我們在強敵環伺、土崩瓦解的逆境中，找到一條生路。

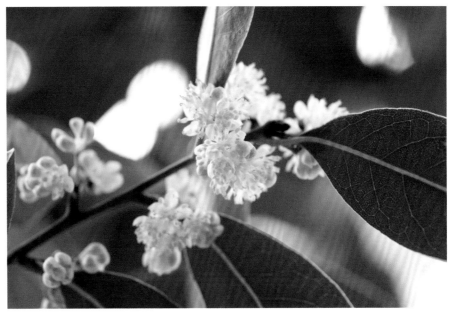

月桂

6 繖形科精油 <u>淨化</u>

重點精油	歐白芷、甜茴香、藏茴香、芫荽籽、胡蘿蔔籽、蒔蘿、芹菜、圓葉當歸、白松香、印度藏茴香
主要成分	內酯類、單萜酮類、醚類
運用方向	消化系統、泌尿系統、循環系統

花軸如放射狀星體，又像一把打開的雨傘，葉片和細小果實均可當佐餐香料。莖部中空，給人空靈輕盈的印象，而繖形科精油確實也被運用於排水瘦身，或是增加腦力。繖形科的守護星，是代表才智與創意的水星，它具有跳躍的風能量，不過聞起來卻「菜味十足」，頗令嗅覺經驗保守的人感到棘手。

在繖形科精油含有的芳香分子中，解毒作用強的「內酯類」，及消食利腦的「單萜酮類」、「醚類」等成分最搶戲，效果很強，只需少量就有大用。若你能接受古靈精怪的另類風格，或常為肝腎功能而煩惱，絕對少不了這一群淨化高手。

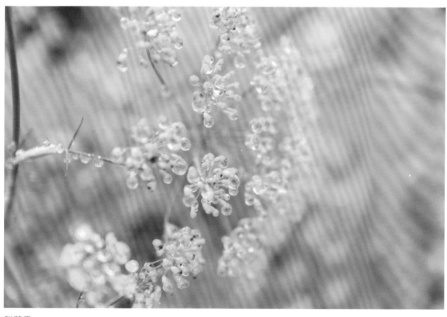

甜茴香

7 唇形科精油 整合

重點精油	各種薄荷、各種迷迭香、各種薰衣草、各種羅勒、各種鼠尾草、各種百里香、各種香薄荷、各種馬鬱蘭、香蜂草、廣藿香
主要成分	多元芳香分子
運用方向	消化系統、呼吸系統、神經系統、肢體筋骨、抗感染

芳療世界裡聲勢最浩大，知名度最高的唇形科藥草，它的花長得就像張開的嘴唇，下唇瓣帶點紋路，讓蜜蜂們站得穩固，上唇瓣則像遮風擋雨的小棚子。頗有心機的花型，果然讓訪客們停駐腳步，爲它授粉繁衍，因此唇形科常出現「貴圈眞亂」之下的天然雜交，衍生的變種簡直數都數不完。

這些植物擅長接受挑戰，遇上新的變化，會很快調整方向，發展出新的潛力，製造令人眼花撩亂的芳香分子。所以唇形科精油療效多元萬用又強大，同時幫助我們整合自我，使體內各大系統，都能妥善回應各種突發事件。

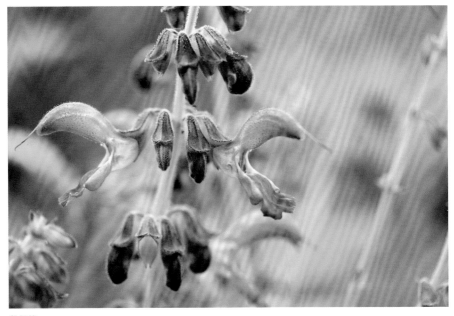

鼠尾草

8 豆科精油 滋養

重點精油	秘魯香脂、零陵香豆、銀合歡、鷹爪豆、巴西檀木
主要成分	苯基酯類、內酯類、芳香醇類
運用方向	循環系統、神經系統

豆科植物有的高大有的矮小，有些開起花來像蝴蝶翩翩，有些花形則是可愛的毛絨絨小球。它們最終都會結出豆莢，要忍耐一段青澀的日子，等時機成熟，莢果才會打開，把種子釋放出來。你的心靈如果曾經受傷，一樣會透過豆科精油的引導，在香氣中逐漸解除封閉狀態，重新獲得愛的滋養。

豆科芳香植物多半使用溶劑萃取法來處理，保留了大型芳香分子，例如「苯基酯類」、「內酯類」、「芳香醇類」成分等，這些精油帶著濃郁溫暖的甜香，常被使用在活絡通血路的配方中，也用來安撫心悸、舒緩胸悶，使習慣壓抑自我需求的人得到解放。

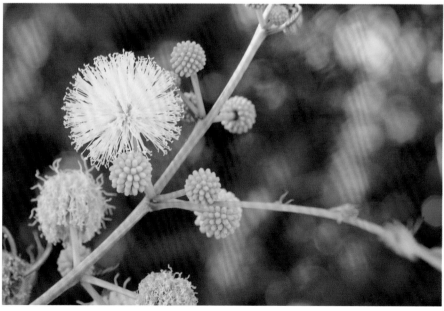

銀合歡

9 桃金孃科精油 蛻變

重點精油	茶樹、各種白千層、各種尤加利、各種香桃木、丁香花苞、多香果、檸檬細籽、昆士亞、芳枸葉
主要成分	氧化物類
運用方向	呼吸系統、神經系統、抗感染

桃金孃科是一群常綠灌木或喬木，無論身形高大與否，花朵都很嬌弱，星芒般濃密纖長的花蕊是它的特徵。有些樹種每年會增加一層樹皮，舊的外皮則自動剝落，使桃金孃科成為心靈和身體「蛻變更新」的代言精油，十分適合生活停滯不前、頭腦渾沌、活不出自己的人使用。

澳洲是桃金孃科植物的家，為了適應這塊廣闊大陸上各種極端環境，在長期隔離演化下，桃金孃科出現複雜而獨特的品種，氣味五花八門，但整體來說，仍以清新的「氧化物類」為最具標誌性的芳香分子，主要擅長呼吸道調理，也對抗各類感染。

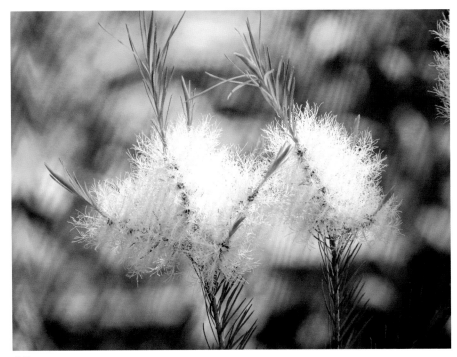

茶樹

10 菊科精油 秩序

重點精油	羅馬洋甘菊、德國洋甘菊、西洋蓍草、藍艾菊、樹艾、各種永久花、土木香、萬壽菊、印蒿
主要成分	倍半萜烯類
運用方向	神經系統、免疫系統、皮膚

這是個異常龐大的家族，品種繁多，簡直令分類學家覺得頭痛。菊科的花非常細小，會簇生成整團，我們常把群聚在中央的「管狀花」誤會是花心，把生長在外圈的「舌狀花」錯認成花瓣。這些小花們以神秘的規則層層堆疊排列，就像是曼荼羅（Mandala）一般，建構出充滿秩序的小宇宙，帶來深層的寧靜感。

在傳統醫療中，菊科藥草因其消炎、解毒、清熱等作用而廣受歡迎，菊科精油則增加了神經系統安撫鎮靜之效，並成為護膚配方中的大明星。這些屬性與「倍半萜烯類」芳香分子相關，在你感到生活失去秩序、身心敏感焦躁時，特別有幫助。

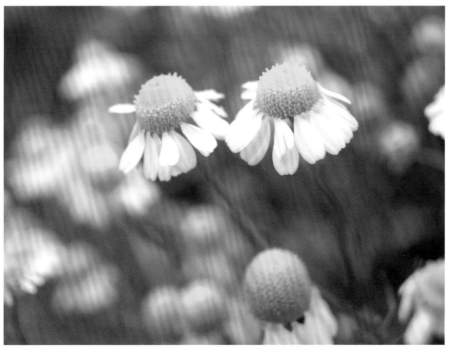

德國洋甘菊

11 橄欖科精油 修護

重點精油	乳香、沒藥、欖香脂、印度乳香、紅沒藥、懷特沒藥
主要成分	單萜烯類、倍半萜烯類、倍半萜醇類
運用方向	呼吸系統、皮膚、抗感染

橄欖科大多爲生長在貧瘠野地上的喬木，不易以人工栽植，它們葉片細小，枝幹佝僂，遺世獨立，看起來就像是個隱居化外的修行者。以利器劃破樹皮後輕敲，隱藏在腺道的芳香汁液會緩緩滲出，覆蓋並修復樹身傷口，當乾化之後，固態樹脂可被拿來焚香，自古就用於驅邪祝聖等祭儀當中。

橄欖科擁有「修護機制」，是處理皮膚受損、老化的良藥。精油含「單萜烯類」、「倍半萜烯類」、「倍半萜醇類」等消炎成分，更使它成爲呼吸道、生殖泌尿道等黏膜組織，在遇上感染或慢性問題時最溫和的戰友。

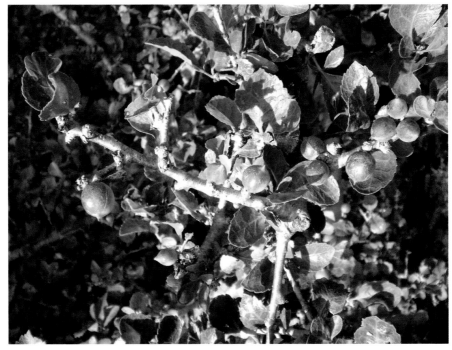

懷特沒藥

12 芸香科精油 光明

重點精油	苦橙、甜橙、萊姆、檸檬、佛手柑、葡萄柚、紅桔、苦橙葉、桔葉、橙花、日本柚子、花椒、咖哩葉
主要成分	單萜烯類、單萜醇類、單萜酯類
運用方向	神經系統、消化系統

芸香科植物多為小喬木或矮灌木，把它的花、葉、果摘下來對著光觀察，會發現透亮的點點油囊，這全都是儲存芳香分子的位置，簡直像每一寸都滿溢生命的歡欣。芸香科家族共約160屬，以「柑橘屬」最受歡迎，使用最簡易的壓榨法，就可由果實得到精油。如晨光般明亮單純的柑橘香，正是召喚幸福未來的幸運符。

柑橘精油幫助消化的作用，主要來自果皮中的「單萜烯類」成分，對食慾失調、脹氣反胃全都有效。而花朵和葉片中含有「單萜醇類」及「單萜酯類」，抗憂鬱、抗焦慮效果絕佳，溫柔而豐美，帶著一絲微苦，能撫慰受傷的靈魂。

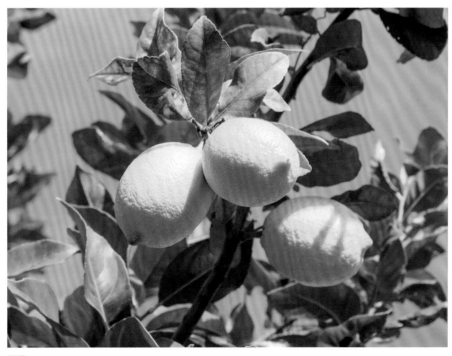

檸檬

一次搞懂精油產地

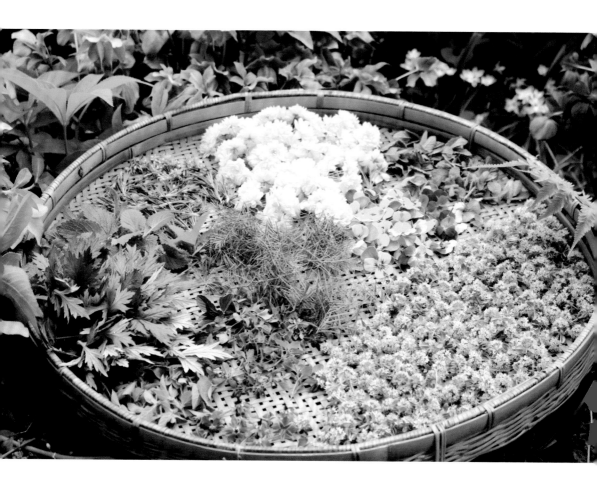

想學習精油，必須先瞭解植物；想瞭解植物，必須先認識土地，以及這塊土地上的人文風貌。芳香療法之所以吸引人，正是因為原料來源極度豐富，擦上不同產地的精油，就宛如用想像力在異國展開旅程。甚至有一天，你還會親身踏上征途，在氣味裡體驗旅行的意義、在旅行裡實踐對氣味的追尋……

這二十年當中，我為了「尋香」已跑遍歐亞非不少地區，護照上的印度入境章更是不計其數，甚至在那裡長住與學習，就連當地友人，都忍不住發聲詢問：對芳療師而言，這個國家究竟有什麼魔力？

印度是一座活生生的芳香博物館，只要旅行過一次，對任何一個精油愛好者來說，都將成為永恆的震撼。

在遼闊國境和多變地理環境中，你可親眼見證「風土」如何影響精油的性格。來自北印度塔爾沙漠的岩蘭草，聞起來蒼蒼鬱鬱、複雜低沉；南印度季風雨林的岩蘭草，像火耕後濕潤的泥土；中印度德甘高原的岩蘭草，有薑黃和蕃紅花的香調。這些精油主要成分差不多，只是比例分配不同，或剛好差了一兩個微量芳香分子。在當地相傳的說法中，每隔50公尺挖掘採收岩蘭草，會發現味道全都不一樣，產地的影響實在很大！

一般而言，瓶身標示的產地是「植物採收地」，為求新鮮，原料通常在同一地區被萃取或蒸餾，但也有例外。舉例來說：鳶尾草的根部極為昂貴珍稀，因此北非摩洛哥栽種的鳶尾草，會以原料狀態被運送到法國、德國等技術更先進的國家，再進行精油萃取。

想搞懂精油產地，最好對全球地理分布，以及盛產芳香植物的主要氣候區，先建立一點基本概念：

1 陽光普照的地中海周邊

代表植物	杜松、絲柏、月桂、香桃木、貞潔樹、薰陸香、岩玫瑰、薰衣草、百里香、迷迭香、鼠尾草、薄荷、永久花、苦橙、佛手柑
精油特質	堅毅而甜美、細緻而飽滿、療效強大多元

地中海圈位於歐亞大陸和非洲大陸的交會處，周邊土地是最早有人居住的區域，所生長的芳香植物，幾乎全在神話傳說中佔有一席之地，藥用歷史十分悠久，療癒能力經過千百年驗證，使得南歐的法國、西班牙，西亞的土耳其，北非摩洛哥等沿岸國家，成為精油的核心產地。

地中海氣候區的夏季乾旱炎熱，土質堅硬又貧瘠，適合堅毅又有彈性的植物，除了少數耐熱的針葉樹之外，通常可以見到月桂、香桃木、柑橘等小喬木或灌木，以及適應力強大的唇形科藥草。有陽光與海洋的照拂，加上地勢高低崎嶇，這裡生產的精油，芳香分子格外豐富，氣味甜美細緻，療效多才多藝，能量飽滿。

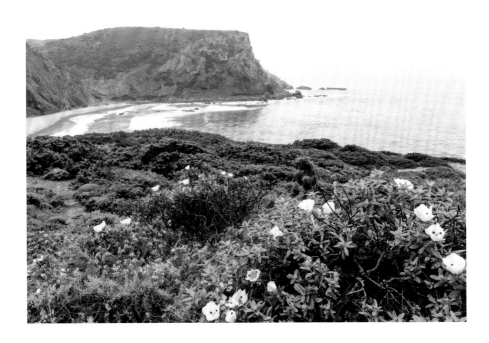

2 濃密熱帶雨林

代表植物	花梨木、秘魯香脂、零陵香豆、安息香、丁香、荳蔻、肉桂、肉荳蔻、黑胡椒、多香果、香草、依蘭
精油特質	熱情溫暖，排濕、抗感染、助消化

在雨林中，植物以極高的密度生長，爲了在激烈競爭中生存下來，發展出各種生存妙招。例如中南美洲的花梨木、零陵香豆、還有秘魯香脂樹，就一股勁兒的抽高身子，讓自己變成三四十公尺高，以爭取更多陽光。而黑胡椒、香草則採取攀爬手段，依附其他樹木向上爬。

其他個頭不夠高的植物們，爲了抵禦濕氣和來自蟲蛇走獸的傷害，聰明的製造出辛辣的芳香分子，來抗菌防腐，這讓南洋群島又被稱作「香料群島」。印尼、斯里蘭卡、馬達加斯加，都成爲重要的精油出口國，熱帶雨林產的精油香氣濃烈甜郁，滿滿火能量，有催情效果，也解決了消化系統的疑難雜症。

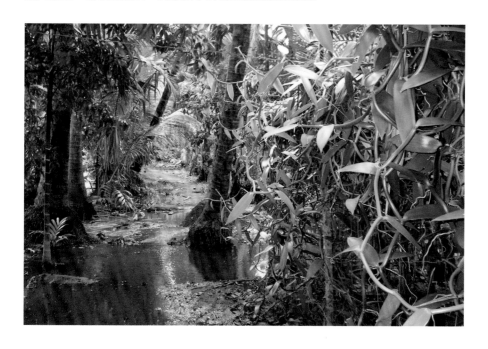

3 肥沃的中歐大陸

代表植物	德國洋甘菊、西洋蓍草、龍艾、歐白芷、芹菜、圓葉當歸、甜茴香、歐芹、胡蘿蔔籽、蒔蘿、樺樹、蛇麻草、纈草
精油特質	鎮靜安撫、解毒淨化、奇幻力量

歐洲中部平原，有世界罕見的肥沃黑土，河流湖泊交錯，四季分明，雨水下得剛剛好，簡直得天獨厚！這裡自古以來就是穀倉地帶，芳香植物也長得特別有活力，尤其是喜愛溫和涼爽氣候的菊科、繖形科家族。許多優質精油都來自中歐黑土區，如德國、奧地利、匈牙利、捷克等地。

以上國家都擁有悠久的草藥傳統，將自然療法視為日常生活一部分，甚至進一步發展出草藥魔法，讓中歐大陸的植物帶著些許奇幻力量。整體而言，這裡生產的精油性質較清涼，擅長處理熱毒，以及神經、心血管、皮膚的問題。

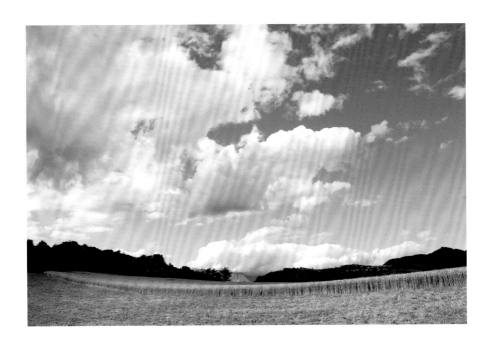

4 溫寒帶森林

代表植物	膠冷杉、歐洲冷杉、黑雲杉、挪威雲杉、落葉松、加拿大鐵杉
精油特質	神聖原始、關節脊椎保養、呼吸道調理

在中東歐的平地，針葉樹通常只是點綴，但是當我們往北走，到了北歐、俄羅斯、西伯利亞等遼闊地帶，冬季變得更寒冷漫長，夏季平均氣溫只有10度，就只剩下針葉樹脫穎而出。落葉松比較多的森林，陽光容易透進稀疏的樹稍；冷杉和雲杉為主的森林，則枝幹遮雲蔽日，呈現出大地之母的神聖與陰暗。

來自歐亞大地的松杉類精油，是對抗風濕關節問題的良方，幫助我們增加對寒冷氣候的抵禦能力。在新世界的美國及加拿大，一樣有巨木參天的原始森林，傳統上，印地安人還會把針葉和松脂煎煮成茶，解決喉嚨及胸腔的不適。

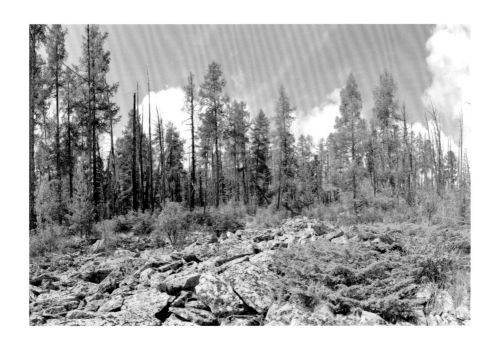

5 高山與極地

代表植物	白珠樹、髯花杜鵑、格陵蘭喇叭茶、穗甘松、雲木香、印度纈草、西藏圓柏、喜馬拉雅雪松、喀什米爾薰衣草
精油特質	消炎止痛、安神鎮定、神經調節

低海拔山區生長的植物聞起來通常溫和甜美，像高地薰衣草、高地杜松、高地松紅梅等，它們產於 1000~2000 公尺之間，氣味討喜，適合脆弱敏感的人。近年不少農家，在海拔 2000 公尺以上的喜馬拉雅山區種植芳香作物，所生產的精油能量強大，氣味帶點微涼，有消炎安撫和神經調節能力。

為躲過 2500 公尺以上的強風吹襲，穗甘松、雲木香、印度纈草等真正的高山植物，把芳香成分儲存在根部，他們以「倍半萜類」成分達成安神作用。此外，頑強生存在高山和極地的杜鵑花科植物，對天氣變化所引發的疼痛、發炎尤有奇效。

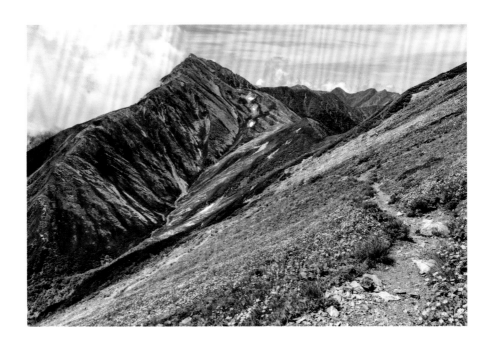

6 半乾燥氣候及沙漠周圍

代表植物	乳香、沒藥、白松香、岩蘭草、大馬士革玫瑰、印度藏茴香、小茴香、阿密茴、黑種草
精油特質	保濕抗老、活血行氣、促進消化

撒哈拉沙漠、阿拉伯沙漠、敘利亞沙漠、塔爾沙漠……浩瀚黃沙邊緣點綴的少數綠色地帶，是文明的搖籃，也是乳香、玫瑰等許多神聖植物的故鄉。這些植物在熾烈驕陽下，仍然保存芳香汁液和無限活力，成為古代行商手中珍貴的商品，也提煉出芳療界最護膚的精油，能避免溫差、紫外線、和歲月的傷害。

羊肉是沙漠最主要的食材，為了消除腥羶、去油解膩，人們在菜餚中加入助消化的辛香種籽。有些香料植物其實原生於地中海區域，卻落地生根，成為中東飲食文化和傳統醫療中不可缺的一部分，入藥時主要用來活血行氣，排出多餘體液。

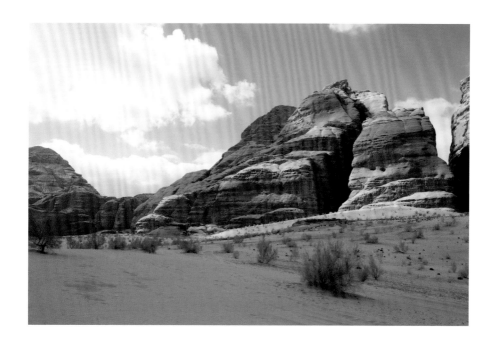

一次搞懂萃取方法

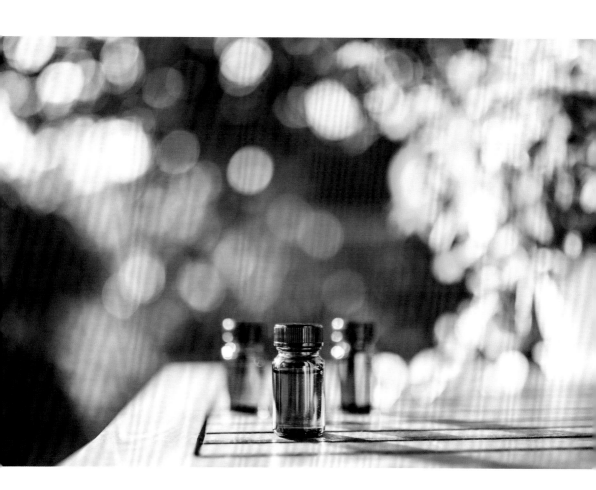

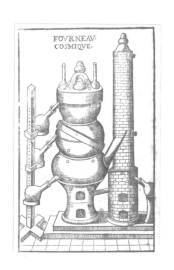

一接觸芳香療法，剛開始讓人最頭大的一定是萃取法！究竟萊姆要選壓榨還是蒸餾的好呢？玫瑰精油和玫瑰原精又有什麼不同？在解開這些謎題之前，必須先把一件事放在心裡，我們所面對的「原料」，並不是什麼呆板死硬的物質，而是一株株充滿生機的花草，各有其天性，有些需要溫柔對待，有些需要大火煎熬。這代表，我們應該順應每種植物的特質，選擇最適合的處理方式，沒有哪一種萃取法是絕對萬能的。

如果考量到成本問題，目前王道主流仍不外乎壓榨和蒸餾，如果你是新手，通常最會購買的也是這兩種萃取方式。但若眞的正式入了芳療這個坑，會發現更多琳瑯滿目、稀奇古怪的萃取法，而它們獨特而有趣的香氣風格，絕對使你大開眼界。

千百年來，許多醫學家和鍊金術士們窮盡畢生之力，只爲了抽出植物中最有效的成分，萃取藥草確實是一門大學問！在不涉及過多技術細節的前提下，讓我們站在芳療使用者角度，好好比較一下不同的萃取方式吧！

壓榨法
Expression/Cold Pressed

流程 清洗 ▶ 壓榨 ▶ 灑水 ▶ 過濾 ▶ 離心分離

成品 精油
優點 沒有過多人為介入，香氣和植物本體完全相同
缺點 成品不耐久放

這是最直覺也最原始的工藝，通常用於柑橘類，十八世紀流行的「海綿法」（Sponge Method）就是一種傳統的壓榨萃取，現代則是把清洗過後的果實等，放進有滾筒或滾軌的機器，裡面設有銳利的齒釘，果實在滾動時，外果皮被刺破和研磨，釋放出深藏在油囊中的芳香成分，機器內部還會持續灑水，以便匯流收集這些細小的油滴。接著只要過濾雜質，再利用離心作用把水分移除，就大工告成了。

壓榨法精油保留了原植物芳香成分，就連會引發光敏感性的「呋喃香豆素」（furanocoumarins）也不例外。所以壓榨取得的萊姆、佛手柑等產品，使用在皮膚時，一定要避開陽光照射，否則有機會引發曬傷甚至黑斑。

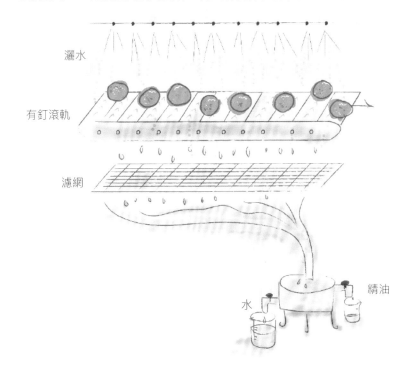

灑水

有釘滾軌

濾網

水　　精油

2 蒸餾法
Distillation

蒸汽蒸餾 Steam Distillation

流程 放入原料 ▶ 由下灌入蒸汽 ▶ 揮發 ▶ 冷凝收集

成品	精油、純露
優點	萃取效率好,可得到揮發度高的分子,氣味清爽乾淨
缺點	瞬間蒸汽高溫會傷害較細緻的原料

這是最普遍的一種精油萃取法,首先將原料放入萃取槽中,緊閉縫隙,開啟鍋爐,緊接著高溫熱蒸汽會從底部灌入。植物的芳香成分被逼出之後,隨蒸汽一起往上飄,進入蛇形的冷凝管中,再由氣態凝結成液態。萃取時間依原料而定,醒目薰衣草最快45分鐘就可結束,檀香卻必需經過100~120小時的緩慢蒸餾,才能完整萃出較重的大分子。

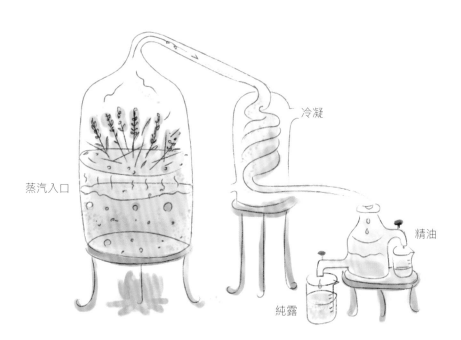

蒸汽入口

冷凝

精油

純露

水蒸餾 Hydro-distillation

 流程 放入原料 ▶ 加入涼水 ▶ 緩慢升溫 ▶ 揮發 ▶ 冷凝收集

成品	精油、純露
優點	可用在花朵等較脆弱的原料上，香氣有深度和層次
缺點	容易流失水溶性高的分子，或因水解而損失酯類成分

想得到橙花、玫瑰的細緻花魂，絕對不可以採用蒸汽蒸餾，否則會遭到高溫熱氣摧殘。我們得像伺候公主或皇后入浴，把涼水加到萃取槽中，和原料一起混合，再溫柔地慢慢增溫，讓花瓣舞動飄浮，釋放芳香成分，隨熬煮產生的蒸汽一起飛升，最後一樣先冷凝再收集精油。為了不要產生焦味，萃取槽內要保留足夠空間，原料不能塞的太滿，所以每一鍋能蒸餾的量是有限的。不過由於蒸餾時間長，原料中有一些芳香分子可能會溶進水中，造成精油萃取率下降。部分酯類含量高的植物如：薰衣草，甚至可能越熬越失去原有的香氣。

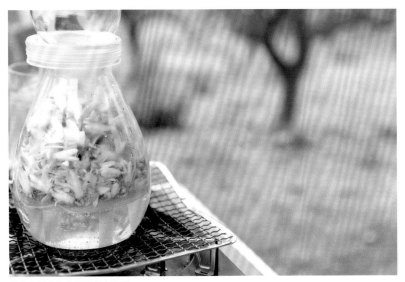

橙花在採收後立即進行水蒸餾

回流蒸餾 Cohobation

流程 水蒸餾 ▶ 純露引回萃取槽 ▶ 再次水蒸餾 ▶ 冷凝收集

成品 精油、偶有純露
優點 可回收流失在純露中的芳香分子，精油產量增加
缺點 純露的氣味稀薄

又被稱爲循環水蒸餾。水溶性高的芳香分子（例如玫瑰當中的苯乙醇），時常會流失在純露中，爲了讓植物精華更濃縮，古代鍊金術士發明了叫做Cohobation的流程，這是一種反覆蒸餾法，把第一次水蒸餾所得到的水溶液（純露），引回萃取槽中，進行第二次甚至第三第四次蒸餾，精煉再精煉，讓純露中的水溶性芳香分子被提取出來。這種方法多半用在萃取率低的植物上，例如玫瑰、香蜂草等，可大幅提升精油總產量。被重複蒸餾取走芳香分子的純露，味道很淡，不受香氣愛好者青睞，但在神秘學和人智學派眼中，卻是精微的靈魂之藥。

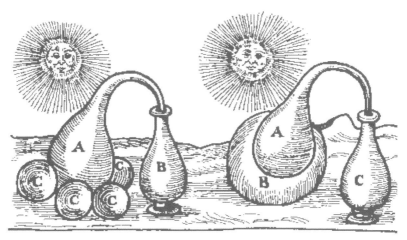

17世紀鍊金術古書說明回流蒸餾原理

真空蒸餾 Vacuum Distillation

流程 放入原料 ▶ 抽真空 ▶ 送入蒸汽 ▶ 揮發 ▶ 冷凝收集

成品	精油、純露
優點	不傷害原料本身和芳香成分，聞起來像新鮮花草般細緻
缺點	能量上較未經歷水火淬鍊挑戰

真空蒸餾又叫作減壓蒸餾。在真空狀態下，花草中的香氣成分，即使遠低於原本應有的沸點，也能夠順利變成氣態，這種低溫蒸餾既不破壞植物本身，也不破壞精油裡的化學分子結構，堪稱最溫柔的蒸餾方式！它必須講究準確的溫度和壓力控制，對器材精密度要求高，並且無法一次處理太多原料，得到的精油確實品質很好，氣味非常細緻，只是難免少了一些磨難煎熬帶來的「天降大任於斯人」之感。如果要用於靈性療癒，我個人會選擇高溫蒸餾的一般精油。

擴散蒸餾 Percolation

流程 放入原料 ▶ 由上灌入蒸汽 ▶ 揮發 ▶ 冷凝收集

成品	精油、純露
優點	可用於堅固又難萃取的原料，精油氣味飽滿
缺點	須精確控制蒸汽流量，蒸餾槽也要夠堅固，目前並不普遍

擴散蒸餾又稱為滲透蒸餾。普通的蒸餾設備，多半把蒸汽入口設在萃取槽下方，灼熱的蒸汽會迅速從底部往上跑，有時跑得太快了，來不及逼出花草中完整的芳香分子，於是90年代有廠商發展出擴散蒸餾的技術，改變管線進出的位置，蒸汽改從上方灌入，冷凝管也設在比較低的位置，讓飽滿的蒸汽從頂端累積，逐漸往下滲透，充分浸漬每一吋植物，適合處理一些堅硬的原料，像木質、種籽、根部，可以讓蒸餾所需時間縮短，得到的精油氣味也較為豐富飽滿。

檀香混合蒸餾 Attar Distillation

流程 水蒸餾 ▶ 檀香精油吸香 ▶ 補充新原料 ▶ 再次水蒸餾

成品 檀菁（Attar）、偶有純露
優點 可補捉易散逸的精微分子，獲取罕見花朵的香氣
缺點 耗時費力，但成品仍以檀香成分為主，花香佔比低於5%

這是印度特有的傳統萃取法，號稱千年歷史，但可信的紀錄應該是由蒙兀兒帝國時期（十六世紀）開始。它的萃取槽是圓圓的大銅鍋，固定在磚砌的爐灶上，槽內放入奇花異卉和涼水，接著封蓋生火加溫，到此為止和普通的水蒸餾法一樣，但下一步就很不同了，芳香熱蒸汽從一條直直的管子（通常是竹製）被引進封閉的收集桶，在其中進行冷凝，收集桶並不是空的，已預先放入檀香精油。蒸餾結束後，把舊原料撈走，隔天加入新的花材，重新蒸餾一回，收集桶中的檀香精油會一而再、再而三吸收花香，直到氣味飽滿為止，整個流程可能要反覆進行一週到一個月之久，最後得到的成品被稱為檀菁或Attar，其實就是蘊含花香的檀香精油。Attar的語源來自波斯文，意思是「精華」。

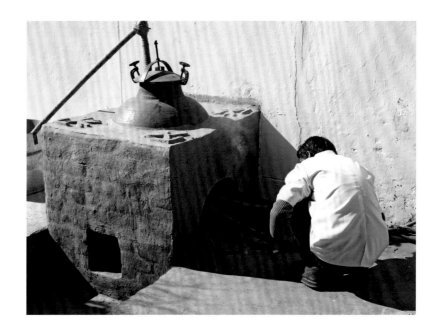

複合蒸餾 Co-distillation

 流程 放入原料 ▶ 蒸汽或水蒸餾 ▶ 冷凝收集

成品 複合精油、複合純露
優點 不同植物從衝突到結合，精油香氣和諧
缺點 每種原料需要的蒸餾時間不同，難以精準拿捏

複合蒸餾在古代是一種很常見的萃取法，鍊金術士、魔法師或香水師，會把數種原料一起放入萃取槽，進行共同蒸餾。在水火的加持之下，不同植物間發生微妙互動變化，最後完整融為一體，就神秘學角度來看，會得到能量相當高的精油，這跟自己把單方精油加一加混合是截然不同的。不過現今投入複合蒸餾的廠商並不多，而哪些植物適合拿來一起蒸餾？「配方」的選取又是一門藝術了，特質類似的花草會比較協調，例如「橙花加苦橙葉」共同蒸餾出的複合精油，就廣受歡迎。不過每一種原料適合的蒸餾時間不同，一起加熱是否恰當還需要拿捏。

乾餾 Dry Distillation

 流程 放入原料 ▶ 加熱 ▶ 以植物水分蒸餾 ▶ 冷凝收集

成品 乾餾精油
優點 黏稠度強，附著性佳，殺菌力高
缺點 對皮膚有刺激性，含有致癌的多環芳香烴

蒸餾過程需要水分參與，如果是在不加水的狀況下，直接加熱植物原料，則叫做乾餾，通常用於本身較為濕潤的新鮮樹脂，例如古巴香脂、松脂、以及印度乳香。在乾餾之後，它們容易焦化而產生濃濃煙薰味，並且形成刺激皮膚的酚類成分，這類精油多半拿去製成線香、抗菌藥皂，通常不用於芳香療法，也不適合直接接觸皮膚。

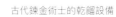

古代鍊金術士的乾餾設備

分餾 Fractional Distillation

流程 蒸餾 ▶ 分階段冷凝 ▶ 分階段收集 ▶ 取得特定成分

成品 分餾精油、分餾重建精油、單體（Isolate）
優點 可單獨選取出想要的特定芳香分子
缺點 能量和療效不完整，通常使用於香料香精工業

利用沸點不同，把原本混合在一起的化學成分，依序個別分開，來取得自己最想要的成分，這種萃取方式稱爲分餾。在芳療界最典型的例子就是依蘭，依蘭花氣味極爲豐富，也非常複雜，想得到完整的芳香分子，需要長達10~20小時的長時間萃取。在主要產地如馬達加斯加、印尼，會把蒸餾過程分爲四段，第一批搶先收集的精油，聞起來豔麗無比，也最受香水界追捧，被稱爲「特級依蘭」，接著還有依蘭Ⅰ、Ⅱ、Ⅲ等三段不同時間收集的精油，氣味也越來越淡雅。對於芳療師來說，只選擇其中任何一種產品，都難免遺珠之憾，我們認爲把四段蒸餾的成品全部加在一起的「完全依蘭」精油，能量最爲完整。

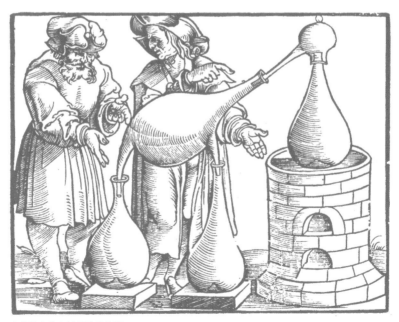

古代鍊金術士就已發明分餾

43

再精餾 Rectification

流程 已取得的精油 ▶ 再次蒸餾 ▶ 去除某些成分

成品 精餾精油、去萜烯精油
優點 可拿掉不想要或不安全的特定成分
缺點 能量和療效不完整，通常使用於香料香精工業

所謂再精餾，是以蒸餾為手段，對現有精油進行成分調整。舉例來說，單萜烯這一大類成分很容易氧化，不耐久放，本身氣味又淡薄，早期香料香精原料商會進行「去萜烯」以延長保存期限，但少了重要成分，就像少了靈魂，這類精油比較適合工業用途。不過仍有一些狀況不得不精餾，像芫荽籽及黃葵籽精油，就要經過額外處理，運用索氏提取器（Soxhlet extractor）來去除脂肪酸成分，香氣才會變得更純淨好聞。

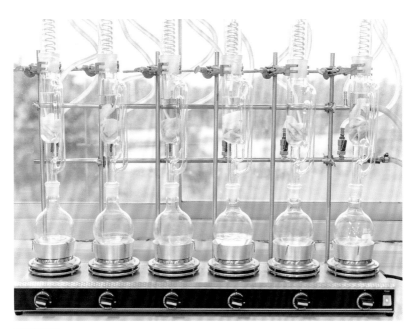

索氏提取器

3 **脂吸法**
Enfleurage

流程 反覆以脂肪吸取花瓣香氣 ▶ 淘洗香脂 ▶ 低溫蒸餾

成品 香脂（Pomade）、原精（Absolute）
特點 完整吸收花朵在每個時刻的香氣變化，很有生命力
缺點 人力成本高，價格昂貴

脂吸法在十九世紀的格拉斯曾獨領風騷，大批女工把晚香玉、茉莉等花朵一片片貼在塗滿油脂的玻璃板上，兩天以後，再重新換上一批新花，反覆進行多次，便製成氣味飽滿的香脂（pomade），可取代面霜直接保養肌膚，或繼續下一步驟，用酒精淘洗香脂，把芳香成分溶出來，再低溫蒸餾，使酒精完全被抽離，得到最純淨的原精（absolute）。脂吸法的成本很高，現今只有一些小工坊進行少量生產，但也逐漸有芳療廠商加入「復古」行列，大多只製造香脂，沒有進一步純化出原精。

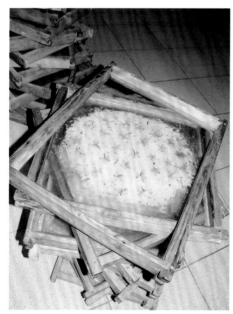

玻璃板上的脂肪吸收花朵香氣

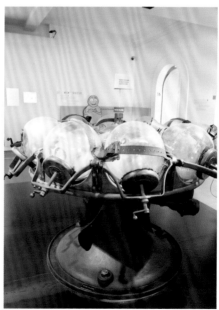

淘洗分離香脂的旋轉式器材

4 溶劑萃取法
Solvent Extraction

流程 以溶劑溶出香氣 ▶ 去除溶劑 ▶ 淘洗凝香體 ▶ 低溫蒸餾

成品 凝香體（Concrete）、原精（Absolute）
優點 大小分子皆可被萃取出來，真實還原花草香氣
缺點 會殘留微量化學溶劑

溶劑萃取法由格拉斯的香水商發明，以取代傳統又費工的脂吸法。將有機
溶劑（如正己烷）注入萃取槽，充分浸泡原料，再去除溶劑，就能取得凝
香體（concrete），裡頭除了有芳香成分，也含色素、膠質、花蠟等其他物
質，摸起來是固態，還要再以酒精淘洗，並低溫蒸餾，才能製成液狀的原
精（absolute）。原精即使已歷經層層處理，仍可能有少量溶劑殘留，不宜口
服，過敏體質建議先做皮膚測試再使用。

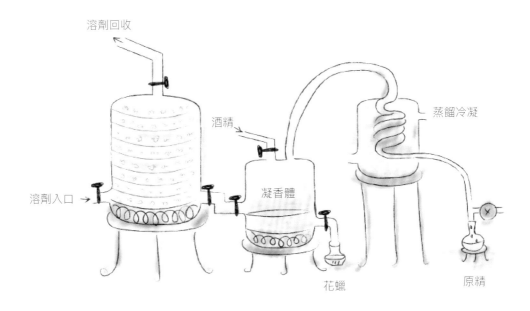

溶劑回收

酒精

蒸餾冷凝

凝香體

溶劑入口

花蠟

原精

5 超臨界流體萃取法
Supercritical Fluid Extraction

流程 超臨界二氧化碳 ▶ 溶出香氣 ▶ 二氧化碳揮發

成品 CO_2原精（CO_2 Absolute）
優點 不殘留化學溶劑，安全無毒，芳香分子完整
缺點 成本高昂，與蒸餾的精油成分差異極大，觸感濃稠

超臨界流體萃取法又叫二氧化碳萃取法。如果藉由嚴密的溫度和壓力控制，讓二氧化碳變成一種半氣態、半液態的「超臨界流體」，滲透性和溶解力就會變得超強，可以在低溫狀況下，把植物的活性成分完整萃出，而且二氧化碳不但本身無毒，也不太殘留。以這種方式取得的CO_2原精，與一般蒸餾的精油差很多，例如普通薑精油很少有熱辣的醇類或酚類，薑CO_2原精卻包含許多這類刺激成分，需要特別留意。

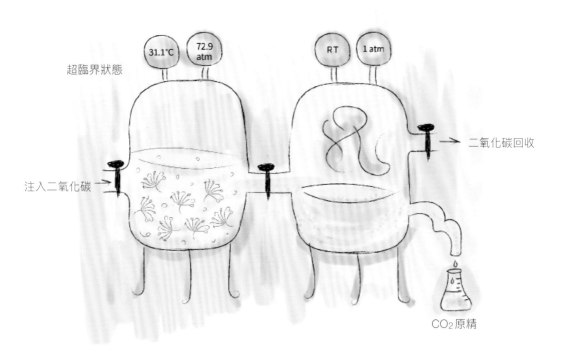

超臨界狀態

注入二氧化碳 →

二氧化碳回收

CO_2原精

PART
4

一次搞懂精油化學成分

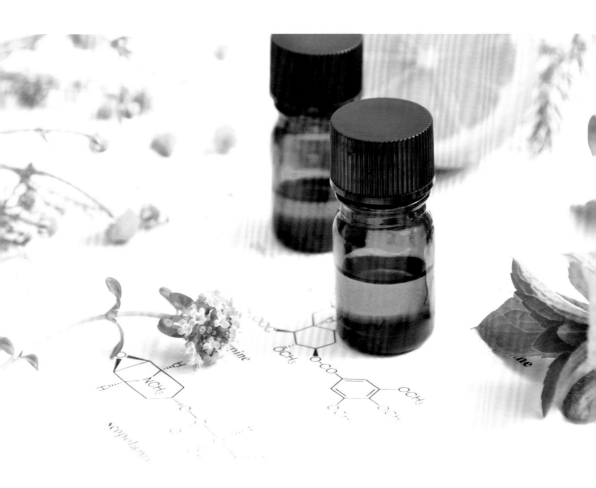

提到「化學」這兩個字，大部分人可能像我從前一樣，馬上開始表情呆滯、目光渙散。在我過去撰寫的入門書籍中，往往跳過這一塊，以免那些化學成分專有名詞，令新手讀者頭暈腦脹，不過精油化學其實是非常有趣的！

精油成分是怎麼來的
大家小時候都在課本中讀過「光合作用」，這是運用陽光能量，把二氧化碳和水轉化成醣類的過程。醣類就好像人類社會裡的「薪水」，是植物辛勤工作得到的報酬，也是生存的必要條件，可以拿去買食物吃喝，多餘的錢還可儲蓄起來。但活著並不是只求溫飽就好，還需要其他生存策略，所以有時候植物會把薪水花掉，去買漂亮的衣服（色素），或換成武器（單寧、生物鹼），甚至上健身房鍛鍊強化體魄（木質素、蠟質）等等。花草樹木以光合作用爲基礎，利用醣進一步合成爲各種成分，這些成分可稱爲「二次代謝產物」，芳香分子也是其中的一員。

「二次代謝產物」與發育、生長所需的生理作用無關，到底要不要多費力氣製造精油，是演化過程中的一項選擇，有些花草願意消耗養分換取香氣，有些則興趣缺缺，或只分泌氣味稀薄的低階份子（例如乙烯），不過精油對植物本身，其實好處多多！芳香分子讓花朵聞起來更具誘惑力，吸引蜂蝶來協助傳粉，也阻止天敵啃食枝葉，或避免被病原體感染。有些科學家甚至發現，氣味可能是草木彼此交流信息所使用的「語言」！簡單來說，芳香分子反映了大自然「繁衍、防禦、溝通」的三大需求，難怪精油特別有助於人類的「生殖、免疫、神經」三大系統。

對花草樹木來說，最容易製造出的芳香分子是「單萜烯類」，它雖構造簡單，卻已足以應付大部分需求。但若生長在更艱難的氣候，爲了面對逆境，植物也會「裝備升級」，分泌出更多樣化的其他成分，所以「野生或有機精油比較好」是眞的！天生天養的藥草，就像受過磨練一樣，身經百戰，抗病力特別高，有時候，它們的成分複雜程度甚至讓人大吃一驚。舉例來說，從野生岩蘭草精油中，居然可以分離出230種以上芳香分子。

什麼是「芳香分子大類」

自然界裡有好多不同的精油成分，爲了理出頭緒，可以按照它們的長相，來做個簡單分類。首先我們要知道，所有芳香分子都是以「碳」（carbon，代表符號C）爲主要結構，碳原子們手牽手結合在一起，就像把積木連接拼湊一樣。當你擁有夠多積木，想排出任何形狀都很容易。對植物來說也一樣，使用愈多碳原子，就可以組合出更複雜、更多樣化、更大或更重的芳香分子。

當然，只有碳原子還遠遠不夠，碳原子只是骨架，還必需補充血肉才能活過來，於是我們需要「氫」（hydrogen，代表符號H）。甚至可以錦上添花，再多來點其他原子，例如「氧」（符號爲O）、「氮」（符號爲N）、「硫」（符號爲S）。這些原子們就像不同型狀和顏色的積木，有紅有藍有長有短，大自然能做出的變化可多了！

每個芳香分子，都像積木堆疊出的藝術品，爲了一目瞭然呈現它們的結構，可以算一算總共用了哪些積木，再用符號和數字來表示。例如精油裡最普遍的成分——檸檬烯，是由10個碳原子和16個氫原子組成，就像用了10個紅色積木當骨架，再加上16個黃色積木，所以可以被標示爲$C_{10}H_{16}$，這就是所謂的分子式。

但問題來了，當我們把針葉樹裡常見的芳香分子，像松油萜、萜品烯、樟烯……全部抓起來檢查，居然發現它們和檸檬烯一樣，都由相同數量的積木組成，寫起來全都是$C_{10}H_{16}$！於是這些成分可以被分在同一家族，統稱爲「單萜烯類」。

使用更多積木，還能創造更多不同的組合，如果擁有15個碳原子，和24個氫原子，可做出的變化居然高達三千種！這些以較多積木拼湊出的芳香分子，確實長得胖胖大大，骨架剛好是「單萜烯類」成分的1.5倍，所以可被稱作「倍半萜烯類」。

「倍半萜烯類」家族成員非常非常多，像丁香油烴、金合歡烯、古芸香烯、香樹烯等等，數也數不完，不過它們的標示方法都一樣是$C_{15}H_{24}$，只有天藍烴例外。（母菊天藍烴的分子式是$C_{14}H_{16}$，岩蘭草天藍烴則是$C_{14}H_{18}$。）

如果在結構裡另外補上「氧」，等於在碳、氫原子之外，又加進了一種不同形狀的

積木，可做出的變化令人眼花撩亂！但我們仍能透過整體骨架的大小、是否串成鏈或串成環、氧原子連接的方式……等特徵，把自然界所有精油成分，區分到醇、醛、酮等不同家族，這就是所謂「芳香分子大類」。

法系和德系芳療專家們，很早就開始使用「芳香分子大類」來認識精油，他們主張：同一大類之下的成分，作用方向也是一致的，這套原則被稱為「官能基理論」（Functional Group Theory）。

但是近年來「官能基理論」頻頻受到質疑批評，有人認為它太過簡化，並且許多內容純屬推測，缺少足夠證據。我個人認為，雖然同一大類的成分，不見得擁有相同療效，但是能量和氣味上的呈現確實十分接近。在教學的時候，「芳香分子大類」有助加深對精油療效的記憶，仍不失為一種好用的工具，只是我們不應把它當作「法則」來看待，否則就像有些人宣稱「雙子座都很花心」、「金牛座都很小氣」一樣，簡直是一竿子打翻一船人。

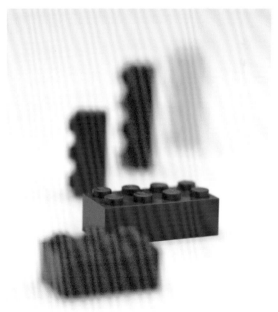

原子就像不同樣式的積木

以下是主要芳香分子大類，及旗下的常見精油成分：

芳香分子	特質	家族常見成員
單萜烯類	活力	檸檬烯、松油萜、樟烯、3-蒈烯、萜品烯、水芹烯、對繖花烴、月桂烯、羅勒烯、檜烯
倍半萜烯類	安定	丁香油烴、母菊天藍烴、癒創木天藍烴、金合歡烯、薑黃烯
單萜醇類	滋補	沉香醇、牻牛兒醇、香茅醇、萜品烯四醇、龍腦、薄荷腦、橙花醇、萜品醇
倍半萜醇類	平衡	金合歡醇、橙花叔醇、沒藥醇、廣藿香醇、檀香醇、桉葉醇、雪松醇、欖香醇
單萜酮類	覺知	樟腦、香芹酮、薄荷酮、馬鞭草酮、側柏酮、素馨酮
倍半萜酮類	修復	薑黃酮、大馬士革酮、紫羅蘭酮、義大利酮
單萜醛類	彈性	檸檬醛、香茅醛、紫蘇醛
單萜酯類	舒緩	乙酸沉香酯、乙酸龍腦酯、乙酸萜品酯、乙酸橙花酯、乙酸牻牛兒酯
苯基酯類	愉悅	水楊酸甲酯、乙酸苄酯、鄰氨基苯甲酸甲酯、水楊酸苄酯、肉桂酸甲酯
內酯類	淨化	藁本內酯、土木香內酯、香豆素、香柑油內酯、蓍草素
酚類	熱情	百里酚、香芹酚、丁香酚
醚類	釋放	草蒿腦、洋茴香腦、肉荳蔻醚
氧化物類	通暢	桉油醇、玫瑰氧化物、沉香醇氧化物、丁香油烴氧化物
芳香醇類	創造	苯乙醇、肉桂醇、洋茴香醇
芳香醛類	守衛	肉桂醛、小茴香醛、香草素

註：酸類成分氣味微弱，在精油中甚少出現且佔比低，故不列入。

為什麼有些精油被標示「化學類型」(Chemo-type / CT)

有些單方精油，會在品名多加上某種化學名稱，讓初學者覺得像魔咒一樣好難搞懂，究竟這些精油彼此有什麼區別呢？事實上，這些化學名稱代表「產品中最具標誌性的芳香分子」，舉例來說，市售的「百里酚百里香」精油，含45％以上百里酚，而「沉香醇百里香」中，沉香醇含量則可高達80％。

最早提出這套「化學類型」（Chemo-type，簡稱CT）標示的是法系芳療專家，他們發現：即使植物品種是一樣的，只要在不同地區、不同季節、不同生長階段採收，萃取完畢之後，成品的氣味居然大異其趣！惟有明確標示化學類型，才能讓我們一眼就找到出最對症、最符合自己喜好的精油。

許多花草只有在某些產地，才能釋放獨特的氣息，這並非只牽涉氣候，更需要植物與大地間的深刻羈絆，各種巧合下因緣具足，才能變成我們手中一瓶瓶的產品。每一塊田野、每一座山村、每一間蒸餾工寮、每一段屬於人們的故事，都能蘊釀出不同的芬芳。這種觀念在法文中有個專有名稱——「Terroir」，中文可以譯為「風土」。風土不但影響植物的基因型態，也改變精油的主要化學構成。

最典型的例子就是迷迭香了，身為最廣為人知的精油，它受到的評價相當兩極，有人抱怨粗重衝鼻，有人讚賞銳利爽快，當你買到「馬鞭草酮迷迭香」，才會發現它也有空靈細緻的靈魂。地勢高、崎嶇多丘的科西嘉島與普羅旺斯，是這種迷迭香的主要產地。它除了格外溫和，更帶來輕鬆愉悅的「茅塞頓開」，彷彿讓人在頂輪開出一朵美麗的花來。馬鞭草酮這個特殊成分，只在花朵初綻期間產生，而它聞起來也有澄淨潔白的花香感。

近年來由於在養肝、美白上有卓越表現，加上「物以稀為貴」的迷思，有些人誤以為「馬鞭草酮迷迭香的品質比較好，勝過桉油醇迷迭香、樟腦迷迭香」，其實每個人在世上都是珍貴的存在，每種化學類型的精油，也都有獨一無二的價值，我們應該試著認識他們，而非貼標籤，更不該任意決定高下優劣。

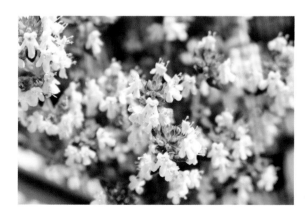

百里香有許多化學類型

一次搞懂芳香分子
藥理作用

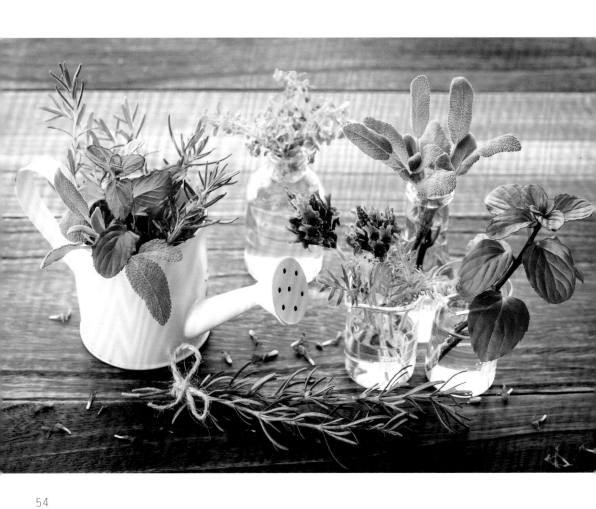

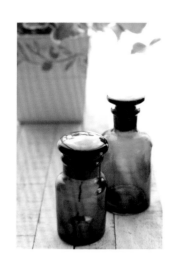

雖然芳香療法這個詞彙，是二十世紀才正式出現，但芳香植物在歷史上早已銘刻千年軌跡，我們的祖先們不僅用藥草治病，更相信香氣能發揮不可思議的鬼神之力。在過去，「自然」與「超自然」並沒有分別，醫療和魔法之間界線非常模糊。直到今日，我們對精油的理解，仍有不少承襲自代代相傳、難以證實的秘聞傳說。不過，或許這並不是缺點。

人類是一種複雜的生物，擁有心智、情感、社會性，如果出了問題，無法像修理一件機械般處置。若只認同物質世界的眼見為憑，或只把精油視為另類藥物，未免把療癒想像得太簡單粗暴。芳香療法有如一座甜美豐盛的花園，位於是非對錯的界域之外，有些面向很講究臨床實證，但它也為浩瀚無邊的心靈世界，留下充分想像空間。對我而言，精油就像《哈利波特》中，石內卜教授在《魔藥學》第一堂課所說的一樣：「你們不會真正懂得流入人們血管的液體，令人心蕩神馳、意志迷離的那種神妙魔力……我可以教會你們怎樣提高聲望，釀造榮耀，甚至阻止死亡。」

如果好好認識芳香分子，就像手中有一份身心地圖，可以同時探討精油的「科學」和「非科學」兩大面貌，理解香氣如何同時影響身體和心靈，瞭解最新的植物活性成分研究，如何與古代智慧遙相呼應，運用在各種疑難雜症上。

在進入下一個篇章之前，讓我們先來看看精油成分最重要的24種藥理作用：

抗氧化

抗氧化能力是精油藥性的基礎！如果細胞受到活性氧分子——自由基傷害，不止容易老化，也會有發炎受損現象，或癌症、動脈硬化及其他心血管問題。能中和自由基的芳香分子很多，其中又以百里酚最大名鼎鼎，是典型回春成分。

抗痙攣

細胞表面有許多「門戶」，其中的鈣離子通道、鈉離子通道、鉀離子通道、及膽鹼受體，負責傳遞訊息，收縮肌肉。影響這些門戶的芳香分子，對解除痙攣現象有幫助，龍艾精油中的草蒿腦，就阻斷鈉離子通道，使骨骼肌和內臟平滑肌舒張。

消炎

「發炎是疾病之母」，連癌症都可算發炎的終極展現！發炎原本屬於一種身體防衛機制，但現代人面臨環境、飲食、毒素、壓力等等負面因素，容易使發炎一拖再拖。幸好許多精油成分都抑制體內發炎因子，可以短期救急或長期調養。

▶

受精油影響的發炎因子
活性氧分子 ROS
俗稱自由基，會攻擊並刺激細胞
環氧化酶 COX-2
細胞受刺激時分泌，會讓 PGE2 增加
脂氧合酶 5-LOX
將體內的脂肪酸轉化成 PGE2
前列腺素 PGE2
可能引起發炎、發燒、疼痛、收縮等反應
白三烯素 LTB4
使發炎、過敏、氣喘等反應變得更嚴重

止痛

芳香分子的止痛本事，通常是透過消炎、抗痙攣這兩種方法來達成。但那些擦起來涼涼或熱熱的成分，如丁香酚、薄荷腦，也會調控「感受器通道」，阻止疼痛的感覺被傳遞。

▶

受精油影響的感受器
TRPV1
辣椒素感受器，接收辣和痛的感覺
TRPV3
接收冷或熱的感覺
TRPM8
接收低溫或涼爽的感覺
TRPA1
接收凍傷、灼傷、割傷等刺激感

鎮靜

「情緒調理」是芳香療法的核心價值，也是處理病根最治本的對策。香氣究竟為何能安撫人心呢？學者認為，大腦中的放鬆物質GABA（γ胺基丁酸）參與了療效機轉，使沉香醇等成分，徹底發揮抗焦慮、安神、助眠的鎮靜效果。

提振

有些精油聞起來元氣十足，實際上也真的能提升生理上的活躍度。像黑胡椒、葡萄柚等富含單萜烯類成分的精油，就活化交感神經，讓人變得敏銳機警，並增加積極荷爾蒙——正腎上腺素，及戰鬥荷爾蒙——腎上腺素。

利腦

凡是刺激中樞神經，提高反應力和集中力的芳香分子，都屬於利腦成分。其中以桉油醇最普遍又安全，其他利腦成分卻不一定人人適用，舉例來說，癲癇症患者就該避開含有高量樟腦的精油，以免大腦過度活化，引起癲癇發作。

保護神經

大腦釋放的訊息物質 ── 乙醯膽鹼（acetylcholine），和記憶力息息相關，但年紀越大流失越多，還會被一種叫膽鹼酯酶（AChE）的酵素給分解掉，半路殺出程咬金，簡直攪局！所以對抗膽鹼酯酶的芳香分子，如香芹酚、檸檬烯，便成為神經系統的保鑣，可避免大腦受到損傷，適用於健忘、失智、老化、中風等問題。

利循環

不少精油在作用於血管內襯時，會使血管擴張，就像河道被拓寬一樣，血流當然跟著變順暢。含有牻牛兒醇的玫瑰草和大馬士革玫瑰，增加血流量的作用就十分明顯，這種效果也避免缺血導致的心肌損傷，強化心臟。

抗凝血

肉桂醛、洋茴香腦等來自香料精油的成分，給人熱血澎湃的感受，也確實影響著血液品質。他們有抗血小板、抗凝血酵素的作用，會抑制血栓形成。但「通血路」配方一定要謹慎挑選對象再使用，正在出血的人不宜！

降血壓

聞香薰香其實是很好的降壓對策！沉香醇和乙酸沉香酯，是薰衣草中的標誌性成分，它們以柔和的香氣來調節自律神經，藉此平衡血壓。除此以外，所有擴張血管或抗氧化的芳香分子，也都有助於血壓控制。

助滲透

丁香酚、桉油醇等芳香分子，會改變表皮和角質的通透性，讓其他成分更容易進入皮膚而被吸收。在身體按摩油裡添加丁香或荳蔻精油，可提升整個配方的效果。

降血脂

血脂中的膽固醇，多半是在人體內合成，肝臟是合成和代謝膽固醇的器官，肝不好可能會影響血脂，但血脂過高卻又會造成脂肪肝。養肝又促進代謝的芳香分子如檸檬烯、香茅醇，最擅長打破惡性循環，提高血液品質，抗氧化精油也可預防膽固醇沉積在血管壁。

癒傷

從現代芳療祖師爺 —— 蓋特福賽（Gattefosse）用精油癒合傷口開始，至今已超過百年。精油以抗感染、消炎等機制幫助患部恢復，苯乙醇和香茅醇等成分可建構皮膚保濕屏障，也具備優秀修復能力。除此之外，表皮細胞居然擁有接收氣味的「嗅覺受體」！許多精油均能激勵角質形成及皮膚再生能力。

降血糖

肉桂醛是芳療圈最有名的降血糖成分，特別適合第二型糖尿病患者，它增加細胞對胰島素的敏感性，提高身體的糖份利用率，減少血液中「流浪」的血糖。洋茴香腦則是作用在和糖代謝有關的關鍵酵素上，一樣幫助控制血糖。

美白

酪氨酸酶是負責合成黑色素的酵素，若防曬不認真，讓酪氨酸酶變得太活躍，斑點暗沉可是會接連而至！有些芳香分子可抑制酪氨酸酶，從根源阻斷黑色素的生成，這些成分常常出現在花香類精油中，像玫瑰裡的香茅醇、牻牛兒醇等。

止咳平喘

有些精油可作用於氣管內壁，調節離子通道，達到抗痙攣作用，有些則運用消炎屬性來止咳平喘。若能同時做到抗痙攣和消炎，等於效果加乘，乙酸龍腦酯就具有這種「雙重保障」特性，對呼吸道的急慢性症狀都有用。

祛痰

祛痰有兩大方向，一是直接幫助呼吸道黏膜消炎，減少黏液滲出，二是促進纖毛運動，把已經生成的痰排出。在直接消炎和減少生痰上，以樟烯為主成分的各種針葉樹精油最好用，若想促進排痰，富含桉油醇的尤加利、白千層則是好選擇。

免疫調節

免疫力其實並不是越高越好！細胞激素（cytokines）是免疫細胞間互通消息的電報，如果電報滿天飛，大量訊息可能讓免疫系統瞬間抓狂，引發過敏，甚至「誤傷自己人」而損害器官。檸檬醛可安撫細胞激素，適合用在發炎、發燒、自體免疫疾病等問題。抗組織胺類成分如母菊天藍烴，也可以調節免疫。

養肝

肝是沉默的工作者，勞苦無人知曉，除了生活模式調整之外，平日最佳的保養之道，就是多用抗氧化和消炎精油，來降低它的負擔。部分芳香分子也增加解毒酵素，提升肝臟工作能力，像檸檬精油裡的檸檬烯、綠薄荷精油中的香芹酮。

助消化

你是否曾一聞到美食的氣味，就垂涎三尺、胃口大開呢？芳療的作用機制其實和日常經驗差不多，香芹酮這種「聞起來很好吃」的氣味分子，會讓大腦發出訊號督促腸胃上工，分泌膽汁及其他消化液。丁香油烴等成分能保護腸胃黏膜，一樣有益消化。

> **受精油影響的細胞激素**
> 介白素：
> 負責幫助免疫細胞間彼此溝通、互相活化
> 干擾素：
> 細胞被病毒感染後發出的SOS訊號
> 腫瘤壞死因子：
> 讓腫瘤組織出血壞死，也引起發炎反應

免疫促進

能促進血液循環的芳香分子，都幫助白血球快速遷移到該去的位置，有些成分還直接活化抵抗力，火辣的百里酚便激勵白血球（巨噬細胞）移動，讓它的吞噬力更強。而強化細胞激素的沉香醇、和增加抗體的檸檬烯，則是溫和提升免疫的選擇。

抗腫瘤

芳香分子的抗腫瘤機轉非常多樣化，除了預防性的抗氧化功能，有些成分可提高免疫力，抵抗化學誘變劑（致癌物質），或促使癌細胞凋亡、抑制轉移、阻止血管增生。不過整體來說，抗腫瘤研究都建立在「離體實驗」或「動物實驗」上，並非用在真正活生生的人身上，目前臨床實證不足。我們應謹慎看待這些研究成果，作為輔助參考，別輕忽正統治療的重要性。

抗感染

大多數精油成分都能對付病原體，只是作用高低不同。一般來說，酚類、醇類、醛類芳香分子的抗感染力最強大，它們破壞細菌細胞壁和真菌外膜，抑制病毒的增殖。百里酚、香芹酚、香茅醇、牻牛兒醇等成分，甚至可加強抗生素或抗真菌藥的效果。

芳香分子的抗感染特性

抗菌：
各種醇類和酚類分子可處理棘手的耐藥菌，單萜醛類則對付抗酸菌（如幽門桿菌）

抗真菌：
許多成份能改善皮膚癬、汗斑、念珠菌感染，處理香港腳以檸檬醛最有效

抗病毒：
精油抗病毒能力主要顯示在皰疹病毒、流感病毒上，其他病毒尚需更多研究。

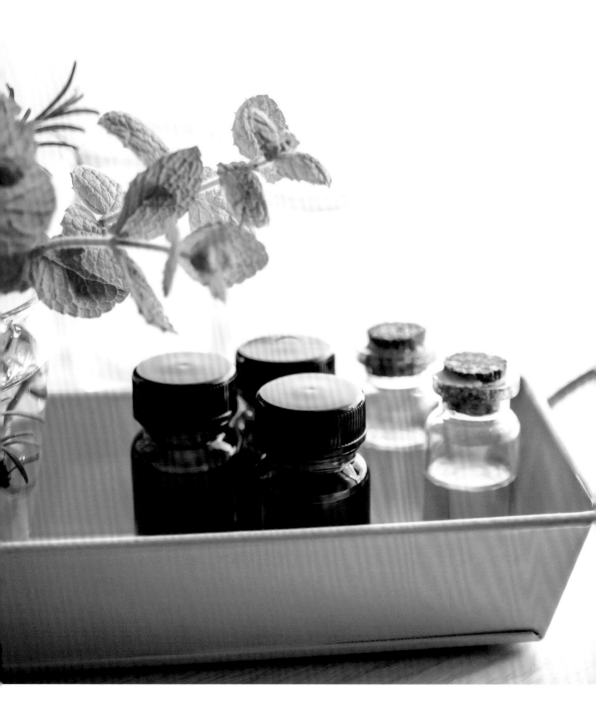

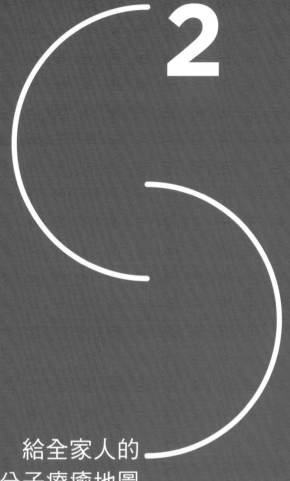

2

給全家人的
芳香分子療癒地圖

◎ 25種芳香對症保健療方
◎ 25款芳香分子＆結構式一覽表
◎ 其他48種芳香分子效用總覽

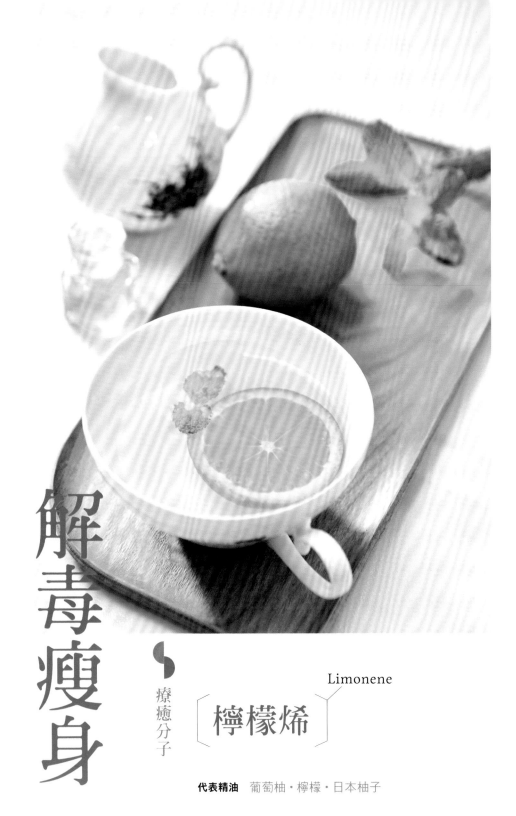

解毒瘦身

療癒分子

Limonene

〔檸檬烯〕

代表精油 葡萄柚・檸檬・日本柚子

檸檬烯可以分成右旋、左旋兩種類型，樣子好似一對雙胞胎，長
相類似，構造對稱，方向卻相反。右旋檸檬烯比較常見，輕快高
亢的果香調，像孩子般充滿歡笑活力；左旋檸檬烯給人清明超然
的感受，聞起來宛如在早晨的松樹林裡散步。這個章節我們主要
討論的是右旋檸檬烯，它對體內體外環境都有淨化能力，可溶油
去味，甚至直接被用在標榜「橘油」、「甜橙植萃」的清潔產品裡。

主角大名	檸檬烯
所屬家族	單萜烯類——活力
香氣特質	明亮的新鮮柑橘果香，清淡卻有十足穿透力
儲存年限	較短，請勿陳放，氧化後有刺激性

安全等級　高
用法注意　避免將未稀釋之精油大量使用於皮膚，柑橘精油需注意光敏性。
建議濃度　長期使用時，100ml 按摩油中檸檬烯類精油最好不超過200滴。

身心
對症

人際和諧，
解毒共生

明知眼前的食物對身體不好，卻又忍不住一口接一口……當
我們面臨人際壓力，「吃」成了最直接的情緒排解方式，所有
生物皆如此，感覺自己的存在受威脅時，會不擇精粗，什麼
全都亂吃下肚。若想處理關係帶來的焦慮，同時清掃長期累
積體內的脂肪和毒素，右旋檸檬烯是不可少的芳香處方，簡
單素樸，原始有力的香氣，消弭了人世間的寂寥疏離，建立
一種安全和被接納的感受。

許多人認為，右旋檸檬烯是「共同演化」的經典範例。對植
物來說，右旋檸檬烯是很容易合成的芳香分子，在大自然中
無所不在，對原始的哺乳類來說，可能曾是一項威脅，甚至
算某種「毒」。經過數百萬年，人體卻反而被激勵出一套代
謝模式，只要接觸這種芳香分子，就自動活化肝功能，並帶
動一連串解毒機制。不同物種之間的共生共存，其實正像建
立人際關係一樣，需要磨合、適應，才能產生美麗的火花。

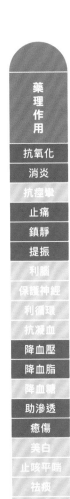

藥理作用

抗氧化
消炎
抗痙攣
止痛
鎮靜
提振
利腦
保護神經
利循環
抗凝血
降血壓
降血脂
降血糖
助滲透
癒傷
美白
止咳平喘
祛痰
助消化
養肝
免疫調節
免疫促進
抗感染

細菌

抗腫瘤

肺癌
乳癌
胃癌
肝癌
胰臟癌
前列腺癌

療癒原理

控制食慾，代謝脂肪

右旋檸檬烯的瘦身效果，採取「全面包圍」策略，首先調整迷走神經對胃的影響，讓食量自然而然減少，接著激勵交感神經和腎上腺，讓身心更活躍，提升基礎代謝率，抑制三酸甘油脂的累積，同時促進體內白色脂肪、棕色脂肪加速分解。

這是對人體幾乎無負擔的成分，它快速進入循環，也快速被代謝排出，連體弱或肝不好的病患皆可安心使用。實驗指出，使用右旋檸檬烯之後，體內解毒劑——穀胱甘肽的濃度明顯上升，表示肝臟解毒功能變好。而檸檬烯的抗氧化和消炎特性，也協助「抗纖維化」，降低肝硬化的風險。

除了一般性的瘦身解毒之外，抗癌潛力也讓它成為熱門話題。右旋檸檬烯算一種「抗誘變劑」，就像宿舍舍監，保護體內原本乖巧的細胞，防止因為交到壞朋友（致癌物），而變異成叛逆的小流氓（腫瘤）。實驗指出，它還強化白血球、巨噬細胞、自然殺手細胞的數量與活性，增加免疫抗體，協助掃蕩體內壞東西。

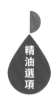

葡萄柚——澱粉熱愛者（★最推薦）

誕生在加勒比海熱帶島嶼，香氣有深水炸彈般的爆發力，幫助我們從緊張、矜持的情緒裡跳脫，人際關係破冰。精油中的微量含硫化合物，被法系芳療認爲具解毒作用，又含高量右旋檸檬烯和諾卡酮（Nootkatone），可影響細胞中調控能量分解的關鍵酵素AMPK，強化新陳代謝力！適合嗜吃澱粉的美食咖，或用來對付臀腿手臂的橘皮組織。

檸檬——外食一族

檸檬與葡萄柚一樣抑制食慾，並激勵交感神經，增加脂肪分解，但養肝解毒作用更爲突出，可處理因外食而囤積的毒素，是體內大掃除必備精油。它還抗膽鹼酯酶，使頭腦敏銳、神智清明，讓我們有意識的去選擇對自己有益的食物。

日本柚子——暴食型泡芙人

一千三百年前，隨佛教一起傳進日本，果實外型小巧，卻帶著蘭花般優雅動人的香氣。傳統上，日本柚子是暖身促循環的藥材，可預防感冒，也對抗心靈的感冒——憂鬱。有些人在情緒低潮時，三餐無法定時定量，一下子胃口缺缺，一下子又貪食暴食，如此很容易變成體脂率超高的「泡芙人」！日本柚子精油對情緒紊亂下的食慾失調最有效，也能降低膽固醇，協助血脂分解，防止動脈硬化的發生。

> **其他選擇**　只要朝柑橘類這個大方向就對了，你擁有數不清的替代選擇，如萊姆、苦橙、紅桔、綠桔、血橙、野橙、文旦柚、白柚、克萊蒙橙等精油，都各有擁護者。

調配密技

梨形身材配方

葡萄柚	30 滴
大西洋雪松	15 滴
黑胡椒	15 滴
杜松漿果	15 滴
玫瑰天竺葵	15 滴
薑	10 滴
基礎油	100ml

蘋果形身材配方

檸檬	40 滴
絲柏	30 滴
蒔蘿	10 滴
檸檬香茅	10 滴
甜茴香	10 滴
基礎油	100ml

爆肝型壓力胖配方

日本柚子	40 滴
沉香醇百里香	20 滴
甜馬鬱蘭	20 滴
芫荽籽	10 滴
藏茴香	10 滴
基礎油	100ml

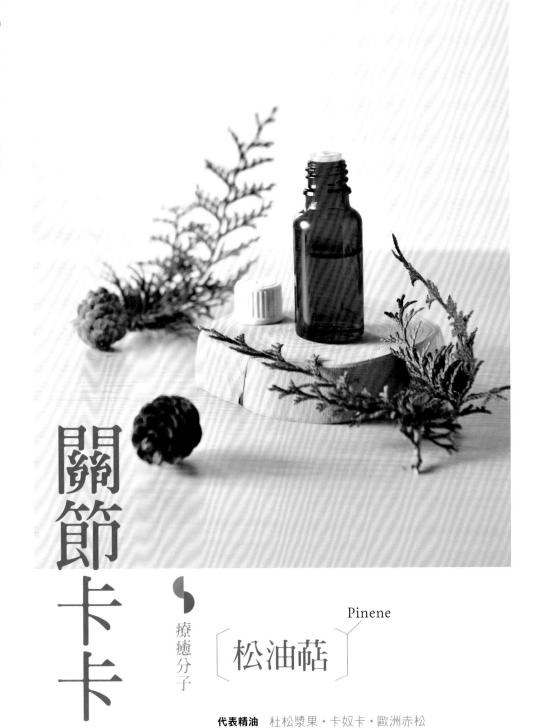

關節卡卡

療癒分子

〔松油萜〕

Pinene

代表精油 杜松漿果・卡奴卡・歐洲赤松

當我們提起松油萜時，其實是在討論兩種不同的芳香分子：α松油萜和β松油萜。這對兄弟長的很像，結構稍有不同，在精油中時常手牽手一起出現，不容易把它們分開。α松油萜的療效屬性多元而強大，聞起來像年輕新鮮的小松枝，高亢中帶點涼感；跟它比起來，β松油萜的香氣印象比較粗獷陽剛，讓人聯想起手工松木家具。

主角大名	松油萜
所屬家族	單萜烯類——活力
其他別名	松油烯、蒎烯
香氣特質	輕盈上揚， 松脂和針葉氣味
儲存年限	較短，請勿陳放， 氧化後有刺激性

安全等級 高
用法注意 避免將未稀釋之精油大量使用於皮膚，或於密閉空間大量薰香。
建議濃度 長期使用時，100ml按摩油中松油萜類精油最好不超過200滴。

身心對症

提升動能，活力補氣

松油萜在自然界非常普遍，氣味清淡且易消逝，不太受香料工業青睞，多半是作為起始原料，再合成為其他成分。但對芳療師而言，結構簡單卻功能多元的松油萜，簡直就是老天爺給的禮物！這種「原始型」芳香分子，反映了宇宙最純粹的存在原理，生命力愈強大的植物，愈富含高量松油萜。我們最常使用的松油萜類精油，如果不是來自古老森林、神聖樹木，就是由治療性強大的藥草萃取。

松油萜的性質既乾且熱，推動體內物質的運行，使纏結的能量消散。事實上，許多腰痠背痛、肩硬腿麻的症狀，不見得是身體「過度使用」造成，而可能來自「欠缺使用」。思慮過多的人，往往把事情想的太複雜，反而裹足不前，欠缺行動所需的活力，顯得消極而憂鬱，肢體無法伸展開放，關節和生活好像被什麼卡住一樣，這種時候最需要松油萜來加持補氣。

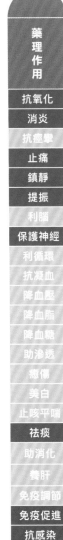

藥
理
作
用

抗氧化

消炎

抗痙攣

止痛

鎮靜

提振

利膽

保護神經

利循環

抗凝血

降血壓

降血脂

降血糖

助滲透

癒傷

美白

止咳平喘

祛痰

助消化

養肝

免疫調節

免疫促進

抗感染

細菌
耐藥菌
真菌

抗腫瘤

非小細胞肺癌
肝癌
前列腺癌

療
癒
原
理

保護軟骨，鎮痛安神

α 和 β 松油萜的香氣有微妙差異，生理療效不太一樣，β 松油萜偏抗菌，α 松油萜則是典型的抗關節炎成分，可在軟骨細胞中發揮活性，保護軟骨不受損傷。它抑制特定酵素（MAPKs）以防止發炎物質產生，而且降低引起發炎的細胞激素（IL-6、IL-1β、TNF-α）。

在免疫機能失調的人身上，這些細胞激素會攻擊自身關節組織，造成「類風濕性關節炎」。患者剛開始只是起床後覺得關節卡卡，最後手腳卻會嚴重腫脹變形，還會全身疼痛發炎，一定要趁早就診！α 松油萜除了調節細胞激素之外，也有直接鎮痛的效果（減少COX-2），可用來輔助治療。

松油萜還可進入神經系統，產生類似放鬆荷爾蒙GABA的安神作用，增加主掌記憶力的神經傳導物質 —— 乙醯膽鹼。多吸聞它清新的森林香氣，可減少焦慮，讓我們不會想太多或鑽牛角尖，白天神智清明、積極振奮，夜晚情緒平靜、安穩好睡，維持在充飽電的活力狀態。

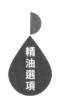

杜松漿果──關節腫脹紅熱（★最推薦）

杜松是地中海區的神聖樹種，自古就被運用在治療淨化的魔法儀式中，漿果為藍紫色，傳統上用來釀酒或燉肉。這種精油是清血、利腎的良方，當關節發炎積水，痛到連碰也碰不得時，把杜松漿果加入身體按摩配方，可排出多餘體液並幫助消腫，對五十肩、媽媽手、痛風等問題很有幫助。

卡奴卡──少動懶動關節沾黏

卡奴卡又叫白茶樹，開白色小花，是紐西蘭常見的野生灌木，香氣有點像芭樂、香蕉。在桃金孃科植物中松油萜含量最多（50%），消炎力不錯，整體而言屬於提振用油，讓身心更敏捷靈活，鬆鬆垮垮的體態也會改善，適用於懶動少動造成的關節僵硬沾黏。

歐洲赤松──關節舊傷或開過刀

這是遍布歐洲各處的野生樹種，適應力、生命力極強，也是法系芳療最愛用的精油之一，雖然有點老梗，但在調理風濕關節問題上，確實非常對症。歐洲赤松的陽氣旺盛，能量勇猛蒼勁，可溫暖活化肢體，對膝蓋腰背等下半身痠痛尤其有用。如果關節曾受過舊傷或開過刀，天冷就發作，這算是必備救星。

> **其他選擇**　含松油萜的精油很常見，通常只要往針葉和樹脂類尋找就對了，像絲柏、落葉松、科西嘉黑松、濱海松，或是乳香、白松香、岩玫瑰等。

痛風防治配方

杜松漿果	40 滴
檸檬	20 滴
紅桔	20 滴
蒔蘿	10 滴
西洋蓍草	10 滴
基礎油	100ml

久坐背痛配方

卡奴卡	30 滴
醒目薰衣草	30 滴
佛手柑	20 滴
依蘭	10 滴
檸檬尤加利	5 滴
基礎油	100ml

舊傷調養配方

歐洲赤松	30 滴
印度乳香	20 滴
黑胡椒	10 滴
花椒	10 滴
泰國蔘薑	10 滴
蘇剛達	10 滴
基礎油	100ml

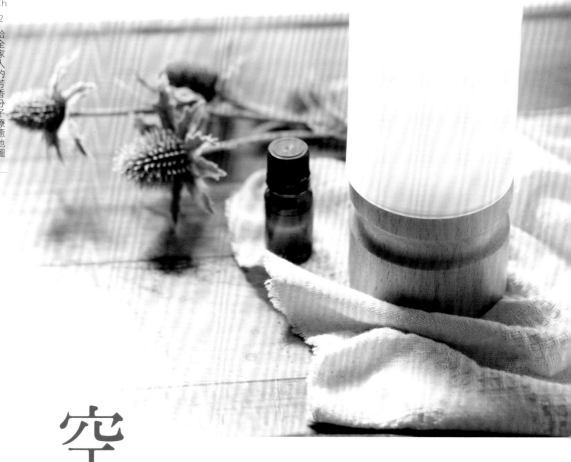

空污防護

療癒分子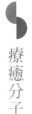

[樟烯]
Camphene

代表精油 挪威雲杉・北海道冷杉・膠冷杉・道格拉斯杉

樟烯聞起來跟樟腦有一點兒像，但沒那麼甜與嗆。這種成分給人淡淡微風的印象，飄逸而飛揚，並且也確實比較容易在高海拔、高緯度、高身長的樹木裡出現，難怪含有樟烯的精油，具有一種不可思議的超越力量。它的安全性相當良好，長時間使用也沒問題，但不能貪心，如果一下用了太多，又忘記開窗通風，過度濃密的樟烯氧化變質，可能成為空氣懸浮微粒，反而刺激呼吸道。

主角大名	樟烯
所屬家族	單萜烯類——活力
常見別名	莰烯
香氣特質	高海拔山區雲霧繚繞般森林香氣，清爽松脂香
儲存年限	較短，請勿陳放，氧化後有刺激性

安全等級　高
用法注意　避免將未稀釋之精油大量使用於皮膚，或於密閉空間大量薰香。
建議濃度　長期使用時，100ml按摩油中樟烯類精油最好不超過200滴。

驅寒去邪，支援復甦

聖誕樹的歷史一直眾說紛云，只知道早在基督教風靡之前，歐洲大陸上的原住民，就開始膜拜冷杉和雲杉，以樹上採收的香膠樹脂焚香、入藥，甚至在森林裡布置祭壇。儀式的高潮出現在冬至，這一天人們以常綠枝葉裝飾房屋，並升起篝火，用光明打破冬季的寒冷陰霾，為太陽神的復甦重生而歡呼歌頌，召喚溫暖的春天快快來臨。

這些古老傳統已逐漸被淡忘，但冷杉和雲杉等針葉樹，仍然是聖誕節慶中的重要角色，成為「生命之樹」的化身。「生命之樹」是宇宙的支柱，也是心靈內在世界的核心。當你感到自己被掐住要害，被困境扼殺，卻沒有可以信賴的對象，來自大樹的樟烯，能提供支撐力，驅散一切黑暗，讓你冷靜的深呼吸。

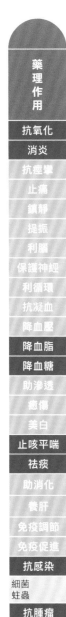

藥理作用

抗氧化

消炎

抗痙攣

止痛

鎮靜

提振

利膽

保護神經

利循環

抗凝血

降血壓

降血脂

降血糖

助滲透

癒傷

美白

止咳平喘

祛痰

助消化

養肝

免疫調節

免疫促進

抗感染
細菌
蛀蟲

抗腫瘤
黑色素瘤

療癒原理

潤肺消炎，防堵毒物

樟烯的性質溫和，很適合長期養肺潤肺。一提到呼吸系統精油，許多人會想到尤加利、白千層，但那些以桉油醇為主成分的精油，卻會「讓黏膜乾燥」，薰香過度容易引發乾咳，尤其是身子比較纖弱的老人小孩，更應該斟酌用量。反倒是「讓黏膜溼潤」的樟烯，可促進支氣管內部的正常分泌作用，讓體液把污染物質沖刷帶走，化痰祛痰。

既然空氣污染已成為躲不了的共業，長期抗戰還是樟烯更適宜，身體的負擔也最低。樟烯可以抑制引起發炎的前列腺素，防堵由污染源造成的自由基，這些外來自由基，不只促成肺部發炎，甚至是引發腫瘤的元凶之一。樟烯也表現出保護細胞的潛力，阻止藥物和污染化學物所誘發的毒性或損傷。近年來還有許多研究，集中探討它在降血脂、降膽固醇、降血糖方面的潛力，成為三高患者的福音，樟烯果然是個友善環境又友善身體，多才多藝的明日之星。

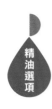

挪威雲杉──長輩的呼吸防護（★最推薦）

它是世界上最長壽的植物之一！有一棵挪威雲杉，經過鑑定，根系居然已生存長達9561歲。精油的香氣有種大地的沉穩，比較沒那麼冷涼，反而讓人想起溫暖的壁爐，無論要淨化或回春，力道都很深厚，適合因空污而常咳嗽的老年人。

北海道冷杉──兒童的呼吸防護

在愛努族傳說中，北海道冷杉的樹枝能為孩子驅逐惡夢，咀嚼其葉片則讓精力耗盡的人恢復元氣。以薰香方式使用，去除二氧化氮的能力很好，也可減緩花粉症的不適，在淨化室內空氣、照顧過敏兒這兩個需求上，具有雙重功效。

膠冷杉──霾害季節保養

是已知最耐寒的樹種，即使生活在零下45度的環境中，依然欣欣向榮。除了樟烯以外，還含不少酯類成分，香氣十分清甜。在東北季風吹起，霧霾滿天、陰沉濕冷的季節，膠冷杉是最佳選擇，既照顧呼吸道，又克服冬天的壞情緒。

道格拉斯杉──喉嚨緊痛刺癢

北美洲最高大的樹種，身長可達100公尺，相當於30層樓。印地安人以葉片煎茶，治療各種胸腔疾病，樹脂則製作成漱口水，用來對付喉嚨痛。如果空氣中的刺激物讓你喉嚨不適，乾咳聲啞，不妨用湯碗裝熱水，再加兩滴精油薰蒸口腔。

> **其他選擇**　樟烯代表植物大多是針葉樹，但部分生長在地中海區的藥草，像岩玫瑰、迷迭香、薰衣草，也含有不少樟烯。可按照季節、體質、個人喜好等來作替換。

機車族配方

挪威雲杉	30 滴
北海道冷杉	20 滴
芳樟	30 滴
茶樹	20 滴
基礎油	100ml

清肺平喘配方

膠冷杉	40 滴
乳香	20 滴
德國洋甘菊	20 滴
穗花薰衣草	10 滴
絲柏	10 滴
基礎油	100ml

二手菸害配方

道格拉斯杉	40 滴
香桃木	25 滴
喜馬拉雅雪松	10 滴
廣藿香	10 滴
胡椒薄荷	5 滴
基礎油	100ml

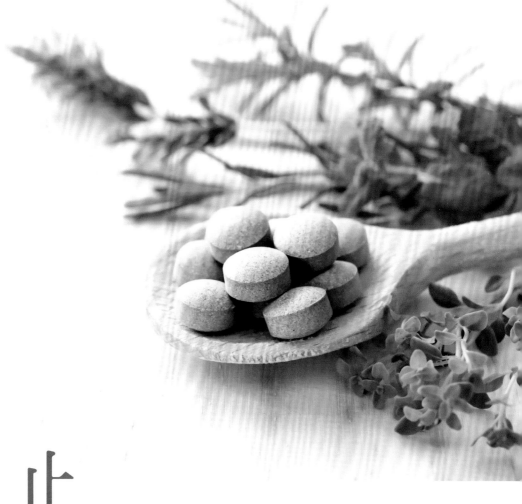

止痛戒癮

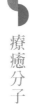

療癒分子

Caryophyllene

〔丁香油烴〕

代表精油　古巴香脂・黑胡椒・依蘭

丁香油烴聞起來低調，氣味強度不高，像「背景音樂」般容易被其他強烈成分搶走風采，但揮發慢，可成為後調而餘香繚繞。這種芳香分子有 α 和 β 兩種形態，α 丁香油烴（又被稱為葎草烯）偏木質味，觸感黏稠顏色深；β 丁香油烴則帶點果香的輕快，強大的藥理作用已引起各方人馬注意，使它成為止痛戒癮的明星。

主角大名	丁香油烴
所屬家族	倍半萜烯類──安定
常見別名	石竹烯、丁香烯
香氣特質	清淡的木質、桂圓和一點橙皮
儲存年限	相對穩定，建議二年內用完

安全等級 高
用法注意 氧化後可能會輕微刺激皮膚，脆弱膚質可先做測試。
建議濃度 長期使用時，100ml 按摩油中丁香油烴類精油最好不超過100滴。

平衡自我，撫慰傷痛

約莫十年前，當科學家發現丁香油烴是「植物性大麻素」時，曾引起大轟動。請別誤會，丁香油烴絕非可疑成分，也不會讓人嗨翻，反而協助我們擺脫對菸、酒精和藥物的沉迷！人體會分泌一種自我平衡、撫慰傷痛的物質，這套內源性大麻素系統（Endocannabinoids System）用來調節生理機能，整合器官與情緒、記憶、欲望之間的關係。

為了接收內源性大麻素，細胞表面設立了兩扇主要的「大門」。第一扇門叫 CB1R（大麻素受體第一型），廣泛位於神經系統，被活化時會觸動大腦，產生興奮感。第二扇門 CB2R（大麻素受體第二型）則分布所有組織，尤其是免疫系統，並負責調控發炎反應。丁香油烴就像一把特殊鑰匙，雖然開啟不了 CB1R，卻與 CB2R 一拍即合！丁香油烴發揮大麻素威力，成為平復「心痛」和「身體痛」的專家，但不會致幻或成癮。

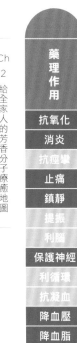

藥理作用

抗氧化
消炎
抗痙攣
止痛
鎮靜
提振
利腦
保護神經
利循環
抗凝血
降血壓
降血脂
降血糖
助滲透
癒傷
美白
止咳平喘
祛痰
助消化
養肝
免疫調節
免疫促進
抗感染

細菌
真菌
病毒

抗腫瘤

大腸癌
腎癌
血癌
黑色素瘤

療癒原理

調理神經，整合臟腑

丁香油烴可說是擁有「整體療癒」地位的芳香分子！身爲植物性大麻素，它不只強力消炎止痛，也調節許多生理機能。我們的皮膚、心血管、泌尿、消化等器官中都有CB2R，丁香油烴在相關病症上扮演關鍵角色，就像一位「親善大使」，遊走折衝於體內門路，求取各個器官間的平衡。

丁香油烴這類「CB2R激動劑」，可調節皮脂和角質形成細胞，安撫過敏型皮膚炎，提升皮膚再生能力，促進傷口癒合。它能降低血管間的黏附物質、血脂和膽固醇，避免動脈硬化，增加心臟內的生長因子，使衰老受損的心肌早日修復。丁香油烴預防毒性物質造成的腎臟損傷，它也在消化系統上展現實力，保護腸胃黏膜，改善潰瘍、絞痛、脂肪肝和酒精性肝炎。

有趣的是，對狂愛高脂高糖飲食、酗酒、抽菸的人，丁香油烴屬於「治本良方」，以香氣對抗焦慮和憂鬱，在癮頭發作時減少戒斷症狀，修補藥物濫用導致的神經退化。丁香油烴不引起「藥物耐受性」，不會越來越沒效、或劑量越下越重，可以持久穩定地使用。

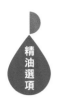

古巴香脂──小刺激卻大疼痛、戒酒（★最推薦）

這個精油不產在古巴，而是來自亞馬遜雨林裡的「苦配巴樹」（意為「儲存樹」），鑽洞後可採收儲存在樹身的香脂，作為獻給神明的禮物、癒合傷口的秘藥。他的丁香油烴高達50%，安撫身心脆弱造成的發炎，以及「小題大作型」神經痛（觸碰痛、偏頭痛、纖維肌痛），收斂修復皮膚及黏膜，也是戒酒期輔助精油。

黑胡椒──受寒疼痛、戒菸

在印度傳統醫學─阿育吠陀裡，黑胡椒地位崇高，是祛寒方劑「三辛」（Trikatu）的主角，點燃內在熱力，散除邪氣毒素。精油含20%左右丁香油烴，常用在「保暖不足」引起的疼痛（吹風頭痛、天冷肚子痛、肩背僵痛、舊傷復發）。科學家發現，黑胡椒精油可減少抽菸者對尼古丁的依賴。

依蘭──身體結構性疼痛

想得到多一點丁香油烴，最好選購「完全依蘭」精油，而不是香水師鍾愛的「特級依蘭」。它對婦科相關痛症（經痛、產後疼痛）非常有效，適用症包括身體結構歪斜、錯位的疼痛（坐骨神經痛、肋間神經痛），甚至脊髓損傷（多發性硬化症）和癌症病患的劇痛。

> **其他選擇**　丁香油烴廣泛出現在植物裡，通常只含微量。不過仍有一些精油含有高比例丁香油烴，像丁香花苞、花椒、蕃石榴葉、咖哩葉、香蜂草、大葉依蘭等。

調配密技

禁斷症狀配方

古巴香脂	50 滴
萊姆	30 滴
摩洛哥玫瑰	10 滴
零陵香豆	5 滴
山雞椒	5 滴
基礎油	100ml

牙痛配方

黑胡椒	40 滴
丁香花苞	10 滴
羅馬洋甘菊	20 滴
基礎油	100ml

痛覺敏感配方

依蘭	20 滴
佛手柑	30 滴
花梨木	30 滴
穗甘松	10 滴
真正薰衣草	10 滴
基礎油	100ml

PS. 癌症患者的疼痛控制請參照第四章

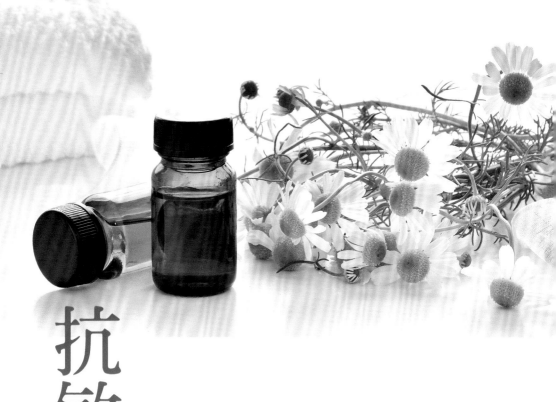

抗敏解熱

療癒分子

Chamazulene

［母菊天藍烴］

代表精油 德國洋甘菊・藍艾菊・藍絲柏

帶著特殊五角形「薁環」結構的芳香分子們，被稱為天藍烴，
像是岩蘭草天藍烴、癒創木天藍烴、欖香天藍烴等。它們有獨
特的藍色外觀，是安撫鎮定的調理聖手，而當中又以母菊天藍
烴效果最顯著。它的前身，是廣泛出現在菊科藥草裡的母菊素
(Matricin)，原本透明無色的母菊素，在蒸餾過程當中，會降解
成晶瑩美麗的藍色成分，可說是人類和大自然合作之下，共同催
生出的珍貴寶石。

主角大名	母菊天藍烴
所屬家族	倍半萜烯類──安定
常見別名	母菊藍烯、洋甘菊薁
香氣特質	稀薄的青苔味
儲存年限	較短，氧化後顏色由藍轉褐，黏稠度增加

安全等級	高
用法注意	可能讓皮膚衣物暫時染色。不要連續使用過長時間 (超過一個月)。
對象選擇	部分藍色精油如西洋蓍草、樹艾等另含較多單萜酮類成分，要避免用於孕婦幼兒。
建議濃度	成分安全但少量就很有效，100ml 按摩油中不需加超過 20 滴。

身心對症

平撫焦躁，
調節韻律

當我們焦躁的時候，就像被烈火灼身，對什麼都厭膩抗拒，
許多毛病也相偕出現，像一整套過敏 (皮膚呼吸飲食全包)、
心悸氣喘、消化性潰瘍、肝膽功能低落等等，這些混亂，其
實都可能導因於甲狀腺的失調。甲狀腺影響一個人感受情緒
的能力，它調節全身節奏韻律，串連心肺肝胃等不同臟腑，
並以皮膚作爲與世界接壤的情感疆界。各大器官機能之間彼
此牽連影響，但若有環節出了問題，皮膚往往第一個受害！

情緒一焦躁，神經性皮膚炎就容易發作，甲狀腺失調會造成
全身發紅搔癢，胃潰瘍或肝不好的人，也是蕁麻疹高風險
群。任何表層皮膚問題，都需要再往下追查、向內探索，才
抓得到根源。幸好，我們還有母菊天藍烴！法系芳療認爲這
種成分可安撫甲狀腺，以強大的陰性能量，使焦躁的皮膚得
到平靜，一些研究則指出，它提升肝功能，並對抗腸胃潰
瘍，可以說一舉數得。

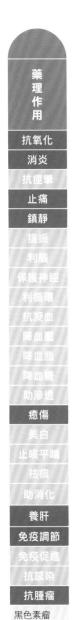

抗氧化
消炎
抗痙攣
止痛
鎮靜
提振
利腦
保護神經
利循環
抗凝血
降血壓
降血脂
降血糖
助滲透
癒傷
美白
止咳平喘
祛痰
助消化
養肝
免疫調節
免疫促進
抗感染
抗腫瘤
黑色素瘤

療癒原理

免疫鎮定，清涼消炎

母菊天藍烴是芳香分子中的異數，不以氣味取勝，卻在外觀上展現出強烈的存在感，療癒價值更令人心服口服。

母菊天藍烴用「搓圓仔」的方式來抗敏，直接調節免疫，把 Th2 細胞（第二型輔助 T 淋巴球）叫來摸頭！Th2 是個疑神疑鬼的傢伙，老覺得敵人就躲在自己身邊，不去攻擊外來病原體，反而把無害的灰塵、花粉錯當入侵者。若 Th2 當家作主，體內的過敏抗體（IgE）會大幅上升，促使肥大細胞釋出組織胺，導致一連串發炎反應，皮膚紅熱腫痛、發癢起疹、鼻塞、流涕、咳喘……。母菊天藍烴安撫了 Th2，進一步降低 IgE，穩定肥大細胞，抑制組織胺，阻止過敏現象，通常兩週內就可看到不錯的成效。

還有好多好多種發炎因子（PGE2、LTB4、COX-2、5-LOX），都受母菊天藍烴調控，使它的發揮空間，不侷限於最擅長的皮膚和呼吸道，而把關節筋骨、婦科疼痛、消化性潰瘍等全身上下問題，全部一網打盡。

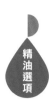

精油選項

德國洋甘菊——過敏體質萬用選擇（★最推薦）

精油依產地呈現不同色澤，來自中歐的特別碧藍，來自喜馬拉雅山的則是青草色。它含沒藥醇和母菊天藍烴兩大成分，同時強力抑制體內多種發炎物質，對頑固又反覆發作的過敏、濕疹、或蕁麻疹很有效，也用於胃炎和消化性潰瘍。

藍艾菊——防止發炎留下疤印

精油顏色深沉，別跟顏色淡、毒性大的親戚「艾菊」混淆了。含高量母菊天藍烴及少量樟腦，聞起來像中藥加水果糖，鎮痛止癢又安撫，適用於化膿反黑的嚴重皮膚炎，避免因發炎而留下色素斑或疤痕。由於過度採集，摩洛哥產的野生藍艾菊近乎絕跡，多半改為人工栽植。

藍絲柏——光與熱造成的傷害

澳洲特產精油，由樹皮和心材萃取，需要蒸餾兩個整天，才能完整保留大分子，除了母菊天藍烴之外，還含有結構類似的「癒創木天藍烴」，香氣如絲綢般柔美。藍絲柏可使燙傷、曬傷、日光疹、酒糟、熱過敏和放療後的皮膚得到舒緩。

> **其他選擇** 依據母菊天藍烴含量多寡，精油色澤也跟著不同，西洋蓍草如海洋般湛藍，樹艾如濃墨般黝青。而艾草、羅馬洋甘菊等植物，也可萃取出母菊天藍烴，但含量偏低，只有剛蒸餾好的新鮮精油，才呈現淡淡藍綠，放久就會消退。

調配密技

小兒皮膚炎配方

德國洋甘菊	10 滴
真正薰衣草	30 滴
沼澤茶樹	10 滴
沒藥	5 滴
基礎油	100ml

蕁麻疹配方

藍艾菊	12 滴
乳香	20 滴
大西洋雪松	5 滴
野薄荷	3 滴
薑黃	2 滴
基礎油	50ml

成人酒糟肌配方

藍絲柏	30 滴
真正薰衣草	30 滴
羅馬洋甘菊	15 滴
廣藿香	10 滴
岩蘭草	5 滴
基礎油	100ml

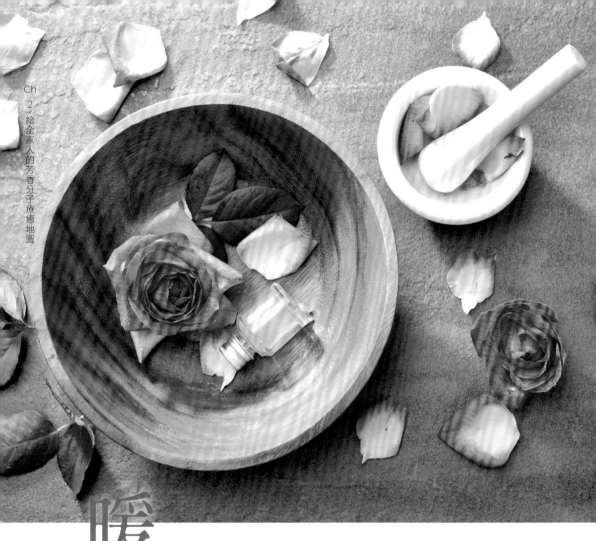

暖宮養顏

療癒分子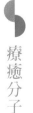

Citronellol
〔香茅醇〕

代表精油 大馬士革玫瑰・波旁天竺葵・玫瑰天竺葵

香茅醇給人的印象很好，宛如清晨初綻的花瓣襯著露水，甜美婉約，不過度張狂。它和牻牛兒醇同屬一級醇，也一樣具有抗感染力，但是香茅醇的結構比較安定，刺激性低，親膚性更良好，非常適合用在護膚產品中。香茅醇分為左旋右旋兩種，左旋比較偏花香，右旋比較像綠葉，玫瑰和天竺葵中的是左旋香茅醇。

主角大名	香茅醇
所屬家族	單萜醇類——滋補
香氣特質	莓果和玫瑰花香，溫柔綠色調
儲存年限	相對穩定，可保存三年或以上

安全等級 高
用法注意 避免將未稀釋之精油大量使用於皮膚。
建議濃度 長期使用時，100ml按摩油中香茅醇類精油最好不超過200滴。

身心對症

愛的力量，安然無懼

長久以來，含有香茅醇的玫瑰、天竺葵，一直被奉為殿堂級女性保養用油，也是養顏變美不二選擇，不但上下裡外每個層面都照顧得到，還發揮超乎想像的溫柔。舉例來說，炎夏裡念珠菌反覆感染，是許多大小女生的惡夢，香茅醇在掃除白色念珠菌之餘，卻不破壞體內菌相，令我們與寄居者安然共生，擁抱這個混亂世界，卻不受來自世界的傷害。

如果要用一句話來詮釋，我會說「香茅醇就是愛」——對自己的愛、對重要他人的愛、對敵人的愛。與愛有關的能量波動，全數湧向血液、心臟和生殖系統，我們偶爾得暫時停止隨波逐流，反問自己：我的想望和恐懼是什麼？究竟何時開始變得身心冰冷？我追求的到底是所謂「暖宮」、還是「被愛」？惟有仔細梳理情感，才能釐清婦科問題從何而來。

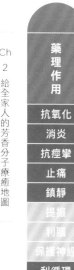

藥理作用

抗氧化
消炎
抗痙攣
止痛
鎮靜
提振
利膽
保護神經
利循環
抗凝血
降血壓
降血脂
降血糖
助滲透
癒傷
美白
止咳平喘
祛痰
助消化
養肝
免疫調節
免疫促進
抗感染

細菌
耐藥菌
真菌
塵蟎

抗腫瘤

非小細胞肺癌
乳癌
子宮頸癌

療癒原理

活血潤肌，滋養子宮

香茅醇是美顏成分中的明星，香氣持久，穩定性高，無毒溫和，吸收速度又快，簡直沒什麼弱點！香茅醇抗菌制痘，增加皮膚的免疫能力，同時抑制合成黑色素的酵素——酪胺酸酶，達成美白效果。它也影響和「熱感」相關的感受器（TRPV1），而提升血液循環，給皮膚滿滿的元氣補給，得到白裡透紅「戀愛般的好氣色」，自我修護能力跟著上升。

這種成分還直接作用於血管平滑肌，使管壁舒張、血流順暢，對血液需求量大的器官如子宮、大腦來說深具意義。香茅醇可以減少痙攣現象，又降低造成發炎的前列腺素，壓制各種發炎因子，用在婦科問題的初步控制上非常合理。

一焦慮就大吃大喝的人請看這邊，香茅醇居然能瘦身！藉由活化交感神經以影響棕色脂肪組織，它能促進脂肪分解、新陳代謝，減少膽固醇，甚至降低食慾（可能與活化大腦神經元的放鬆助眠物質GABA有關）。

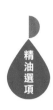

大馬士革玫瑰——增加血流補養子宮（★最推薦）

大馬士革是品種名稱，不是產地。來自保加利亞的玫瑰精油香氣豐富細緻，美白保濕作用好；土耳其的玫瑰精油則香茅醇含量高，活化循環和代謝，是理想的暖宮補藥。子宮血流量不足，有時會導致著床困難，或胚胎發育不良，如果孕前檢查發現「子宮動脈血流阻力偏高」，可多用玫瑰保養，提高受孕機會。

波旁天竺葵——多囊問題、骨盆腔器官控制

在天竺葵的品系很多，基本上所有商業種都是雜交而來，深究學名已沒有太大意義。波旁天竺葵精油來自留尼旺島，帶著水果的馨香及薄荷的涼苦，聞起來十分清爽。波旁天竺葵可對應血糖相關的婦科問題，如多囊性卵巢症候群，並調理骨盆腔內器官如子宮、膀胱等，改善末梢循環，強化免疫力，改善反覆感染、更年期冷感、尿失禁等。

玫瑰天竺葵——月經前後疑難雜症

香茅醇和玫瑰氧化物都比較高，香氣走絢麗奔放路線，主要產地在中國，與留尼旺或馬達加斯加的小農產業相比，改採大規模經濟栽植，產量大、價格平實。它能解除阻塞性疼痛，放鬆緊繃的肌肉和血管，長期使用可慢慢提升體溫，也處理小女生月經不調、愛吃冰，或是月經前後拉肚子、便秘、偏頭痛、長痘痘等問題。

其他選擇 香茅醇還出現在其他花香類精油中，例如千葉玫瑰、銀合歡。某些禾本科精油也有明顯的香茅醇比例，像爪哇香茅、錫蘭香茅。

調配密技

助妳好孕配方

大馬士革玫瑰	20 滴
花梨木	30 滴
歐白芷	10 滴
貞潔樹	10 滴
桔葉	10 滴
佛手柑葉	10 滴
基礎油	100ml

美魔女養血配方

波旁天竺葵	40 滴
黑雲杉	30 滴
香附（神聖莎草）	15 滴
依蘭	10 滴
丁香花苞	5 滴
基礎油	100ml

青少女轉大人配方

玫瑰天竺葵	30 滴
香桃木	20 滴
苦橙葉	15 滴
沉香醇百里香	15 滴
白千層	10 滴
玫瑰草	5 滴
基礎油	100ml

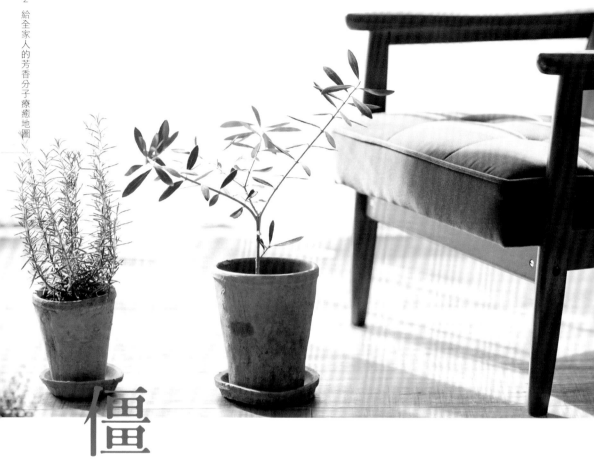

僵硬退化

療癒分子

Geraniol

[牻牛兒醇]

代表精油　蜂香薄荷・玫瑰草・牻牛兒醇百里香

早期是從牻牛兒苗科（Geraniaceae）植物中被鑑定出來，因而得名。很多人被那烈燄般香氣震撼過，或曾感受被它親吻皮膚的刺激感。事實上它看似潑辣，卻蠻善良的，火熱觸覺只是體表TRP感受器產生的「印象」，但不大會真的傷害皮膚。牻牛兒醇對角質的滲透性良好，吸收速度非常快，除非使用了太不新鮮的精油，或未經適當稀釋，使過多芳香分子停留在體表，才會讓牻牛兒醇在細胞色素P450的代謝之下，氧化成致敏物質。

主角大名	牻牛兒醇
所屬家族	單萜醇類——滋補
常見別名	香葉醇
香氣特質	火熱濃郁的成熟紅色花香調
儲存年限	建議三年內用完，以免刺激性增加

安全等級　中
用法注意　刺激皮膚黏膜，部分人可能致敏。
建議濃度　100ml按摩油中牻牛兒醇烯類精油最好不超過100滴。

振作再起，積極主動

手會顫動，走路時越來越龜速，一跛一跛，邁不開小碎步……若出現顫抖、僵硬、遲緩等情況，一定要就醫檢查，無論幾歲，或是否確診爲「巴金森氏症」，神經系統可能已有某種程度的退化！從整體療法眼光來看，行動不順代表情感上的不自在，想傾訴又不敢表達，想擁抱又害怕被推開，想愛又不敢愛。能量上特別主動、積極的牻牛兒醇，最能扭轉僵局，促使我們釋放受壓抑的情緒渴望。

含有牻牛兒醇的精油，也常使用在激勵生殖功能的處方中，換句話說，它活化了我們的創造力，讓平淡無味的日子變得精彩。當你想付出一切來追求某樣事物，卻臨陣退縮，這種芳香分子能賦予再戰的勇氣；若你失去了一份愛，或夢想受挫，也可以用它來讓自己重新活起來，不再過得像行屍走肉。

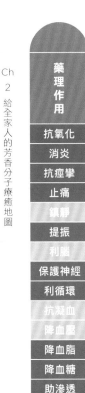

療癒原理

活絡肢體，修復神經

牻牛兒醇是超強的抗感染成分，效果僅次於酚類和芳香醛類，對生殖區（如白色念珠菌）、呼吸道（如肺炎鏈球菌、結核分枝桿菌）、消化道（如沙門氏菌）的病原體都適用，除了直接攻打敵人，也破壞菌叢形成的「生物膜」，協同輔助抗生素，降低藥物依賴作用，而且對身體幾乎沒什麼負擔。

但牻牛兒醇的本事遠不只如此！它能作用於感受冷感的通道（TRPM8）、和感受痛覺的通道（TRPV1），擦了頗有「冰火九重天」的印象，阻斷疼痛訊號，加上牻牛兒醇本來就抑制發炎因子（PGE2、COX-2、ROS），所以可用來舒緩各種慢性疼痛，例如皰疹帶來的神經痛，或骨關節炎和多發性硬化症帶來的發炎疼痛。

牻牛兒醇甚至可以防止神經退化！研究指出，無論對脊髓受傷，或中風造成的缺血性腦損傷，它都有一定的保護作用，並改善巴金森氏症引發的神經失調，重新建立身體的活動力。

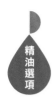

精油選項

蜂香薄荷——糖尿病造成的身體麻痺（★最推薦）

原產自北美洲，花型像是綻放的煙火，花色姹紫嫣紅十分亮眼。這是牻牛兒醇含量最高的精油，可達90%，香氣豔麗到足以燃燒靈魂，甚至活化一個人行動力，讓我們變得大膽起來，向暗戀對象告白前一定要用！蜂香薄荷還可對抗動脈斑塊、動脈硬化、糖尿病等問題，擅長處理多重慢性病導致的神經退化。

玫瑰草——肌肉無力和巴金森氏症

玫瑰草精油含65%左右牻牛兒醇，提振及排濕能力良好，適合跟人缺乏交流、太過自我封閉的「宅男宅女」。這類個案不愛運動，身體水腫，下肢循環不良，肌肉退化，容易累又容易跌倒。玫瑰草藉由鈣離子通道調節全身肌肉張力，舒張血管，促進血流量，使身體控制力變好，也適合巴金森氏症患者。

牻牛兒醇百里香——神經壓迫型退化

這個精油的成分比較複雜，除了約30%牻牛兒醇以外，還有紓壓的沉香醇，放鬆肌肉的乙酸牻牛兒酯，以及消炎止痛的百里酚及丁香油烴。針對姿勢不良造成的神經壓迫症頭，如手機族的頸椎問題、上班族的腕隧道問題、沙發族的坐骨神經痛，舒緩效果都不錯，疼痛消除以後，行動能力自然恢復。

> **其他選擇** 含有牻牛兒醇的植物，還有花香類的大馬士革玫瑰、銀合歡、玫瑰天竺葵、波旁天竺葵，和充滿熱帶風情的爪哇香茅、西印度月桂。

調配密技

肌肉萎縮配方

蜂香薄荷	10 滴
甜羅勒	25 滴
玫瑰天竺葵	20 滴
檸檬香茅	7 滴
胡椒薄荷	5 滴
肉荳蔻	3 滴
基礎油	100ml

巴金森氏症配方

玫瑰草	15 滴
檸檬	30 滴
千葉玫瑰	10 滴
冬季香薄荷	5 滴
橙花叔醇綠花白千層	20 滴
基礎油	100ml

手機族頸椎傷害配方

牻牛兒醇百里香	15 滴
快樂鼠尾草	20 滴
月桂	20 滴
薑	10 滴
歐洲赤松	10 滴
基礎油	100ml

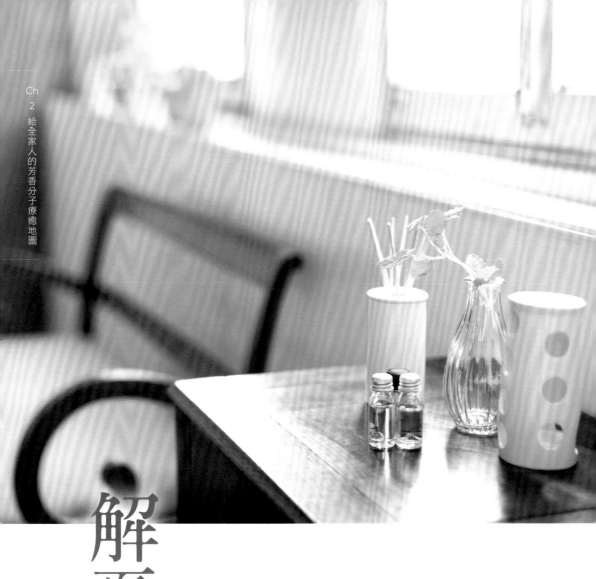

解憂紓壓

療癒分子

Linalool

〔沉香醇〕

代表精油 橙花・花梨木・芫荽籽

這種親切又可喜的香氣，對感官而言是「熟悉的陌生人」，沉香醇其實一直在日常風景裡，如影隨形，甚至成為茶和酒中的靈光。提振效果好的右旋沉香醇，散發翠綠新葉的香氣，鎮靜力佳的左旋沉香醇，則像鮮採的野薑花。它們都能中和硫化物的異味，清除空間和身體的異味，而且沒什麼刺激性，比溫柔更溫柔，難怪成為撫慰靈魂的療癒良伴。

主角大名	沉香醇
所屬家族	單萜醇類──滋補
常見別名	芳樟醇
香氣特質	純淨清甜的白色花香
儲存年限	相對穩定， 可保存三年或更久

安全等級 　高
用法注意 　避免將未稀釋之精油大量使用於皮膚。
建議濃度 　長期使用時，100ml按摩油中沉香醇類精油最好不超過200滴。

身
心
對
症

克
服
創
傷
，
正
向
思
考

正式討論紓壓精油成分之前，讓我們先談談「神經可塑性」的概念。人類大腦中有一千億個神經元，它們彼此連結成複雜的網路，而且具備不可思議的彈性，依照所處理的訊息，隨時重新組合連結模式，就像一座不斷更動路線的迷宮！每一次情感刺激，都讓神經突觸數目、神經纖維傳遞性、神經膠質細胞的形狀等，產生細緻的改變。情緒壓力愈大，大腦構造愈受到負面影響！

大腦也常「修剪」非必要結構，如果有條鐵道很少搭載乘客，沿路車站會一個個關閉，最後全線廢除，大腦也是如此，當一個人長期處於逆境，他「正向思考」的神經功能，將逐漸被剝奪，而沉香醇的作用，其實在扭轉整套惡性循環，重塑腦部構造和神經機制。這種最紓壓解憂的芳香分子，能培養由創傷和壓力中復原的能力。

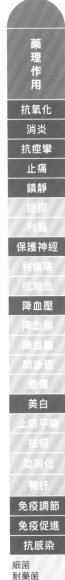

療癒
原理

平衡激素，重塑大腦

沉香醇是「情緒急救箱」，當我們突然心神不寧，沉香醇會透過GABA、血清素、自律神經系統來即刻救援，快速鎮靜狂風暴雨。遇上長期壓力時，效果一樣令人驚訝，根據研究，沉香醇影響壓力之下神經元的基因表現，促進神經發育和大腦可塑性，如果一個人受打擊之後變得麻木、逃避、習慣不快樂，精油有助抹去大腦的「創傷烙印」，修補損傷，恢復情感及認知功能，改善憂鬱、失智、痛覺敏感等問題。

沉香醇的另一個紓壓路徑是內分泌系統。人體有一套危機處理模式叫「HPA軸」（下視丘－腦下腺－腎上腺軸），緊急狀況下分泌各種激素來應變，如果這些激素分泌過多，反而將損害大腦和內臟，製造新的危機。日本學者指出，沉香醇正是打破「HPA軸」惡性循環的關鍵成分！

聞到沉香醇的氣味，體內催產素也會跟著提升。催產素是主導親密關係的「抱抱荷爾蒙」，當催產素增加，將抑制「壓力荷爾蒙」皮質醇，大幅降低壓力。這代表沉香醇不僅紓壓，還帶來信賴感和親密感，讓我們覺得被支持、被理解。

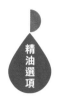

橙花——醫療措施相關壓力（★最推薦）

這是雙重性格的精油，40%的沉香醇天真無邪，僅佔0.2%的吲哚成分卻迷醉撩人，聖俗的對比矛盾，反而更顛倒眾生。橙花精油直接降低壓力荷爾蒙皮質醇，適合用在醫療處置前後，如白袍恐懼症、手術前焦慮、加護病房症候群（譫妄躁動）等，並減少疼痛感，調控血壓，加速開刀傷口的癒合復原。

花梨木——壓力造成的疲憊虛弱

花梨木寧神靜心，對抗沮喪的情緒，它是久病體虛者的滋補劑，可使呼吸平穩深長，或用來控制前胸後背痘痘，中和惱人的體味，以上問題常受情緒觸動而惡化。為了避免花梨木遭受過度採伐，保護亞馬遜雨林生態，芳療界向來呼籲節制使用，建議購買近年引進市場的「花梨木葉片」精油，以支持環境永續。

芫荽籽——熬夜及泌尿問題

芫荽俗稱香菜，芳療界偏好果實（其實非種籽）萃取的精油。芫荽籽含有比較少見的右旋沉香醇，增加大腦海馬迴中的助眠物質GABA，平衡熬夜後混亂的生理節奏，使情緒釋放並充分休息充電，也處理和焦慮有關的膀胱炎、尿道炎、漏尿。

> **其他選擇** 芳樟、沉香醇百里香、甜羅勒等，都含高量沉香醇，好買又實惠。喜歡特殊精油的人，還有白玉蘭葉、沼澤茶樹、芳枸葉、咖哩葉、花椒、沉香子等選項。

調配密技

焦慮恐慌配方

橙花	20 滴
苦橙	30 滴
檸檬薄荷	30 滴
桔葉	10 滴
基礎油	100ml

憂鬱沮喪配方

花梨木	40 滴
膠冷杉	25 滴
羅馬洋甘菊	15 滴
佛手柑葉	15 滴
香草	5 滴
基礎油	100ml

神經性膀胱炎配方

芫荽籽	30 滴
佛手柑	30 滴
藏茴香	7 滴
西洋蓍草	7 滴
冬季香薄荷	3 滴
檸檬細籽	3 滴
基礎油	100ml

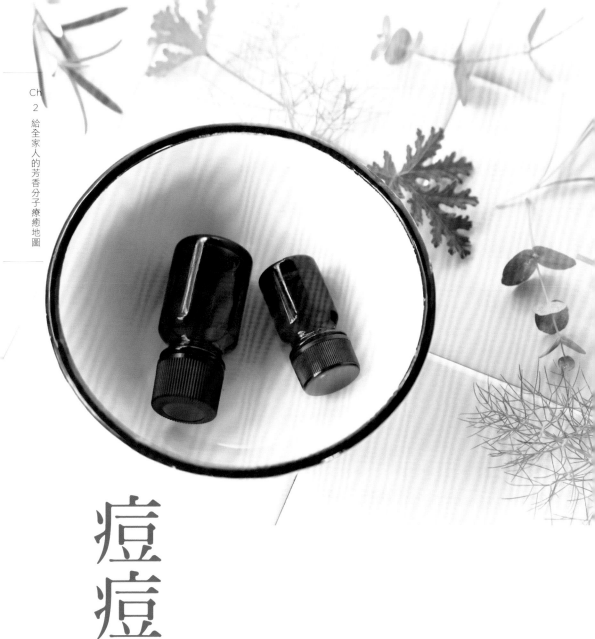

痘痘腫毒

療癒分子

Terpinen-4-ol

〔 萜品烯四醇 〕

代表精油　茶樹・甜馬鬱蘭・月桃葉・格陵蘭喇叭茶

萜品烯四醇是純樸的中堅分子，雖然並沒有突出的個性，但觸感溫和，效果實在。它的香氣對自律神經有調節作用，讓人晚上舒服好眠，白天清醒振奮，是適合長期使用的理想戰友。要留意的是，萜品烯四醇成分在長時間轉化後，對塑膠會略具融蝕性，常有人發現茶樹精油的瓶蓋變黏而被嚇到，儲放請小心，或盡快用完。

主角大名	萜品烯四醇
所屬家族	單萜醇類——滋補
香氣特質	中庸的藥草綠涼香氣，有如剛生芽的嫩葉
儲存年限	較短，請勿陳放，氧化後有刺激性

安全等級　高
用法注意　避免將未稀釋之精油大量使用於皮膚。
建議濃度　長期使用時，100ml按摩油中萜品烯四醇類烯類精油最好不超過200滴。

身心對症

安內攘外，適應環境

坊間芳療抗痘配方五花八門，從清潔抗菌、油水平衡、荷爾蒙調理，甚至排毒解毒，都會被列入治療計畫，是個需要多方思考的主題。痘痘的元凶——痤瘡桿菌，特別熱愛皮脂，油膩的臉部宛如一座大型餐廳，讓它們暢快淋漓的大吃大喝，伺機造成感染，還釋放出讓皮膚發炎的毒素。以往人們認為，只要把細菌都幹掉就沒事了，但過度洗臉抹藥，反而帶來刺痛感，讓肌膚更脆弱，過一陣子問題又捲土重來。新研究指出，與其來個格殺勿論，不如保持菌種生態平衡，讓好菌抑制壞菌，難怪溫和抗菌又消炎的萜品烯四醇，會成為治痘基本處方。

時常滿臉豆花的人，多半體內外環境失調，抗壓性低，在新地方容易與人衝突，變得孤立或不愛出門。除了長痘以外，毛囊炎、脂漏性皮膚炎、丘疹等問題，也總是春風吹又生，這一切都牽涉到內分泌、免疫、神經等三大系統之間的平衡。萜品烯四醇是增加「適應力」的芳香分子，讓我們在身心面對挑戰時，做出適當的反應。

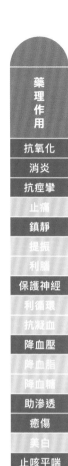

藥理作用

抗氧化
消炎
抗痙攣
止痛
鎮靜
提振
利腦
保護神經
利循環
抗凝血
降血壓
降血脂
降血糖
助滲透
癒傷
美白
止咳平喘
祛痰
助消化
養肝
免疫調節
免疫促進
抗感染

細菌
耐藥菌
真菌
病毒
蠕形蟎蟲

抗腫瘤

胃癌
肝癌
大腸癌
子宮頸癌
前列腺癌
白血病
黑色素瘤

療癒原理

平衡菌相，消炎退紅

萜品烯四醇是激勵又安撫的成分，性質溫和，親膚性高，擅長處理壓力帶來的長期問題，像皮膚缺水、皮膚屏障破壞、慢性感染等。它有掃除病原體的功力，可用於皮膚感染或膿腫、癰癤，甚至改善「蠕形蟎蟲」引發的皮膚炎。

芳療界認為它激勵免疫球蛋白IgA，這是種分泌在汗水、唾液、乳汁等體液中的抗體，可防禦病原體入侵。有些人臉部和頭皮像個大油田，反覆紅癢長粉刺，T字部位粗糙脫屑，本以為是普通痘痘，後來才發現遇上棘手的脂漏。萜品烯四醇能抵抗造成脂漏性皮膚炎的皮屑芽孢菌，對口腔保健也很好（牙齒不好容易有皮膚問題）。

痤瘡桿菌很容易引起發炎，如果發炎太久，還會色素沉積，造成痘印！萜品烯四醇有多重消炎功效，清除自由基，減少細胞激素和發炎因子（如前列腺素PGE2、介白素），又壓制過高的組織胺，安撫紅腫熱痛挺有一套。

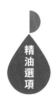

精油選項

茶樹——皮膚反覆長痘感染（★最推薦）

它的真正價值，其實並不只限於抑菌，而是維繫皮膚與黏膜的免疫環境，使體表菌相穩定，並減少油脂分泌。如果苦於反覆出現發炎痘，或長痘範圍較廣，茶樹是理想的選擇。

甜馬鬱蘭——額頭和髮際線小凸起

平衡作用強大，是處理自律神經失調的第一選擇。萜品烯四醇的比例與茶樹相當，卻少了桉油醇，對大痘的滲透力不突出，但可減少焦慮熬夜後額頭髮際粉刺、毛囊炎等小凸起。

月桃葉——T字部位淨化調理

近年以抗痘新星的姿態風靡日本，不過坐擁17種原生種的台灣，才是它真正的故鄉！各產地月桃香氣不同，通常都含萜品烯四醇、桉油醇、樟腦等成分，適合淨化調理皮脂腺旺盛的部位。

格陵蘭喇叭茶——不明丘疹腫毒

這是生長在極地的解毒藥草，如果你身處污染嚴重的惡劣環境，常上濃妝，或日夜顛倒作息失調，出現不明丘疹、腫毒、陳年老痘，別忘了用它做全身大掃除。

其他選擇 若沒長痘痘，但皮膚黏膩潮濕、發紅長小疙瘩，含有萜品烯四醇的杜松漿果、薄荷尤加利、薑黃葉、泰國蔘薑等排毒精油，也可進行內外體質和膚質調理。

調配密技

經期前後長痘配方	
茶樹	10 滴
玫瑰天竺葵	8 滴
藍膠尤加利	5 滴
芫荽籽	5 滴
松紅梅	3 滴
基礎油	50ml

出油脫屑小痘群配方	
甜馬鬱蘭	10 滴
月桃葉	8 滴
沒藥	8 滴
廣藿香	3 滴
佛手柑 FCF	3 滴
基礎油	50ml

囊腫大痘防疤配方	
茶樹	10 滴
格陵蘭喇叭茶	5 滴
醒目薰衣草	8 滴
藍艾菊	4 滴
白松香	4 滴
基礎油	50ml

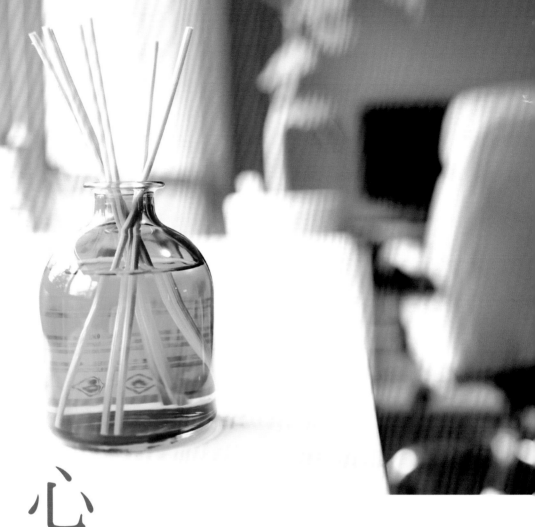

心悸胸悶

療癒分子

Borneol

〔龍腦〕

代表精油 龍腦百里香・阿密茴・土木香

高僧玄奘在《大唐西域記》中，曾提到一種來自南方的喬木——龍腦香樹，可提煉「狀如雲母、色如冰雪」的奇香妙藥。根據這份古老的文獻，人類使用龍腦的歷史應該超過1300年，它的效果經過許多驗證，算是千錘百鍊，但近百年來，龍腦香樹逐漸稀少，市面流通的藥材「冰片」，大多是由樟腦合成的人工製品，幸好許多精油含有龍腦，我們仍能享受它最天然的芬芳。

主角大名	龍腦
所屬家族	單萜醇類——滋補
其他別名	龍腦醇、冰片醇
香氣特質	草本木質的甜涼味，乍聞像樟腦卻溫和許多
儲存年限	建議兩年內用完，保存不當會生成樟腦

安全等級　高
用法注意　宜由低濃度用起（針葉樹精油除外），再考慮是否漸增。
建議濃度　剛開始使用時，100ml按摩油中龍腦類精油最好不超過10滴。

身心對症

開啓心輪，
醒悟清淨

心血管和神經，這兩大系統以複雜的方式相互影響。一看到偶像就感到小鹿亂撞，遇上仇家的時候，心跳加速到像飆車……胸口各種不適，有可能是情緒引發的假警報，但久了也會成眞。心臟疾病是一個緩進性的過程，在展現出殺傷力之前，通常已默默隱匿數年，生命中不斷發生的日常與無常，銘刻在身體上，逐漸型塑出每個人的「心之風貌」。

心臟是「自我感受的核心」，一切狂喜憂傷、憤怒驚懼，都將由無形的情緒，化爲有形的感官體驗。心悸胸悶反映出：我們短期內突然需要大量的愛，每一個細胞都在呼求滋養和關懷，心臟必須上緊發條，才能應付需求。有趣的是，龍腦這種芳香分子，並不是用來滿足對情愛的渴望，反而讓人從沉溺中醒悟，回歸清淨。

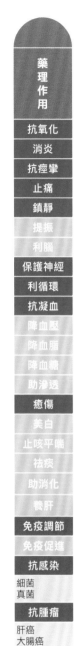

藥理作用

抗氧化
消炎
抗痙攣
止痛
鎮靜
提振
利腦
保護神經
利循環
抗凝血
降血壓
降血脂
降血糖
助滲透
癒傷
美白
止咳平喘
祛痰
助消化
養肝
免疫調節
免疫促進
抗感染
細菌
真菌
抗腫瘤
肝癌
大腸癌

療癒原理

療傷減壓，
通血強心

龍腦會活化感知溫度的TRPV3感受器通道，但作用不像薄荷腦一樣強烈，所以無論聞起來或擦起來，只有淡淡的微涼感。它還影響另一種和痛感相關的通道TRPA1，當我們在冰天雪地裡被冷到，或一根針刺進手指，TRPA1會馬上傳導訊號，就像在大聲哀嚎：「我被傷害了啦！」

龍腦是TRPA1的抑制劑，傳統上又被認為有療傷作用，換句話說，它阻止我們沉溺於「壞消息」，修補身體，讓不舒服的感覺降低。有些研究指出，TRPA1其實也和心臟問題有關，傷害帶來的刺激使血管過度緊縮，而龍腦既抑制TRPA1，本身又有抗血栓的能力，能提供保護機制，預防胸悶的發生。

動物實驗裡，龍腦呈現出強心效果，提升冠狀動脈的血流量，並減輕心臟肌肉的缺氧狀況。

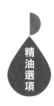

精油選項

龍腦百里香——心臟疲憊無力（★最推薦）

龍腦百里香主要產於摩洛哥，含20%龍腦及30%酚類，帶著冰寒又火熱的印象。它是循環系統滋補劑，激勵虛弱的心肺，使血液運行到該去的組織，免疫低落時非常好用，適合天天抱怨很累、而且血壓低又心悸的人。若善加利用強心和擴張血管的作用，還能成為精油中的威而剛！但只改善生理上的力不從心，對心理冷感是沒效的。

阿密茴——心臟病高風險族群

北非古城販賣一種「掃帚狀」天然牙刷，它的真身其實是曬乾後的阿密茴，奇妙外形下，含有抗心絞痛成分—凱林（Khellin），加上龍腦來助拳，讓它成為心臟疾患手邊必備精油，若有相關病史，平日可低濃度低劑量保養。感到心碎、或痛失所愛的時刻，也是使用阿密茴的時機。

土木香——恐慌型心悸

土木香中土力成分是乙酸龍腦酯，其次才是龍腦，它聞起來涼而清甜，鎮靜能力極佳，快速解除歇斯底里、神經失調引發的問題。當你感到心悸、胸悶、呼吸困難，害怕快要死掉，其實可能並非心臟出毛病，而是恐慌症發作。

> **其他選擇**　含龍腦的精油還包括藍艾菊、鼠尾草、薰衣葉鼠尾草，或更少見的銀艾、鳳梨鼠尾草、山奈、砂仁，可用於醒腦、癒傷。部分針葉樹精油如西伯利亞冷杉·道格拉斯杉也含少量龍腦。

調配密技

自律神經失調配方

龍腦百里香	10 滴
甜馬鬱蘭	30 滴
紅桔	30 滴
纈草	10 滴
基礎油	100ml

心律不整配方

阿密茴	5 滴
黑雲杉	30 滴
西伯利亞冷杉	30 滴
苦橙葉	20 滴
安息香	10 滴
基礎油	100ml

二尖瓣脫垂配方

土木香	10 滴
真正薰衣草	30 滴
萊姆	20 滴
依蘭	10 滴
蛇麻草	5 滴
香蜂草	5 滴
基礎油	100ml

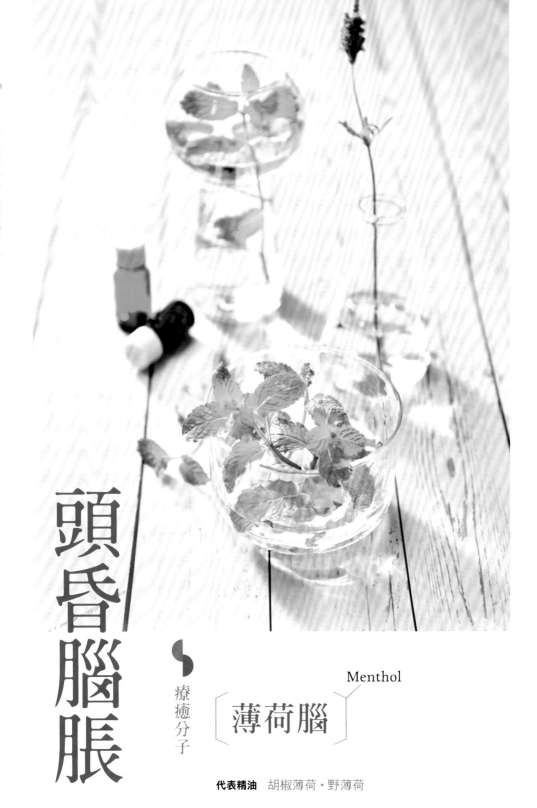

頭昏腦脹

療癒分子

〔薄荷腦〕

Menthol

代表精油 胡椒薄荷・野薄荷

**芳香分子
小檔案**

薄荷腦有兩種形式，左旋體是天然精油中的主角，非常清新甜美；右旋體則是人造薄荷腦工序裡的副產物，聞起來像松木，涼爽感低，療效也不彰。由於品質落差太大，天然產品在早期佔盡優勢，1990年代之後，局勢卻有了重大轉變，日本化學家野依良治發明「單獨合成左旋薄荷腦」的製程，甚至因此獲得諾貝爾獎！現在大賣場裡的薄荷風味洗髮精或沐浴乳，大多已被人造原料佔據。

主角大名	薄荷腦
所屬家族	單萜醇類——滋補
常見別名	薄荷醇
香氣特質	沁涼冷冽的薄荷甜味
儲存年限	相對穩定， 可保存三年或更久

安全等級　　中
用法注意　　略刺激皮膚和黏膜，不宜短時間內大量使用。
對象選擇　　勿用於三歲以下嬰幼兒及蠶豆症患者。心律不整者慎用。嚴重胃食道逆流者請避免口服。
交互作用　　不與抗凝血藥並用。
建議濃度　　長期使用時，100ml按摩油中薄荷腦類精油最好不超過60滴。

**身
心
對
症**

震憾感官，
止癢暈痛

薄荷腦能活化感受器TRPM8，無論雪地裡凍到發抖，或烈陽下曬到半熟，許多水裡來火裡去的身體經驗，其實都與感覺接收器有關。TRPM8專門處理低溫帶來的刺激，宛如小說裡嬌生慣養的主角，對溫吞的人毫無興趣，只有遇上「高冷型對象」才會敞開心門，啟動神經電流傳遞。不過初遇時的冰涼，有時只是一場誤會，薄荷腦說不定是個先冷後熱的暖男呢！它一開始短暫降低血流，接下來卻露出活血本色！由於促進血管擴張，最終仍將幫助體熱發散。

這種寒熱變換自在的雙重性，堪稱正牌「冰火」，既平定鎮靜、又活化覺醒，適合生活缺少刺激，而感到煩悶、無聊的人，震憾感官，消除渾噩昏沉的感受，帶來好奇心和愉悅感，彷彿眼前轟然出現了新天地。薄荷腦對痛、癢、暈、吐這些短期症狀，抑制效果超快速，確實是居家旅行必備良藥，只是劑量得斟酌，根據研究，3%以下濃度已有不錯效果，超過反而會帶來燒灼般的刺激感。

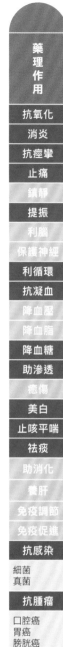

療癒原理

放鬆肌肉，促進循環

薄荷是古埃及人的健胃藥，羅馬軍團的強壯滋補藥，中世紀修士的提神藥，人氣歷久不衰，當然歸功於薄荷腦成分。薄荷腦能抑制「鈣離子通道」，這種通道位於細胞表面，像門衛一樣管控進出人數，如果把關不嚴，放太多鈣離子進入細胞，會引發平滑肌收縮，薄荷腦則阻止蜂湧而來的鈣離子，消除緊繃，臟腑也跟著放鬆。

薄荷腦可舒張血管壁、暢通循環，並且略為抗凝血，針對血循不良引起的頭痛、暈眩、耳鳴，可說立竿見影！它也舒緩消化道，處理腸絞痛、腸躁症等問題，做腸胃鏡檢查之前用一點薄荷精油，會讓過程更順利。薄荷腦是止咳平喘成分，跑步前聞聞沁涼的香氣，有助擴張氣管，增加肺活量，提升運動表現！不過用量太大反而使呼吸無力，三歲以下小朋友應避免使用。

很多人以為薄荷腦只是用涼感來「阻隔」或「蓋住」其他感覺，科學家卻揭露它還有抑制發炎因子、活化內源性鴉片受體的能力，但效果雖快卻不持久，屬於短跑健將。

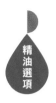

精油選項

胡椒薄荷——呆滯沉悶全身沒勁（★最推薦）

17世紀一位英國植物學家，率先在倫敦近郊鑑別出這種辛辣的雜交薄荷，才約莫數十年光陰，附近的米查姆（Mitcham）小鎮已成爲核心產地，黑色莖梗的米查姆品種「Mitcham Black」也被帶往各地，成爲眾多胡椒薄荷的祖先。精油約含 30~50% 薄荷腦和促進消化的薄荷酮，利腦作用強，療效多元豐富。

> **市售胡椒薄荷精油種類比較：**
> **米查姆種（Mitcham）** 或稱米契爾胡椒薄荷，活躍又甜美的傳統品種，薄荷腦含量高。
> **雅基馬種（Yakima）** 來自美國華盛頓州的雅基馬，含少許異薄荷酮，辛辣微苦藥草調。
> **威廉米特種（Willamette）** 產於美國奧勒岡州威廉米特，含微量薄荷呋喃，香氣細緻輕盈。
> **印度胡椒薄荷** 產於印度北部，乙酸薄荷酯比例高於其他產地，有涼涼的果香調。

野薄荷——頭肩頸背極度緊繃

世界各地都有原生野薄荷，大致分爲歐洲種和亞美種兩個系系，但均以高量薄荷腦（達80%以上）爲主要特徵，涼感強勁，異薄荷酮比例高於胡椒薄荷，有種老成的中藥味，止痛能力突出，通常用於僵硬或勞損過度的運動肌，尤其是上半身。

> **其他選擇** 薄荷腦在薄荷屬植物中，展現了壓倒性的存在感，偏偏一到其他植物裡，就只剩下微量。波旁天竺葵、玫瑰天竺葵是少數保有薄荷腦的「非」薄荷精油。

調配密技

考試開會配方
胡椒薄荷	8 滴
檸檬薄荷	15 滴
桉油醇迷迭香	15 滴
檸檬	12 滴
基礎油	50ml

暈車暈船配方
胡椒薄荷	10 滴
薑	10 滴
葡萄柚	15 滴
檸檬	5 滴
山雞椒	5 滴
基礎油	50ml

偏頭痛配方
野薄荷	10 滴
佛手柑	20 滴
波旁天竺葵	15 滴
穗甘松	5 滴
基礎油	50ml

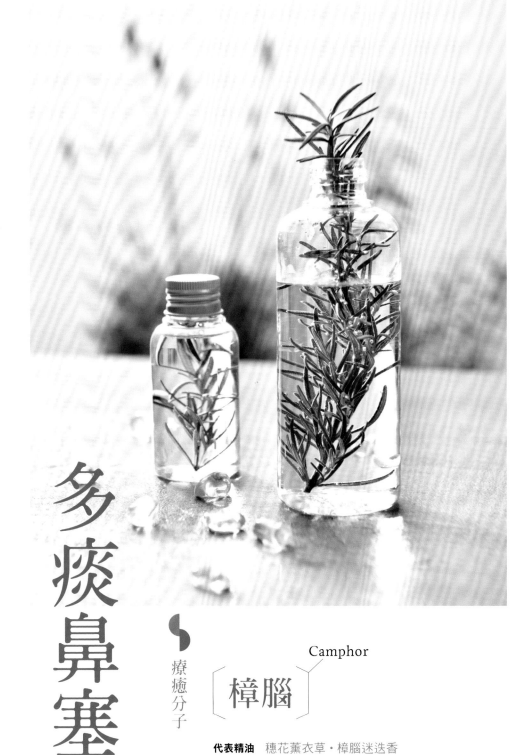

多痰鼻塞

療癒分子

Camphor

〔樟腦〕

代表精油 穗花薰衣草・樟腦迷迭香
馬鞭草酮迷迭香・大高良薑

**芳香分子
小檔案**

數百年前，樟腦曾經是左右歷史的重要珍寶，阿拉伯人視它為寒性強效藥材，甚至傳說天堂裡有座甘甜的樟腦噴泉，能消除任何病痛。雖然人工合成產品面世後，它已逐漸式微，但在芳香療法中，地位卻仍屹立不搖。許多淨化除穢、療傷生肌的芳香藥草，都含有樟腦。許多人都以為有蠶豆症的人不可接觸樟腦，其實真正有問題的，是常被稱為「樟腦丸」的合成萘丸，天然樟腦則無辜受牽連。

主角大名	樟腦
所屬家族	單萜酮類——覺知
香氣特質	沁涼又衝辣，清新竄鼻的木質甜味
儲存年限	相對穩定，可保存三年或更久

安全等級 較低
用法注意 稍微刺激黏膜。為避免神經毒性，高樟腦精油不可口服或薰香。
對象選擇 不可用於孕婦、幼兒、癲癇及肝腎患者。高血壓和蠶豆症慎用。
建議濃度 100ml按摩油中，高樟腦精油最好不超過30滴，低樟腦精油不超過60滴。

身心對症

打破積弊，掃除更新

我在為學生或客戶進行諮詢時，時常留意到，呼吸道疾病的比例是超乎想像的多！無論過敏性鼻炎、鼻竇炎、鼻涕倒流、咳痰……各種抱怨層出不窮。不少人卻表示：「老毛病十幾年來常發作，反正吃藥也無法根治，早已習慣了。」

事實上，「見怪不怪、與怪共存」的想法，只會加重狀況惡化。呼吸器官是最對應靈性與智慧的系統，人類藉由氣的流動，讓內在小宇宙和外在大宇宙做溝通。一旦思想變得僵硬，抗拒改變，氣也會停滯不前。越是對生活中的問題視而不見、因循放任，越容易被氣管和鼻腔湧出的黏液，阻塞住原本應該暢通無阻的路途。這時候，擅長「除舊立新」的樟腦，正好可為呼吸道進行大掃除。

在印度教儀式中，樟腦是非常重要的聖物，燃燒它的火燄被稱為知識之火，能銷毀一切消極思考，帶來積極與智慧，使人更有力量去實現自我。

109

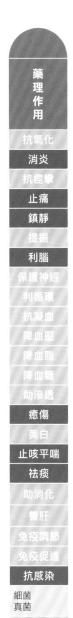

藥理作用

抗氧化
消炎
抗痙攣
止痛
鎮靜
提振
利腦
保護神經
利循環
抗凝血
降血壓
降血脂
降血糖
助滲透
癒傷
美白
止咳平喘
祛痰
助消化
養肝
免疫調節
免疫促進
抗感染

細菌
真菌

抗腫瘤

療癒原理

排濕祛痰，通竅鎮痛

數百年來，樟腦一直被列為祛痰止咳藥物，德系芳療主張樟腦有「消解黏液」的專長，處理鼻涕濃痰，亦能對抗膿包及壞體液，適合用在體內外「太濕」的人身上。透過消炎和解除充血的機制，也減少呼吸道內部的腫脹阻塞感。

樟腦時常被運用於肌肉關節的傳統處方中，如果你曾以樟腦類精油來按摩，會感到皮膚清涼舒暢，連帶使筋骨痠痛情況，也神奇的消減不少，究竟是怎麼一回事呢？科學家發現，這可能與傳遞溫度、疼痛等訊號的 TRP 感受器有關。

有些植物成分會活化 TRP，帶來冷或熱的印象，並成功抑制痛感的傳遞。這些成分包括辣椒素、丁香酚、百里酚、香草素、薄荷腦……等，而樟腦也是其中一員！許多對應 TRP 感受器的芳香分子都偏溫熱，樟腦是少數藥性寒涼鎮靜的成分，這或許正它能發揮消炎、解除充血等作用的重要原因。

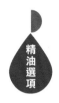

精油選項

穗花薰衣草——鼻子過敏(★最推薦)

高樟腦精油。身型高大堅韌,香氣強勁有穿透力,聞之精神一振,是薰衣草家族中最剛健質樸的成員。樟腦和氧化物、單萜酯等成分間十分均衡,兼顧清掃和安撫雙重功效,在季節變化之際,可成為抵抗過敏的助力。

樟腦迷迭香——呼吸不順

高樟腦精油。產自西班牙南部,生命力旺盛,能忍耐灼身的地獄級熱浪。盛夏萃取的西班牙迷迭香精油,樟腦成分遠比其他季節更高,鎮靜寒涼的作用更佳,是處理熱咳、熱痰、濃痰、慢性支氣管炎的好選擇。

馬鞭草酮迷迭香——鼻竇炎、嗅覺失靈

低樟腦精油。即使是標榜「馬鞭草酮」的科西嘉島迷迭香,一樣有10~15%的樟腦,馬鞭草酮則在10%以下。在兩種成分的共同合作下,累積阻塞在鼻竇的黏液較能排出,亦能改善鼻竇和鼻甲腫脹造成的嗅覺失靈。

大高良薑——胃食道逆流、喉嚨有痰

低樟腦精油。大高良薑的樟腦含量約5~14%,最適合處理消化問題衍生的呼吸問題,例如生冷食物來者不忌、水果吃太多、乳製品當水喝、嗜食甜食醋類……這些人時常胃食道逆流,也容易痰液稠厚、喉嚨卡卡。

> **其他選擇** 樟腦含量多於15%就算「高樟腦精油」,適合短期少量外用,樟腦少於15%的「低樟腦精油」可作為日常保養,一樣以按摩塗擦為主。如果想薰香,則建議入手更安全的「微樟腦精油」,像是醒目薰衣草、紅雲杉、美洲花柏等等。

調配密技

過敏性鼻炎配方

穗花薰衣草	5 滴
乳香	10 滴
義大利永久花	10 滴
德國洋甘菊	5 滴
岩玫瑰	5 滴
基礎油	50ml

濃痰卡胸配方

樟腦迷迭香	10 滴
大高良薑	10 滴
絲柏	20 滴
綠花白千層	20 滴
泰國青檸	20 滴
大西洋雪松	10 滴
基礎油	100ml

鼻竇炎配方

馬鞭草酮迷迭香	10 滴
側柏醇百里香	10 滴
茶樹	10 滴
松紅梅	5 滴
桉油樟羅文莎葉	5 滴
基礎油	50ml

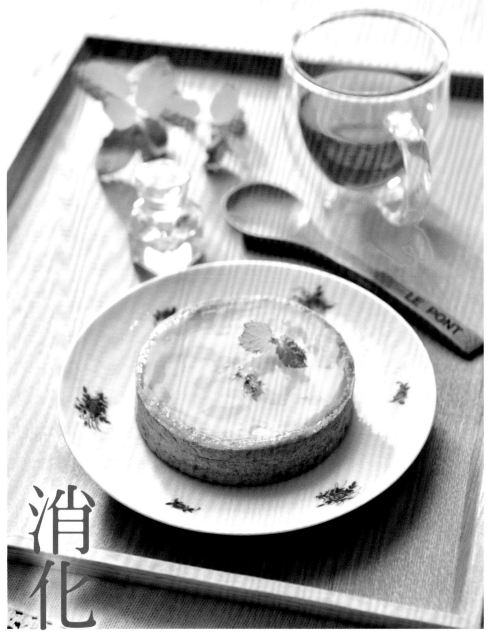

消化不良

療癒分子

〔香芹酮〕

Carvone

代表精油　綠薄荷・藏茴香・蒔蘿

香芹酮有左旋和右旋兩種不同構造，聞起來都很甜。綠薄荷中的左旋香芹酮，香氣清朗高亢，有雲破天開的舒暢感，但用太多會輕微刺激皮膚。藏茴香、蒔蘿裡的右旋香芹酮，香氣則低調內斂許多，給人老中藥櫃子的印象。它們屬於「單萜酮類」家族，卻沒有同族親戚常見的神經毒性，算是相當安全。不過長期大量吸聞，可能讓心率、血壓暫時上升。

主角大名	香芹酮
所屬家族	單萜酮類——覺知
其他別名	藏茴香酮、香旱芹酮
香氣特質	鮮涼甜美的薄荷調，乾燥藥草調
儲存年限	相對穩定，可保存三年或更久

安全等級　中
用法注意　綠薄荷精油外用於皮膚時宜由低濃度開始。
對象選擇　高血壓患者避免以含香芹酮的精油大量薰香。
交互作用　蒔蘿精油避免與糖尿病用藥併服。
建議濃度　長期使用時，100ml按摩油中香芹酮類精油最好不超過40滴。

聰明靈活，
開胃解膩

含有香芹酮的植物雖然種類不多，卻個個坐擁江湖地位，隨便往上追溯，應用歷史就輕鬆超過兩千年！伊斯蘭飲食文化裡，這些藥草成為不可或缺的伴侶，阿拉伯醫學認為「萬病起於食」，人的腸胃就像一座煉金爐，如果消化之火太衰弱，無論吃下什麼東西，都會代謝不全而殘留致病毒素！吃香料是最重要的日常養生實踐，無論餐前啃藏茴香餅，或餐後來杯薄荷茶，在現代科學面世之前，沙漠民族早已見證了香芹酮開胃消食、止嘔驅風、養肝利膽的奇跡。

綠薄荷、藏茴香和蒔蘿，傳統上被用於魔法儀式，它們防禦邪惡力量，並使人參透一切奧秘，變得聰明又有領悟力！腸道原本就是「腹部腦」，消化食物和消化知識，其實是同一回事。香芹酮助腸胃處理大魚大肉，也讓大腦變得靈活有彈性，順利處理「巨量資訊」。

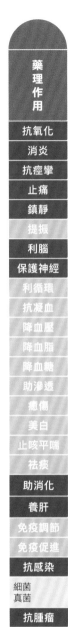

藥理作用

抗氧化
消炎
抗痙攣
止痛
鎮靜
提振
利腦
保護神經
利循環
抗凝血
降血壓
降血脂
降血糖
助滲透
癒傷
美白
止咳平喘
祛痰
助消化
養肝
免疫調節
免疫促進
抗感染
細菌
真菌
抗腫瘤
腦瘤
肝癌
子宮頸癌

療癒原理

調控痛覺，強化肝膽

人體有許多機制與痛覺有關，每一種止痛芳香分子，適合應付的問題不同，與香芹酮交手的對象，是神經元的離子通道，這種構造讓細胞彼此交流，像考試時傳小抄一樣，接力把訊息送出去。香芹酮可調控鈉離子、鈣離子通道，雖然作用不算強（自然界最能影響離子通道的幾乎全是猛毒），卻已明顯降低痛覺，對神經痛、腸胃絞痛等很有效。

每個人喜歡的氣味不一樣，在兩種香芹酮的偏愛上，青菜蘿蔔各有所好。但整體來說，綠薄荷中的左旋香芹酮，其抗痙攣、止痛、止吐效果，比右旋的更高，抗菌力也強一些，而且它還激活肝臟解毒酵素（GSTs），可保護肝臟。

不過右旋香芹酮的安撫鎮靜力好。晚餐後想助消化、又希望夜間好睡的人，比較適合蒔蘿或藏茴香精油。

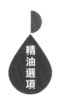

精油選項

綠薄荷——增強食慾快速消化（★最推薦）

它有個古雅的別名——留蘭香，羅馬人著迷於它提振食慾和愛慾的力量，古代醫學家卻用它來開發腦力。綠薄荷令人對世界充滿好奇心，胃口大開，不斷跨出舒適圈，並且快速消化這些嶄新的經驗。如果打算挑戰 Buffet，品嚐奇特異國料理，或大啖魚介海鮮，一定要準備好綠薄荷。

藏茴香——抑制食慾平衡菌相

藏茴香是消脹氣效果最好的精油，推薦給對乳製品、根莖豆類、麵包上癮的甜食澱粉人！藏茴香可以平衡腸道菌相，抑制不良菌種，卻不破壞體內生態環境，藉此消除脹氣、腹瀉、肚子痛，也改善皮膚黏膩、頭腦昏沉、多痰等相關症狀。

蒔蘿——添加物吃太多

蒔蘿中的香芹酮比較少，在種子蒸餾的精油約 30% 含量，全株藥草萃取時還會再低，也更適合兒童使用。它不只助消化，利腎排水能力也備受稱讚，如果吃加工食品後胃酸逆流、皮膚發癢，或一吃味精就頭痛、流鼻水，可用蒔蘿來解毒。

> **其他選擇**　香芹酮在自然界並不是那麼普遍，除了我們主力介紹的三種精油外，只寥寥出現在幾個罕見精油中，像白馬鞭草、艾菊、薑草、巨香茅。

調配密技

腹滿脹痛配方

綠薄荷 ············· 30 滴
紅桔 ················· 25 滴
荳蔻 ················· 15 滴
丁香花苞 ········· 10 滴
甜茴香 ············· 10 滴
基礎油 ··········· 100ml

胃食道逆流配方

藏茴香 ············· 20 滴
薑 ····················· 20 滴
檸檬 ················· 30 滴
羅馬洋甘菊 ······· 10 滴
基礎油 ··········· 100ml

清腸解毒配方

蒔蘿 ················· 20 滴
玫瑰天竺葵 ······· 30 滴
葡萄柚 ············· 20 滴
月桂 ················· 10 滴
小茴香 ··············· 5 滴
檸檬香茅 ············ 5 滴
基礎油 ··········· 100ml

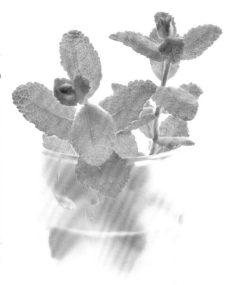

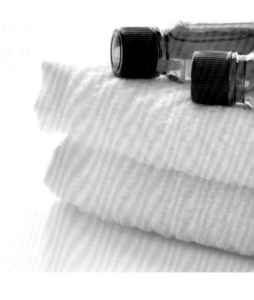

免疫調節

療癒分子

檸檬醛

Citral

代表精油 檸檬香茅・香蜂草・山雞椒

「檸檬醛」其實只是一個總稱，就像偶像團體組合一樣，在這個名字下的成員總共兩位，分別是活潑的橙花醛（又叫順式檸檬醛），和文靜的牝牛兒醛（又叫反式檸檬醛）。兩者聞起來都酸香有勁，他們在自然界通常一起登上舞台，合作無間，單獨的橙花醛和牝牛兒醛如果分離，抗菌活性比較低，混合在一起時，對各種病原體的攻擊力則明顯上升！

主角大名	檸檬醛
所屬家族	單萜醛類——彈性
常見別名	牝牛兒醛、橙花醛
香氣特質	酸衝高亢的檸檬香
儲存年限	較短，請勿陳放

安全等級 中
用法注意 刺激皮膚黏膜，部分人可能致敏。
對象選擇 化療中或免疫力低落病人勿口服。
交互作用 避免與糖尿病藥物併服。
建議劑量 100ml按摩油中，檸檬醛類精油最好不超過15滴（與含檸檬烯精油調和可降低刺激性）。

身
心
對
症

平息怒火，調停衝突

樹突細胞（dendritic cell）在免疫軍團裡是關鍵少數，扮演「導師」的樞紐角色，為勇者們指引方向。先把交戰對象吞吃掉，把手下敗將的外型特徵分析完以後，再通知夥伴「壞蛋就是長這樣」，為了指揮和鼓勵戰友，樹突細胞還不停發送叫做「細胞激素」的魔法藥水，喝到這些藥水的其他免疫細胞，會被活化甚至變身，對抗敵人更加快、狠、準！

如果「導師」不幸昏庸無能，魔法藥水也亂發，勇者軍團上樑不正下樑歪，就容易導致自體免疫疾病（autoimmune disease）發生。免疫系統居然攻擊自己的身體，這可非同小可！有時某些深度近視、敵我不分的基層士兵混進部隊，一樣會造成問題，但樹突細胞身為「免疫力」和「耐受力」的調節者，角色十分重要，而檸檬醛正是輔佐「導師」、幫忙踩煞車的左右護法。

免疫混亂的人，往往處於無處可發的忿怒之中。在運動賽事上場前、和伴侶吵架後、甚至想起生氣的回憶，「細胞激素」都會跟著上升，體內發炎狀況也跟著惡化。檸檬醛不但平息怒氣，更安撫免疫系統，保有與各種衝突共存的彈性。

療癒原理

耐受減敏，清血養肝

檸檬醛是強力抗菌、抗病毒成分，但它不只對付感染，也協助我們調停混亂的免疫反應。研究指出，檸檬醛抑制了TNF-α和IL-12這兩種細胞激素。TNF-α像「大補丸」一樣促進樹狀細胞成熟，IL-12則是樹狀細胞本身分泌的「魔法藥水」，雙雙降低之後，有助改善免疫「暴走」所引起的長期發炎。

在其他免疫機制上，檸檬醛同樣發揮了作用，它抑制引起過敏的肥大細胞，安撫巨噬細胞，減少IL-1β、IL-6、IL-8、IL-10等細胞激素，這些細胞激素屬於「介白素」系統，原本是傳遞訊息的戰地電報，不過當電報發送太多，過度膨脹的免疫軍團會殺紅眼，小則造成發燒疼痛，大則損傷器官組織！檸檬醛還降低許多發炎因子，像COX-2、5-LOX、PGE2、NF-κB、P物質，並調節脊髓對「痛痛」的信號傳導，讓它成為止痛消炎好幫手，急慢性問題均適用。

檸檬醛抗焦慮效果好，也有清血養肝能力，舒張血管降血壓，阻止血小板聚集，抵抗血栓、血脂、膽固醇，並預防酒精性脂肪肝。

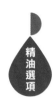

精油選項

檸檬香茅——自體免疫疾病、真菌感染 (★最推薦)

芳療愛好者必備，比起以香茅醛為主的一般香茅，香氣較為細緻，效果更多樣化，常被用於下肢按摩，運動前暖身，運動後消除痠痛和水腫，對抗頑強的厚皮型香港腳。檸檬香茅是自體免疫疾病的理想處方，能緩解僵直脊椎炎、類風濕性關節炎、多發性硬化症、紅斑性狼瘡等患者的關節肌肉疼痛。

香蜂草——神經和皮膚慢性問題、病毒感染

香蜂草的小花帶著清雅蜜香，用來獻給養蜂人的守護者——月神阿特密斯，古代名醫則認為它是萬靈藥兼心臟滋補聖品。優異的神經鎮靜作用，可平衡心率和血壓，預防穩定型狹心症，處理恐慌、躁動過動、痛覺敏感及心身症，對神經免疫混亂引起的過敏、皮膚搔癢、濕疹、乾癬有幫助，並抑制皰疹發作。

山雞椒——消化及呼吸道發炎、細菌感染

腸胃保養能力極強！無論吃到不潔飲食而「病從口入」，或被幽門桿菌感染而引發消化性潰瘍，配方裡通常少不了這個精油。它抑制肥大細胞「去顆粒化」的過程，減少組織胺分泌，避免氣管和胃壁被組織胺刺激，而出現過敏咳喘、胃酸過多等問題（有花粉症的人，胃通常不會太好）。

> **其他選擇**　市面上檸檬醛比例最高的是檸檬香桃木，但刺激性很強。比較溫和的其他選擇有檸檬細籽、蜜香茶樹、檸檬馬鞭草、檸檬羅勒，和大家熟悉的薑（只含少量檸檬醛）。

調配密技

自體免疫問題配方

檸檬香茅	10 滴
印度乳香	20 滴
芳樟	20 滴
西洋蓍草	10 滴
龍腦百里香	10 滴
薑	10 滴
基礎油	100ml

神經性皮膚炎配方

香蜂草	8 滴
真正薰衣草	8 滴
義大利永久花	6 滴
沒藥	6 滴
廣藿香	3 滴
基礎油	50ml

胃潰瘍配方

山雞椒	10 滴
甜羅勒	30 滴
茶樹	20 滴
德國洋甘菊	10 滴
荳蔻	10 滴
薰陸香	10 滴
基礎油	100ml

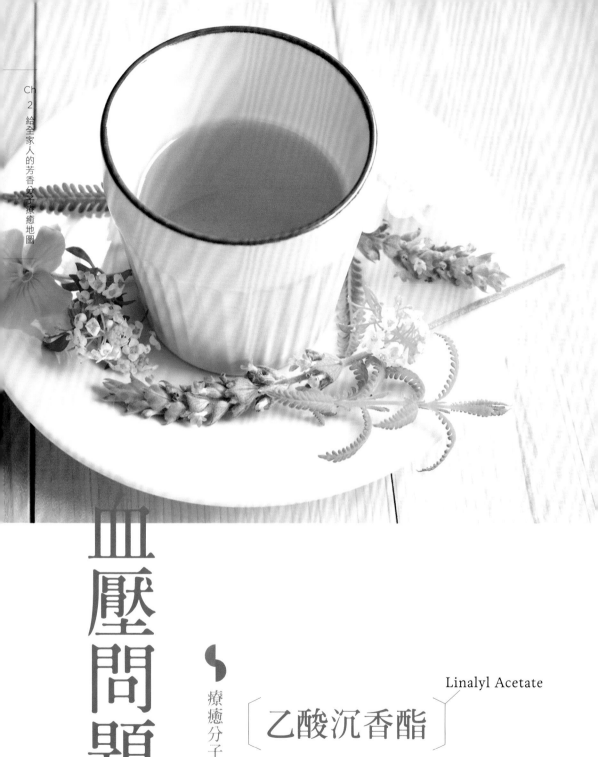

血壓問題

療癒分子

Linalyl Acetate

〔乙酸沉香酯〕

代表精油 真正薰衣草・苦橙葉・佛手柑・檸檬薄荷

乙酸沉香酯屬於單萜酯家族，以溫和柔美的特性而廣受好評，老少咸宜無負擔，氣味怡人、又不過分張揚，是芳香分子中最討喜的寵兒！它平衡了「全人療癒」的理想，使身體和心靈、美感與效用之間，達成黃金比例，成為芳療咖不可或缺的入門首選。雖然名氣響亮，我們仍不建議把乙酸沉香酯從精油中單獨抽取出來。它必須維持天然狀態，與植物中原有之其他精油成分合作，在協同效應下發揮所長，才能達成強大的安撫舒緩作用。

主角大名	乙酸沉香酯
所屬家族	單萜酯類——舒緩
常見別名	乙酸芳樟酯
香氣特質	柔美的藥草和野花香，帶著初熟果實的鮮甜
儲存年限	相對穩定，可保存三年或更久

安全等級　高
用法注意　避免將未稀釋之精油大量使用於皮膚。
劑量建議　長期使用時，100ml按摩油中乙酸沉香酯類精油最好不超過100滴。

**身
心
對
症**

消除緊繃，陰陽平衡

血壓過高時，最常見的症狀居然是「沒有症狀」！個性堅毅內斂、習慣自我克制的人，通常有良好的適應能力，心理可承受嚴苛環境，生理上也習慣與逆境共存。血壓是血液與管壁間的相對壓力，當壓力升高，充足的血液便使全身呈現高速運轉，肌肉能量上升，帶來「活著的紮實感」，讓他們顯得特別有勁，充滿情緒張力，卻很少明顯覺得不適，頂多有點亢奮有點暈，脖子緊緊的，殊不知血管內早已風起雲湧！

超過八成以上患者，面臨的都是原因成謎的「原發性高血壓」。它究竟為什麼發生？目前醫界尚未理出人人認同的答案，而治癒的關鍵，似乎就在平衡身心的乙酸沉香酯之中。它的心理解壓和生理降壓效果，並非一步到位，而是徐徐然紓發，穩當中不失秩序，不會突然顛覆原有的生活和工作模式。

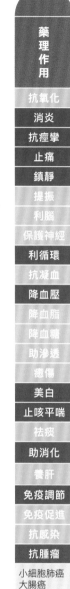

藥理作用

抗氧化
消炎
抗痙攣
止痛
鎮靜
提振
利腦
保護神經
利循環
抗凝血
降血壓
降血脂
降血糖
助滲透
癒傷
美白
止咳平喘
祛痰
助消化
養肝
免疫調節
免疫促進
抗感染
抗腫瘤

小細胞肺癌
大腸癌

療癒原理

舒張血管，鎮定心肌

一遇到挑戰和威脅，交感神經和腎上腺就蠢蠢欲動，打算大幹一場，在這種「打或逃」的狀態下，我們會發現自己變得更機敏俐落，但心跳、血壓也跟著緊繃！醫界常用的降壓藥「乙型阻斷劑」（β- blocker），便阻斷了心臟對交感神經和腎上腺的反應，不過精油對神經和內分泌系統，一樣有類似調理作用。

在大自然中，乙酸沉香酯和沉香醇時常一起出現，作用相輔相成。乙酸沉香酯可安撫交感神經，舒張血管平滑肌，使收縮壓降低，同時放鬆肌肉、皮膚的各種緊繃現象。沉香醇則調節「壓力荷爾蒙」，讓腎上腺不要一直衝衝衝。當情緒保持平衡，血壓自然安定。

如果在血壓問題之外，本身同時又抽菸或有糖尿病，更該多用含有乙酸沉香酯的精油！它緩解尼古丁、高血糖造成的阻力，有助心率、血壓恢復正常，也防止出現更嚴重的缺血性心臟問題。

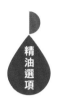

精油選項

真正薰衣草──完美主義型高血壓（★最推薦）

用剛強的一面和這個世界硬碰硬的人，咬牙力爭上游，對自己吹毛求疵，神經和內分泌也隨時在備戰狀態，接著血壓第一個遭殃！真正薰衣草的陰性能量，有雨過天青之感，讓人鬆一大口氣，使風暴恢復平靜。

苦橙葉──焦慮型高血壓

習慣鞭笞自我的人要用真正薰衣草，苦橙葉則處理外界壓力。如果一個人從小被要求禮貌上進，活在老是被打分數的環境裡，苦於尋求愛與讚賞，會惶惶不安，血壓也越量越高，此時最需要抗焦慮的苦橙葉。

佛手柑──暴怒型高血壓

推薦給習於壓抑忍耐，情緒累積到頂點才突然大反彈的人。他們性格堅毅，但又容易成為嚴格的父母、主管、伴侶，甚至化身控制狂，佛手柑可預防血壓爆棚。

檸檬薄荷──熬夜或過勞後高血壓

熬夜、晚睡之後的血壓上升，少不了滋補能量的檸檬薄荷，它也適合抱怨吃完降壓藥物會「很沒勁」的人。檸檬薄荷放下高昂緊繃的身心狀態，讓你好好大睡一場，卻不會降低反應力，醒來會比原本更敏捷而有效率。

其他選擇 富含乙酸沉香酯的精油，還有快樂鼠尾草、佛手柑、沉香子、醒目薰衣草等，可依需求來選擇。女性在更年期之後的莫名血壓波動，就適合使用快樂鼠尾草。

調配密技

預防中風配方	
真正薰衣草	35 滴
甜馬鬱蘭	25 滴
義大利永久花	10 滴
依蘭	10 滴
檸檬香茅	5 滴
芹菜籽	5 滴
基礎油	100ml

耳鳴頭痛配方	
苦橙葉	15 滴
檸檬薄荷	15 滴
羅馬洋甘菊	5 滴
檀香	5 滴
薑	5 滴
基礎油	50ml

三高清血配方	
佛手柑	30 滴
檸檬	20 滴
甜羅勒	10 滴
月桂	10 滴
胡蘿蔔籽	10 滴
馬鞭草酮迷迭香	10 滴
基礎油	100ml

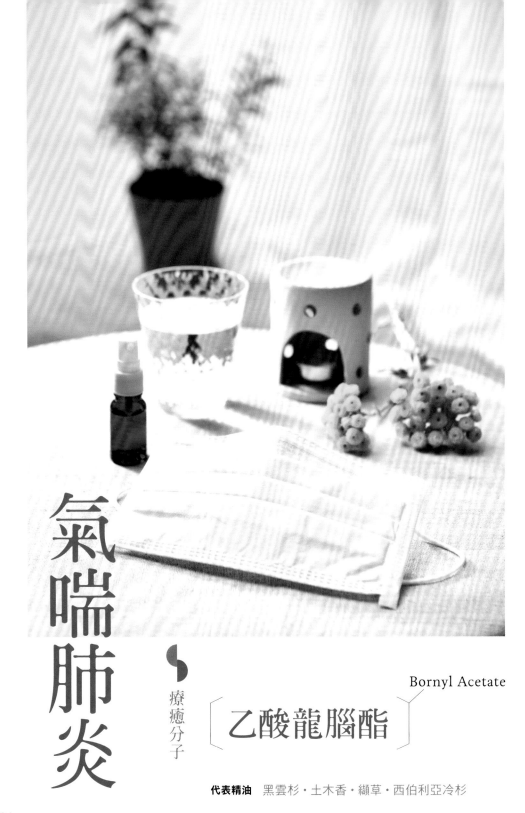

氣喘肺炎

療癒分子

Bornyl Acetate

[乙酸龍腦酯]

代表精油 黑雲杉・土木香・纈草・西伯利亞冷杉

單萜酯家族的成員們，氣味通常都很甜美紓壓，只是聞多了容易過度放鬆，讓注意力降低。不過，乙酸龍腦酯卻是個例外！它讓人把緊繃的心情放下，卻也使精神變得更冷靜集中，效率反而提升，無論熬夜工作讀書，或是長途開車，都不會覺得愛睏。有趣的是，真正需要休息時，它的香氣也不會防礙睡眠，是不分日夜、隨時隨地皆宜的選擇。

主角大名	乙酸龍腦酯
所屬家族	單萜酯類——舒緩
常見別名	乙酸冰片酯
香氣特質	溫和乾淨的松脂甜香，就像進了山間小木屋
儲存年限	相對穩定，可保存三年或更久

安全評比 高
用法注意 避免將未稀釋之精油大量使用於皮膚。
建議濃度 長期使用時，100ml按摩油中乙酸龍腦酯類精油最好不超過60滴。

身
心
對
症

鬆開糾結，冷靜舒緩

氣喘發作時，呼吸發炎腫脹，分泌過多黏液，變得狹窄阻塞，病人胸口會發出咻咻的哮鳴聲。它真正的致病緣由還不明朗，有些醫生主張這是先天體質問題，而誘發風險因子，則牽涉免疫系統、神經系統，五花八門千奇百怪。2020年襲捲全球的新型冠狀病毒（COVID-19），急性發作時也會出現氣喘、呼吸窘迫等情況，即使幸運痊癒，未來仍可能留下某些後遺症，如胸悶、氣短、咳嗽……在這個時代，益肺養肺的乙酸龍腦酯，是我們重要的護身法寶。

在芳療師眼中，「憤怒」與肺炎相關，當冠狀病毒入侵身體，免疫系統變身狂戰士，釋放大量發炎物質，在敵人駐紮的肺部全力攻擊殺戮，最後反而損傷肺功能，這被稱為「細胞激素風暴」！至於氣喘的病根則是「恐懼」，若一個人過度擔心失去所擁有的事物，害怕被世界遺棄，愈想掌控一切，他愈會扼殺自我，近乎窒息。乙酸龍腦酯的冷靜效果，正好是憤怒、恐懼兩大負面情緒的最佳解藥。

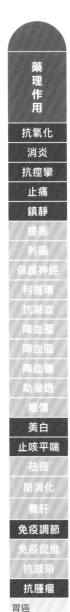

藥理作用

抗氧化
消炎
抗痙攣
止痛
鎮靜
提振
利腦
保護神經
利循環
抗凝血
降血壓
降血脂
降血糖
助滲透
癒傷
美白
止咳平喘
祛痰
助消化
養肝
免疫調節
免疫促進
抗感染
抗腫瘤

胃癌

療癒原理

保護肺部，防纖維化

「酯」是一群最受歡迎的芳香分子，它們的誕生，需要「酸」和「醇」兩大家族共同參與，這就是大家小時候學過的「酯化反應」。古代歐洲煉金術士，甚至把這種化學變化形容為「神聖婚禮」，就像一對男女相遇後產生火花，再神奇的蹦出愛情結晶！

這個故事有點像電影《魔戒》，一個名叫「乙酸」的精靈公主，愛上名叫「龍腦」（屬於醇類）人界皇子，結合後生下「乙酸龍腦酯」，這個混血兒將繼承爸爸媽媽的特性。龍腦擅長調理心肺，它的孩子乙酸龍腦酯，同樣擅長處理胸口不適，如氣喘、咳嗽、肋間神經痛、驚悸等，果真龍生龍，鳳生鳳！

乙酸龍腦酯的消炎力不錯，當免疫戰士在體內過度活躍，可進行「小撤兵」，適度減少中性顆粒白血球、巨噬細胞，預防「細胞激素風暴」，避免病毒性肺炎對內臟本身產生損傷。乙酸龍腦酯和「同一個媽生的」乙酸沉香酯，在護膚上均發揮安撫和抗氧化作用，藉由抑制發炎因子以調控黑色素，可以運用在美白產品中。

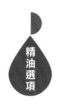

黑雲杉——敏感型咳喘（★最推薦）

黑雲杉以化解「心身症」著稱，打破心理危機和身體疾病的惡性循環，可用在甲狀腺失調的個案身上。時常過敏、情緒起伏太大的人，往往心肺機能不佳，除了容易喘起來，若呼吸道受感染，症狀可能也不輕，建議平日就該以黑雲杉調理。

土木香——心因性咳喘

土木香有兩個品種，處理嚴重咳喘時，會選擇油色如翡翠般碧綠的「重味土木香」（*I. graveolens*）。它含有乙酸龍腦酯及龍腦成分，強力鎮靜，使緊縮窘迫的呼吸道得到紓放，對心臟衰弱積水引起的「心因性氣喘」也有幫助。

纈草——半夜咳喘

味道很有個性，是從根部萃取的精油，帶著潮濕土壤香氣，給人穩定的安全感，對於神經系統失調、憂鬱、失眠等問題有幫助。如果熬夜輾轉反側後，容易半夜氣喘發作，或是持續咳嗽而睡不著，都可運用纈草，建議搭配柑橘類精油。

西伯利亞冷杉——後疫情時期保養

有絕佳心理支撐能力，香氣恬雅怡人，是小兒氣喘的溫和處方，適合聰明早熟的孩子。熬過疫情之後，需要以西伯利亞冷杉來消除憤怒與恐懼，重建安全感，它有不錯的止咳功效，使呼吸穩定深長，化解口罩戴太久造成的頭暈、胸悶。

其他選擇 黑雲杉和西伯利亞冷杉還是最好買，若想與眾不同，還可選擇白雲杉、加拿大鐵杉、矽卡雲杉，聞起來都是乙酸龍腦酯清澈明亮的森林香。

調配密技

久咳不癒配方

黑雲杉	30 滴
白千層	20 滴
泰國青檸	20 滴
乳香	20 滴
義大利永久花	10 滴
基礎油	100ml

防疫復原配方

西伯利亞冷杉	30 滴
土木香	10 滴
月桂	15 滴
芳樟	30 滴
檸檬	10 滴
波旁天竺葵	5 滴
基礎油	100ml

兒童氣喘配方

西伯利亞冷杉	15 滴
真正薰衣草	15 滴
藍絲柏	10 滴
沼澤茶樹	10 滴
基礎油	100ml

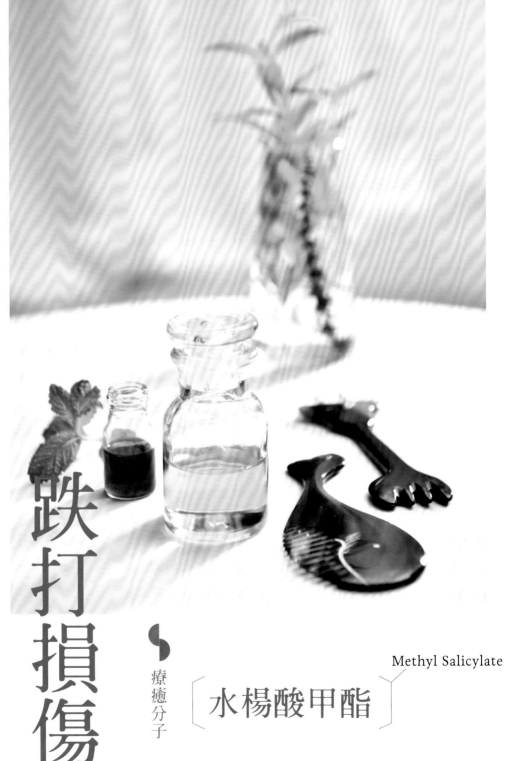

跌打損傷

療癒分子

〔水楊酸甲酯〕

Methyl Salicylate

代表精油 白珠樹・樺樹・晚香玉

芳香分子
小檔案

最好分辨的芳香分子，也是各大藥廠最喜歡的成分之一，舉凡消炎貼布、鎮痛藥膏、止癢油精，都含有合成的水楊酸甲酯。正因如此，許多虛假擾偽的人工精油，確實也在市場上橫行，購買時要小心！即使買到真品，也不能疏忽大意，必須斟酌劑量。須注意，它不能用於開放性的外傷，只能處理肌肉筋骨腰背問題。

主角大名	水楊酸甲酯
所屬家族	苯基酯類——愉悅
香氣特質	爽利甜涼衝鼻的強烈氣味
儲存年限	相對穩定， 可保存三年或更久

安全等級	較低
用法注意	不可口服，避免長期或大量使用。微刺激皮膚，對部分人致敏。
對象選擇	不可用於孕婦和哺乳期、幼兒、蠶豆症患者。肝腎患者慎用。
交互作用	避免與抗凝血藥物併用。
建議濃度	100ml按摩油中，水楊酸甲酯類精油最好不超過40滴。

身心對症

決斷關卡，
扭轉人生

對植物來說，水楊酸甲酯是一種「逆境指標」，舉凡葉片被咬、樹枝被拔，或單純太冷太熱，都能促使芳香分子生成。換句話說，植物在「感覺很受傷」的時候，會以水楊酸甲酯來保護自己，對人類來說，這個成分一樣是療傷止痛的良藥。

無論走樓梯摔一跤，大街上扭到腳，或做家事閃到腰，日常生活中總免不了磕磕碰碰受點小傷。但我們滿心認定的「意外」，有時並沒有那麼偶然。當一個人心緒不定、若有所思，一個恍神，沒留意到身邊陷阱障礙，可能就發生狀況。許多突如其來的跌打損傷，常在生活中重大事件的前後出現，越是拖延已久沒處理的問題，越有可能在出現進展的時刻，突然來一計回馬槍。若只是皮肉小傷則已，大傷則會讓許多原定計畫從此產生分歧。

療傷的時機，也是自我轉化的時機！水楊酸甲酯幫助我們完成人生的斷捨離，避免短痛拖成長痛。

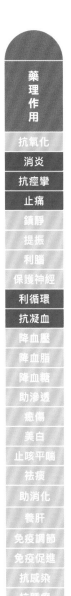

藥理作用

抗氧化
消炎
抗痙攣
止痛
鎮靜
提振
利膽
保護神經
利循環
抗凝血
降血壓
降血脂
降血糖
助滲透
癒傷
美白
止咳平喘
祛痰
助消化
養肝
免疫調節
免疫促進
抗感染
抗腫瘤

療癒原理

強力消炎，暢通血路

作用強勁的水楊酸甲酯，擁有大名鼎鼎的媽媽—水楊酸，和一位叱吒「藥」壇的兄弟—阿斯匹靈。早在兩三千年前，他們就開始在人類的文明舞台上粉墨登場，從古埃及祭司，到醫學之父希波克拉底（Hippocrates），都用柳樹枝葉爲病人止痛退燒，只是他們並不知道，這神奇配方的治療魔力來自水楊酸。到了風起雲湧的十九世紀，水楊酸由柳樹中純化出來，第一位成功提取白珠樹精油的法國科學家，發現了水楊酸的衍生物——水楊酸甲酯，緊接著，德國拜爾公司又以水楊酸爲原料，合成了阿斯匹靈（乙醯水楊酸），從此改變歷史軌道，撼動了整個世界！

雖然這一家每位成員的藥理作用和強度不同，大方向卻很類似，都在鎮痛、消炎、促進循環、清理血管阻塞上很有幫助。我們討論的主角水楊酸甲酯，抗痙攣的能力，更令人刮目相看，也與許多芳香分子一樣，是透過活化 TRP 感受器，調控痛覺訊號的傳遞通道，來達成舒緩止痛作用。它抗凝血的特性，更協助活血化瘀，讓受傷部位早日復原。

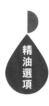

白珠樹——扭挫撞摔(★最推薦)

有時譯爲「多青」，勿與多青樹(holly)混淆。市面上有喜馬拉雅高山的「芳香白珠」，和來自北美森林的「平鋪白珠」兩種產品，前者作用較溫和，後者效果強勁，均含高量水楊酸甲酯，是突然發生意外或運動傷害時的第一救急用油，也是人生際遇蛻變重整、新舊交替之際，重要的轉化精油。

樺樹——勞損痛、關節痛、腫痛

神秘而優美的樺樹，據說是眾精靈的居所，常用於驅邪除魔。傳統上一直被視爲淨化消腫的藥材，適用長期勞動的腰痠背痛，及五十肩、腕隧道症候群等慢性問題。樺樹品種眾多，「黑樺」氣味濃郁，「黃樺」和「白樺」則相對清新，選購時與其在乎品種，更需留意是否買到人工合成的假精油。

晚香玉——落枕、頸肩痛

越晚越幽香，而且十分耐久，摘取數天後仍能維持活力，被印度人歌詠爲「不敗的靈魂」和「永生不死的美」。3600公斤晚香玉花瓣只能萃取出1公斤精油，價值不斐，但對心腦嚴重失衡的人來說，卻是常備良藥，如果理性與感性持續鬥爭，輾轉反側，一覺醒來頸椎附近又痛又硬，晚香玉精油能讓情緒與肌肉一同舒緩。

> **其他選擇** 自然界的白色花朵，普遍含有微量的水楊酸甲酯，阿拉伯茉莉、大花茉莉、依蘭、康乃馨、牛油果花等花朵類精油，安撫止痛效果都很突出。

調配密技

閃到腰配方

白珠樹	15 滴
醒目薰衣草	30 滴
西洋蓍草	15 滴
檸檬尤加利	10 滴
黑胡椒	10 滴
龍艾	5 滴
基礎油	100ml

坐骨神經痛配方

樺樹	15 滴
歐洲赤松	30 滴
古巴香脂	15 滴
丁香花苞	10 滴
玫瑰草	10 滴
基礎油	100ml

筋膜平衡配方

晚香玉	5 滴
甜馬鬱蘭	25 滴
高地杜松	25 滴
歐洲冷杉	20 滴
快樂鼠尾草	15 滴
基礎油	100ml

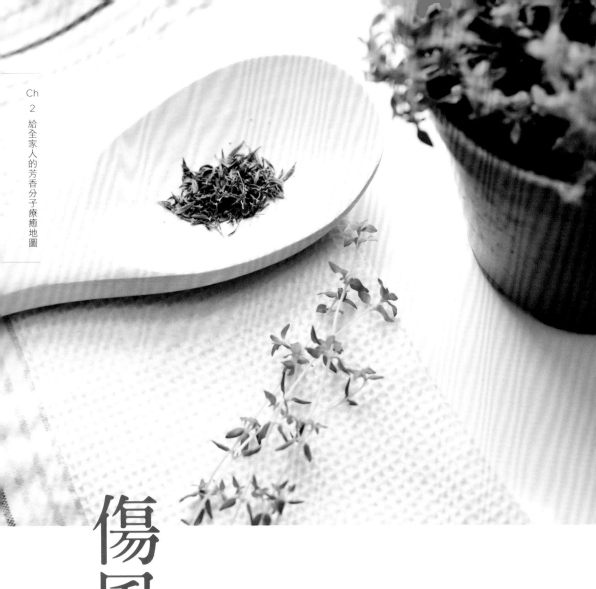

傷風感冒

療癒分子

Thymol

〔百里酚〕

代表精油　百里酚百里香・野地百里香・印度藏茴香

**芳香分子
小檔案**

含有高量百里酚的精油，聞起來火辣衝麻，讓人直覺想與這位熱情的姑娘保持適當距離。使用時要謹慎，盡量不要接觸皮膚特別敏感脆弱的部位，如胸前、手臂內側、臉部等，務必降低濃度。即使拿來薰香，也不要貪心的一次加太多滴，記得性持良好的通風，否則彌漫在空間中的芳香分子，會讓眼睛發紅流淚。

主角大名	百里酚
所屬家族	酚類——熱情
其他別名	麝香草酚、瑞香酚
香氣特質	辛辣上揚的乾燥藥草調， 微煙燻感
儲存年限	相對穩定， 可保存三年或更久

安全等級 較低
用法注意 外用時高度刺激皮膚黏膜，部分人可能致敏。避免大量薰香。
對象選擇 避免用於孕婦、幼兒。肝腎患者慎用。
交互作用 避免與抗凝血藥、乙醯胺酚止痛藥併用。
建議濃度 100ml 按摩油中，百里酚類精油最好不超過20滴。

身心對症

抵抗外邪，扶助正氣

流感病毒引起的「流行性感冒」，和腺病毒的「一般感冒」不同。前者病起來兇猛快速，時常幾個小時內就開始發燒、全身痠痛。一般感冒則發作的慢一點，逐漸覺得疲累、頭痛、發燒、呼吸道不適，症狀較輕微，卻沒什麼真正的特效藥。

西方醫學之父希波克拉底（Hippocrates）對感冒的建議是：「尊重病程」，給自己至少一週休息，多喝水，維持情緒平衡，然後耐心等待康復。兩千三百年後，現代西醫對一般感冒的意見，與古人完全相同，他們仍然認為，自身抵抗力才是最值得仰賴的治癒關鍵。抵抗力並不是天上掉下來的禮物，而是在一場場戰役中誕生，有種說法是：若要讓一個人擁有完整的免疫防線，居然得先感冒三十次！

感冒的發生時機，也值得仔細思量，它似乎成了某種「內在策略」，當靈魂脆弱、肉體疲憊，或正面臨重大情感衝突，我們總容易莫名其妙被病毒入侵，但病過一場之後，就像經歷了撼動翻新，身心會更加堅強！整個過程中，百里酚類精油是不可或缺的好戰友，在每次人生的轉戾點上，都幫我們抵抗外邪，扶助正氣。

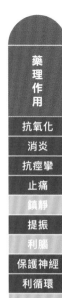

藥理作用
抗氧化
消炎
抗痙攣
止痛
鎮靜
提振
利腦
保護神經
利循環
抗凝血
降血壓
降血脂
降血糖
助滲透
癒傷
美白
止咳平喘
祛痰
助消化
養肝
免疫調節
免疫促進
抗感染
細菌
耐藥菌
真菌
病毒
抗腫瘤
肝癌
大腸癌
白血病
黑色素瘤

療癒原理

攻克病毒，止咳平喘

感冒是由病毒所引起，不過我們也相信，感冒是體質缺陷和身心問題的出口。病原體原本就無處不在，多數狀況下，都可與人類和平共存。如果被感冒打倒，代表在接觸到病毒之前，早已失去平衡，失去正氣，失去與環境的界線。

百里酚是強效抗感染成分，它不只能直接攻擊病原體，還活化抵抗力，促進巨噬細胞的移動速度，強化它的吞噬作用，讓這位勇猛的免疫戰士，更有力量解決外來敵人，或是提升IgA和IgM等抗體，全面防堵入侵者。在感冒初期就用精油，會好的比較快，病程正嚴重時，也可避免惡化，加速復原。

年紀大了，感冒後容易出現併發症，或衍生其他慢性問題，百里酚清除自由基的效果相當好，它回春、溫暖的特質，改善所有因為虛弱、受寒、老化、體況衰退而造成的毛病。百里酚甚至可直接減少呼吸道症狀！它抑制多種體內發炎物質（PGE2、COX-2），並擴張支氣管、降低黏液分泌，進一步舒緩咳嗽，防止感冒所誘發的氣喘，把和感冒有關的每一個面向，全部都照顧妥當！

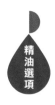

百里酚百里香——提升激勵免疫（★最推薦）

百里香屬植物有多達三百以上不同品種，只要蒸餾後以百里酚為主要成分，均可被叫作百里酚百里香。它是全方位抗感染、改善呼吸道症狀、抗氧化並補充體力的理想精油，適合為生活疲於奔命、體虛又自覺心老的半熟男女。此一族群在面對惡意時，常會乾脆大病一場，徹底晃動人際關係，百里酚百里香正好幫忙畫清界線，使我們遠離那些討厭的人，避免感冒反覆發生。

野地百里香——腸胃型感冒

當體內「火力」不足，免疫力和消化力會面臨雙重挑戰。這個精油含有雙重酚類，百里酚以外再追加香芹酚，「火力」更升級，可調理腺病毒感冒引發的腸胃不適，輕微腹瀉。如果不幸遇上諾羅病毒、輪狀病毒中標，一樣當仁不讓。

印度藏茴香——肌肉痠痛型感冒

充滿異國風情的抗感染香料，但對肌肉筋骨效果也十分卓越。感冒中標的時候，痠痛不一定發作在經常勞動的肢體上，而是出現在少動、緊繃僵硬、受過舊傷的部位。越是沉溺於相同狀態，少動又全身痠痛的人，越需要印度藏茴香。

> **其他選擇** 名為百里香的精油都含有百里酚，只是比例多寡之別，可依狀況彈性選擇。百里酚百里香最萬能、龍腦百里香及檸檬烯百里香的滋補力佳、小朋友適合溫和的沉香醇百里香。

調配密技

免疫升級配方

百里酚百里香	10 滴
香桃木	20 滴
乳香	20 滴
沉香醇百里香	20 滴
歐白芷	10 滴
基礎油	100ml

流感中標配方

野地百里香	15 滴
澳洲尤加利	30 滴
桉油樟羅文莎葉	20 滴
加拿大鐵杉	20 滴
髯花杜鵑	10 滴
基礎油	100ml

冷底受寒配方

印度藏茴香	10 滴
歐洲赤松	20 滴
秘魯香脂	20 滴
甜橙	20 滴
荳蔻	10 滴
神聖羅勒	5 滴
基礎油	100ml

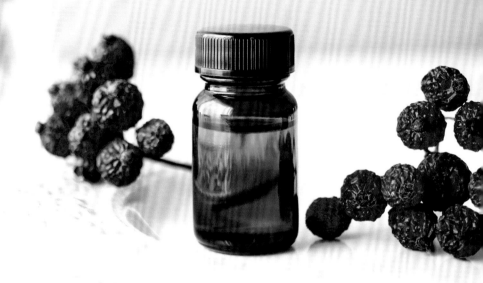

神經復健

療癒分子

[香芹酚]

Carvacrol

代表精油 野馬鬱蘭・冬季香薄荷

136

百里酚和香芹酚是一對好朋友,它們氣味相投,時常出雙入對,
手牽手一塊兒在精油裡出現。雖然聞起來都很衝鼻,但百里酚像
輕快的中音鼓,香芹酚則是重低音的太鼓,帶著驚天動地的震撼
感,對皮膚的刺激性也比較大。兩者效果類似,硬要分出高下的
話,香芹酚的抗感染能力還是勝出。

主角大名	香芹酚
所屬家族	酚類——熱情
常見別名	香芹芥酚
香氣特質	辛辣收斂, 威士忌的煙燻和泥煤味
儲存年限	相對穩定, 可保存三年或更久

安全等級 較低
用法注意 高度刺激皮膚黏膜,部分人可能致敏,避免大量薰香。
對象選擇 避免用於孕婦、幼兒、出血患者。肝腎患者慎用。
交互作用 避免與抗凝血藥、抗憂鬱或抗焦慮藥、乙醯胺酚止痛藥併用。
建議濃度 100ml按摩油中,香芹酚類精油最好不超過15滴。

身
心
對
症

陽剛火熱,奮戰不屈

英系芳療對香芹酚向來有點意見,無論冬季香薄荷或夏季香
薄荷,常列名「IFA認定不應使用清單」。不過芳療圈流派很
多,德系照用不誤,法系芳療更對這個成分頗為推崇,說來
說去,只好怪香芹酚實在能力太強!它「殺無赦」的對象包山
包海,在掃蕩「食源性病原體」上最厲害,喝了酸掉的珍珠奶
茶、在印度吃路邊攤、或諾羅病毒中標……各種情境都派得
上用場。

香芹酚充滿陽剛之美,簡直是希臘神話戰神馬爾斯的化身,
以強勁的鬥爭心在世上披荊斬棘,殺出一條活路,也像馬爾
斯所守護的火星一樣,成為性能量和行動力的泉源!它突破
所有萎靡不振,激起生存意志,增加我們對身體的控制力
道,推薦用於中風或受傷後的復健上。

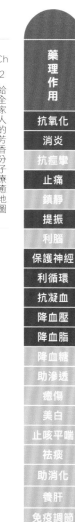

藥理作用

抗氧化
消炎
抗痙攣
止痛
鎮靜
提振
利腦
保護神經
利循環
抗凝血
降血壓
降血脂
降血糖
助滲透
癒傷
美白
止咳平喘
祛痰
助消化
養肝
免疫調節
免疫促進
抗感染

細菌
耐藥菌
真菌
病毒

抗腫瘤

膠質母細胞瘤
非小細胞肺癌
乳癌
肝癌
前列腺癌
白血病
黑色素瘤

療癒原理

強健肌力，止麻除痺

香芹酚非常「反差萌」！就像流氓醫生，修羅外表下有顆佛心，往往打破人們的第一印象。它激活溫感和痛覺接收器（TRPV3、TRPA1），讓你幾乎以為被烈日灼身，但接著又消炎止痛，抵禦蠢蠢欲動的發炎因子，平息體內狂風暴雨。香芹酚「熱血澎湃」的特質，常被誤認會導致高血壓，而它卻降低血壓。芳療界強調這種成分用多傷肝，偏偏在動物研究中，又呈現護肝作用，預防酒精性肝炎，甚至加速手術後肝臟復原。

這些反差其實不令人意外，只是過去太聚焦於用香芹酚「破壞」，視它為對抗感染的武器，忽略了還有「建設」這一面。舉例來說，這個成分其實可成為中風、阿茲海默症、巴金森氏症、神經受傷後的復健處方！香芹酚抑制膽鹼酯酶，保護海馬神經元，避免大腦受缺氧、缺血性損傷，強化記憶能力。

香芹酚也激勵肌肉，包括內臟平滑肌和骨骼肌，改善僵直、遲緩、協調平衡度差等問題。它活絡血液循環，具抗凝血作用，剛中風的人不宜。

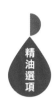

精油選項

野馬鬱蘭──中風或受傷後不願活動（★最推薦）
中文名稱又叫牛至，或直接音譯爲奧勒岡。傳統
上，野馬鬱蘭是抵禦惡魔、巫師、毒獸的靈藥，
像護身符般驅趕病氣。在芳香療法中，則扭轉
「膠著」的病況，重新找回果斷積極、勇往直前的
態度，給神經和免疫一劑強心針，臟腑機能全部
動起來，適合呆滯、久病、臥床、疲憊、心因性
癱瘓、以及拒絕做復健活動的人

冬季香薄荷──中風或受傷後下身退化
這種藥草在南法山區很常見，個頭不高卻善於鑽
營，驃悍頑強，根莖都很堅韌，有時會從不可思
議的岩縫間長出來。冬季香薄荷消除「求生存」
的焦慮，提升陽氣並激勵腎上腺，喚醒原始戰
鬥力，包括人類傳宗接代本能（它以壯陽功效聞
名），也是下半身退化時的保養用油，改善下肢無
力、肌肉萎縮、運動障礙、關節炎、坐骨神經痛。

其他選擇　有香芹酚的唇形科藥草很多，名字都很像，幾乎分不清誰是誰，像夏季香薄荷、希臘香
薄荷、希臘野馬鬱蘭、摩洛哥野馬鬱蘭、野地百里香、頭狀百里香…另類選擇則像是魔法植物──
嚴愛草，以及來自中美洲的重味過江藤。

調配密技

溝通表達復健配方
野馬鬱蘭 ………… 10 滴
乳香 ……………… 20 滴
檸檬 ……………… 20 滴
甜茴香 …………… 10 滴
甜橙 ……………… 20 滴
基礎油 ………… 100ml

運動功能復健配方
冬季香薄荷 ……… 10 滴
藍膠尤加利 ……… 20 滴
印度乳香 ………… 20 滴
玫瑰草 …………… 15 滴
岩蘭草 …………… 15 滴
肉荳蔻 …………… 10 滴
基礎油 ………… 100ml

知覺感受復健配方
冬季香薄荷 ……… 10 滴
甜羅勒 …………… 30 滴
綠薄荷 …………… 20 滴
廣藿香 …………… 15 滴
熱帶羅勒 ………… 5 滴
基礎油 ………… 100ml

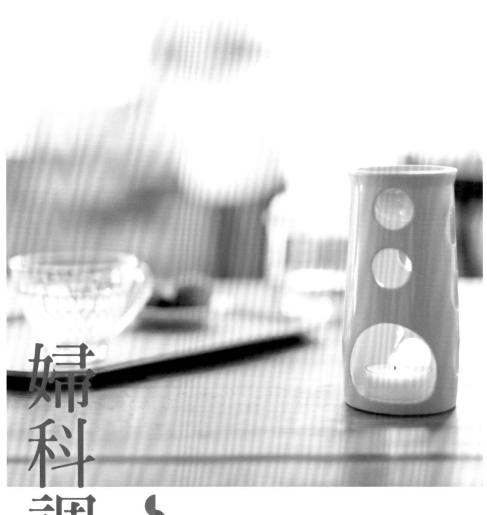

婦科調理

療癒分子

Eugenol

〔丁香酚〕

代表精油 丁香花苞．神聖羅勒．多香果

**芳香分子
小檔案**

凡是酚類家族成員，都是火元素的代言人！百里酚、香芹酚等成分，陽性能量比較強，丁香酚卻獨具一格，洋溢女性化的美感，是許多花香中的隱藏版成分，無論常見的玫瑰、依蘭，或是稀罕的水仙、風信子、康乃馨，仔細品味，都能發現它的香氣。丁香酚既剛強又柔軟，貌似潑辣，卻堅毅而美麗。在調香時，含有丁香酚的香料精油，和花朵精油確實是絕配，氣味契合，效果也彼此加乘。

主角大名	丁香酚
所屬家族	酚類——熱情
常見別名	丁香油酚
香氣特質	火熱而甜郁，帶木質感的熱帶辛香調
儲存年限	相對穩定，可保存三年或更久

安全等級　較低
用法注意　外用時高度刺激皮膚黏膜，部分人可能致敏。避免大量薰香。
對象選擇　避免用於孕婦、幼兒。肝腎患者慎用。
交互作用　避免與抗凝血藥、抗憂鬱或抗焦慮藥、乙醯胺酚止痛藥併用。
建議濃度　100ml按摩油中，丁香酚類精油最好不超過15滴。

身心對症

心靈抗痛，堅韌勇敢

為什麼我用「婦科調理」此一詞彙呢？因為凡與子宮相關的疑難症頭，丁香酚幾乎全派得上用場，並且治標治本兼顧。生殖系統發生病變的時候，「痛」往往是最直接的警示，有些人下腹痛，有的腰背痛，甚至頭痛欲裂。發作時間也五花八門，生理期、排卵日、產後……每一次不舒服的當下，可別馬上忙著以藥物或精油來排除問題，而該靜下心先詢問自己：「這個痛要告訴我什麼訊息？」除了排除病因，情緒溯源也很重要。

子宮代表安全感，是生命最初的「家」，也反映出和家庭的聯結。如果家並不是理想的避難所，如果飄搖無依、找不到棲身之處，子宮會成為所有不安的出口，當它痙攣、發炎、甚至釋放大量疼痛因子，往往代表內心正在受苦，情感越纖細，對痛楚的感覺越尖銳。丁香酚是一場自救自助的及時雨，當我們感到脆弱而飄忽時，在我們以為自己不堪一擊時，提供戰鬥能量，幫助女人在末日的冷酷異境裡，建立強大的韌性和耐受性。

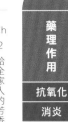

藥理作用
抗氧化
消炎
抗痙攣
止痛
鎮靜
提振
利腦
保護神經
利循環
抗凝血
降血壓
降血脂
降血糖
助滲透
癒傷
美白
止咳平喘
祛痰
助消化
養肝
免疫調節
免疫促進
抗感染

細菌
耐藥菌
真菌
病毒
寄生蟲

抗腫瘤

胃癌
大腸癌
白血病
黑色素瘤
鱗狀細胞癌

療癒原理

消炎止痙，溫暖抗鬱

十六世紀起，歐洲人就把磨碎的丁香花苞，視為蛀牙的特效藥，到了十九世紀，丁香酚麻醉末稍神經的作用，才開始廣泛被使用，即使到了現代，那熟悉而辛辣的味道，仍是我們對牙科診所的共同回憶。

丁香酚適合神經敏銳、超級怕痛的人，它的止痛機制有「多重保險」，即使原本計畫失效，還有 Plan B！丁香酚影響處理痛感的感受器（TRPV1）和神經受體（GABAAR），調整痛覺訊號，就像熱敷一樣，為正在疼痛的部位提供緩解，又阻斷發炎物質（前列腺素 PGE2），讓子宮不致於受刺激而痙攣得太厲害，月經來臨之前提早使用，從源頭減少前列腺素的生成，等於做了「超前部署」！

丁香酚可抑制一種與憂鬱症有關的酵素（單胺氧化酶 MAO），使低落的情緒得以振奮起來。它還有活血作用，藉由抑制血小板和血栓素，促進循環，溫暖結凍的心靈，生殖系統得到充分營養供給，經血排出也變順暢，但原本血量就太大的人（例如子宮肌腺症患者），必須僅慎使用。

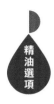

丁香花苞——月經週期不調(★最推薦)

市面上有兩種不同部位萃取的精油,丁香枝葉帶熱帶香,可保養呼吸系統;丁香花苞氣味豐美,擅長調理婦科問題。丁香花苞是最實用的「二分子精油」,兩大消炎成分丁香酚、丁香油烴全都到齊,深層表層止痛兼具,還有活血效果,適合週期不規律,經血排出不順暢,血塊偏多的人,也紓解經期和產後的憂鬱。

神聖羅勒——戒不掉冷飲冰品

神聖羅勒精油穩定神經突觸和肥大細胞,減少組織胺,可用於骨盆腔的慢性疼痛。印度教相信神聖羅勒是神明化身,可抵消業力,即使是個惡貫滿盈的罪人,也能被完全赦免。如果你的生殖機能不大健康,偏得戒不掉冷飲冰品,或習慣晚睡熬夜,可用它輔助自己重建理想的生活模式,並且保護臟腑不受損傷。

多香果——畏寒怕吹風

來自熱情奔放的中美加勒比海地區,因爲同時具有丁香、肉桂、月桂、肉荳蔻等多種香料的氣味,因而得名。這是非常典型的魔法植物,能燃起動機和意志力,召喚戀人、貴人,積極實現願望,通常用在原本生性退縮的人身上。多香果對腹腔與骨盆腔有很好的溫暖效果,手腳和尾椎冰冷又易疼痛的人,請一定要試試。

其他選擇 舉凡想得到的熱帶香料精油,幾乎都含有丁香酚。若想徹底點燃自我,除了三大代表精油之外,還有丁香葉、肉桂葉、柴桂、丁香羅勒、西印度月桂等不同選擇,這些來自雨林或島嶼的香氣,是陪女性走過身心苦楚的良伴。

生理痛配方

丁香花苞	10 滴
萊姆	35 滴
羅馬洋甘菊	20 滴
依蘭	15 滴
穗甘松	10 滴
基礎油	100ml

產後補養配方

丁香花苞	5 滴
神聖羅勒	5 滴
血橙	35 滴
大花茉莉	15 滴
薑	10 滴
岩玫瑰	10 滴
基礎油	100ml

伴侶加溫配方

多香果	10 滴
苦橙	40 滴
千葉玫瑰	20 滴
大高良薑	10 滴
香草	10 滴
基礎油	100ml

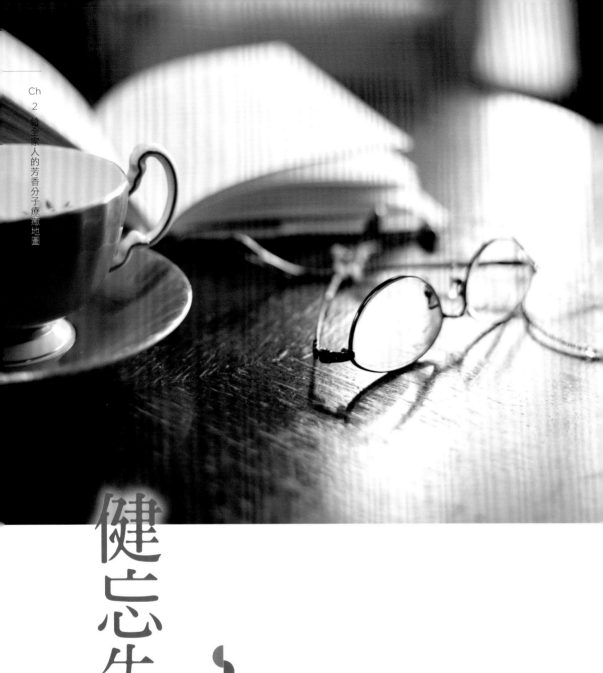

健忘失智

療癒分子

Cineole

〔桉油醇〕

代表精油　月桂・桉油醇迷迭香・荳蔻・芳枸葉

如果想買下所有富含桉油醇的精油，可得準備超長的購物清單！
大家最熟悉的茶樹、尤加利、白千層，全都是典型代表。桉油醇
的前身—萜品醇，是典型的綠色調氣味，廣泛出現在植物中，從
高大森林到可愛小草無所不包，需要靠陽光幫忙轉化，香氣才會
從原本微風般的印象，升級成高亢的龍捲風。

主角大名	桉油醇
所屬家族	氧化物類——通暢
常見別名	1,8桉油醇、桉葉油醇、桉樹腦
香氣特質	乾爽清涼，如勁風捲綠葉般銳利
儲存年限	相對穩定，可保存三年或更久

安全等級 中
用法注意 避免將未稀釋之精油大量使用於皮膚。
對象選擇 四歲以下幼兒慎用，尤其不要塗擦在頭臉部。
建議劑量 長期使用時，100ml按摩油中桉油醇類精油最好不超過100滴。

身心對症

促進互動，提振自信

在這個時代，老化不再是忌談的話題，反而成爲一門顯學，
也是無數子女無奈難解的習題，我自己曾與高齡九十多歲的
長輩同住，完全瞭解身爲照顧者的感覺。雖然大家對芳療期
待很高，但我必須誠實的說，精油再怎麼神奇，也不可能
「逆天」，失智是一條不回頭的單行道，只能讓它走慢一點，
與其抵抗肉體衰敗，不如把重點放在調理老人家（和自己）的
情緒上。

失智除了變得健忘，還伴隨或輕或重的心理症狀，像焦慮、
暴躁、低落、冷漠、不想與人接觸，甚至出現妄想和幻覺。
當長輩察覺到自己的退化，各種不甘與失望，又讓負面情緒
損害大腦功能。

多使用含有桉油醇的芳香精油，有助於提振情緒，並強化溝
通能力及反應能力，只要增加與人互動時的成功經驗，幫他
們建立信心，就有機會打破失智和沮喪的惡性循環！

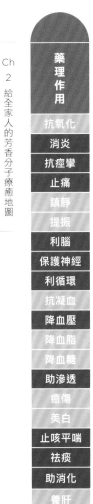

藥理作用

抗氧化
消炎
抗痙攣
止痛
鎮靜
提振
利腦
保護神經
利循環
抗凝血
降血壓
降血脂
降血糖
助滲透
癒傷
美白
止咳平喘
祛痰
助消化
養肝
免疫調節
免疫促進
抗感染

細菌
病毒

抗腫瘤

肝癌
大腸癌
子宮頸癌
白血病

療癒原理

活化大腦，清明喜樂

桉油醇活化記憶的作用，讓人嘖嘖稱奇，有時連寧可忘掉的事，都會不小心回想起來！研究指出，桉油醇可舒張血管，提升腦部的血流量（對有嗅覺障礙的人一樣有效）。當大腦得到充足供血，應有功能正常發揮，便能減緩健忘傾向。此外，它也是「膽鹼酯酶」的抑制劑。乙醯膽鹼是一種傳導訊息的物質，與記憶、學習有關，堪稱是認真的腦內小秘書，如果它被「膽鹼酯酶」這種酵素分解掉，大腦就開始忘東忘西。這時請多用桉油醇精油，來抵抗分解作用，讓腦內小秘書人數增加，自然神清氣爽更聰明！

失智症案例中，阿茲海默症患者最為常見，在他們的大腦裡，有一種叫「β類澱粉蛋白質」的東西不斷累積，不但很難被代謝，還會集結成斑塊，引起發炎反應和一連串神經壞死現象。而桉油醇有辦法降低發炎因子，保護神經，很適合用在阿茲海默症患者身上。它甚至會發揮類似「快樂荷爾蒙」—多巴胺的效應，為情緒低落的長者們，帶來滿足、幸福的感覺。

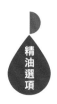

月桂——記性差初老症狀（★最推薦）

月桂在桉油醇精油中價格高貴一些，但那壓倒性的獨特甜香，絕對一聞難忘。它常被視為全面激勵器官機能的回春萬靈藥，在還沒真正老化之前，最好提早使用月桂，以避免壓力所造成的記憶衰退和早發失智。

桉油醇迷迭香——高齡者日常照護

迷迭香的利腦功效已被傳頌千年，古希臘學生甚至戴著花冠進考場（合法作弊？）。許多研究均指出，桉油醇迷迭香可改善高齡者的記憶，它價格平實，氣味接受度也不錯，適合每日使用，減緩認知能力的退化。

荳蔻——躁動型失智

又叫小荳蔻，名稱相似的香料很多，不要混淆了。荳蔻擁有比例相當的兩種芳香分子—清明的桉油醇，和平靜的乙酸萜品酯，鎮定效果良好。還可改善脹氣、胃腸潰瘍和便秘，避免長輩因消化問題而出現躁動不安。

芳枸葉——憂鬱型失智

「黃金比例」的芳枸葉，約含32%左右桉油醇，12%左右沉香醇，被譽為情緒問題的終極解藥。但因產量太少，即使眾多芳療名家力推，知名度仍然不夠。它可處理失智者加在自己身上的壓力和失落感，帶來希望。

其他選擇　有些精油同時含有兩大經典利腦成分——桉油醇和樟腦，如三葉鼠尾草、薰衣鼠尾草、白鼠尾草、月桃葉等，效果更上一層樓，但缺點是可能讓血壓暫時上升。

長輩情緒調理配方

荳蔻	15 滴
花梨木	25 滴
佛手柑	15 滴
波旁天竺葵	10 滴
檀香	10 滴
檸檬細籽	5 滴
基礎油	100ml

生活能力強化配方

桉油醇迷迭香	30 滴
月桂	20 滴
檸檬	20 滴
黑雲衫	15 滴
芫荽籽	15 滴
胡椒薄荷	10 滴
基礎油	100ml

銀髮好眠配方

芳枸葉	20 滴
紅桔	30 滴
真正薰衣草	10 滴
廣藿香	10 滴
安息香	10 滴
黑雲杉	10 滴
基礎油	100ml

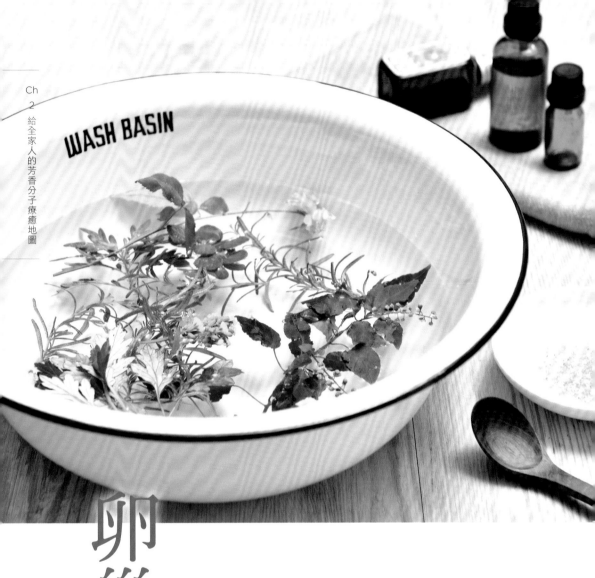

WASH BASIN

卵巢回春

療癒分子

〔洋茴香腦〕

Anethole

代表精油 甜茴香・洋茴草・茴香羅文莎葉

148

洋茴香腦是一種醚，與其他醚類家族成員一樣，具有壓倒性的特殊香氣，即使只用一點點，存在感仍然很強烈，效果也明顯有感。依據結構上的不同，洋茴香腦可細分為順式、反式兩種類型，在這一章我們討論的是反式洋茴香腦，它不但較常見，使用風險也比順式洋茴香腦低，在法系芳療中是深受重視的成分。

主角大名	洋茴香腦
所屬家族	醚類──釋放
常見別名	茴香腦、茴香醚
香氣特質	微澀帶辛的濃烈甜味，聞起來像甘草瓜子
儲存年限	相對穩定，可保存三年或更久

安全等級 較低
用法注意 外用時微刺激皮膚黏膜，對部分人可能致敏。避免薰香。
對象選擇 不可用於孕婦、幼兒、癲癇患者。婦癌和肝腎患者慎用。
交互作用 避免與抗凝血藥併用。
劑量建議 100ml按摩油中，洋茴香腦類精油最好不超過20滴。

轉化創造，滿足愉悅

曾經，更年期就像遠在天邊的架空名詞，不知不覺中，我們也走到了人生交叉點。更年期不是婆婆媽媽大姑二嬸的專利，女人35歲以後黃體素就開始下降，45歲起其他荷爾蒙也劇烈變化，情緒亂糟糟，這種憤怒和挫折感，與卵巢衰退有關。卵巢是「女性創造力」的來源，當它功能變差，我們感到彷彿喪失了人生的可能性，似乎一輩子註定被綁在這裡了，當然會變得看什麼都不滿意。

洋茴香腦不僅幫助卵巢回春，也安撫情緒，這是賦予「滿足感」的芳香分子，帶著很肉慾的甜味，甜度居然是蔗糖的十三倍！它與多巴胺受體結合後，會產生愉悅的感覺，使人重新找回靈感和創意，如果你用完精油有點飄飄然，或愈照鏡子愈覺得自己很美，這是正常的！

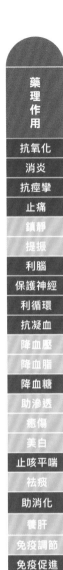

藥理
作用

抗氧化
消炎
抗痙攣
止痛
鎮靜
提振
利腦
保護神經
利循環
抗凝血
降血壓
降血脂
降血糖
助滲透
癒傷
美白
止咳平喘
祛痰
助消化
養肝
免疫調節
免疫促進
抗感染
真菌
病毒
抗腫瘤
前列腺癌

療癒
原理

補充激素，
安定子宮

芳療圈不少傳說中的「類雌激素成分」，目前都暫時未能通過科學檢證，洋茴香腦算難得的成功案例。動物實驗指出，它增加子宮厚度與重量，改善卵母細胞發育，但離體研究只呈現出微弱的雌激素受體結合力。目前有種看法是：芳香分子實在太小，很難直接替代雌激素，不過精油成分進入體內之後，結構會被重整，發揮類雌激素效應的，或許並非洋茴香腦本尊，而是它的代謝物。

洋茴香腦的前身是酚，止痛力毫不意外地優秀，除了直接消炎和調控細胞激素，也降低子宮對前列腺素（PGE2）的反應，舒緩子宮痙攣造成的疼痛，甚至可強化布洛芬（Ibuprofen）的止痛力。子宮強力收縮是為了把東西排乾淨，運用洋茴香腦的活血效果，可間接減少子宮的壓力。

這是典型的活血成分，舒張血管、抗血小板、抗血栓……不過你必須用對時機，開刀前後或正在大出血時萬萬不可啊！洋茴香腦可防止大腦因缺血而引發損傷，並增加與記憶力有關的小幫手——乙醯膽鹼，可用於中風患者的復健。

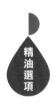

精油選項

甜茴香——提高受孕機會（★最推薦）

與其他醚類姊妹們相比，甜茴香相對溫和許多，初學者也能上手，難怪強調安全的英系芳療，對它仍十分熱愛。甜茴香適用於輕熟女的卵巢早衰，提高受孕機會，若抽血檢驗卵巢功能指數（AMH、FSH），發現卵子「庫存不足」，建議調理一段時間。即使不打算懷孕，甜茴香也改善經痛、亂經、血量少、經期腹瀉等狀況。

洋茴香 ——更年期自律神經失調

洋茴香是功能強勁的精油，類雌激素作用較高，若已正式進入更年期，確實比較夠力。洋茴香同時平衡荷爾蒙和自律神經，進行雙重調理，改善熱潮紅、盜汗、疲勞、耳鳴、掉髮、焦慮、嘔吐感、皮膚癢、記憶力差、胸悶等典型症狀。

茴香羅文莎葉——更年期全身痠痛

馬達加斯加有兩種特產樟科植物，因長相類似，過去曾一度被混淆，近年已經被澄清正名為「桉油樟羅文莎葉」，及含有高量醚類成分的「茴香羅文莎葉」。茴香羅文莎葉是抗硬化精油，對雌激素下降所引發的肌肉緊繃、手麻僵硬、關節痠痛、神經痛等有幫助。

> **其他選擇** 含洋茴香腦的精油，還有八角茴香、洋茴香香桃木、洋茴香巴豆等。但它們都釋放難以壓制的「滷包味」，調香時不好駕馭，也要留意安全問題。

調配密技

卵巢早衰配方

甜茴香	15 滴
檸檬薄荷	30 滴
玫瑰天竺葵	25 滴
馬鞭草酮迷迭香	20 滴
基礎油	100ml

潮紅易怒配方

洋茴香	10 滴
綠花白千層	35 滴
沉香醇百里香	20 滴
百里酚百里香	10 滴
快樂鼠尾草	15 滴
基礎油	100ml

骨質疏鬆配方

茴香羅文莎葉	10 滴
丁香花苞	20 滴
薑	20 滴
西伯利亞冷杉	30 滴
基礎油	100ml

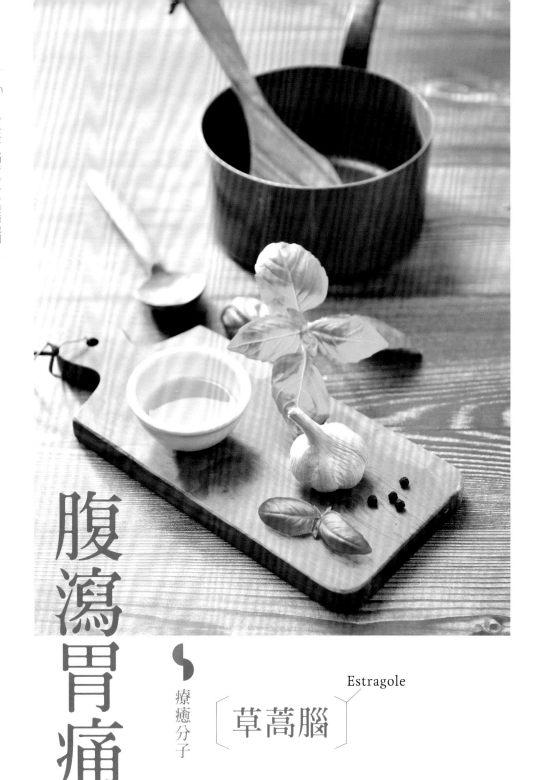

腹瀉胃痛

療癒分子

〔草蒿腦〕
Estragole

代表精油 龍艾・甜羅勒・熱帶羅勒

草蒿腦常被譯為較繞口的「甲基醚蔞葉酚」。講究安全的英系芳療，向來態度保守，但法系芳療卻十分熱愛這個成分，身為標準的雙面刃，它效果卓越，風險卻也頗高，堪可與金庸小說中的個性乖辟的「東邪黃藥師」相提並論，完全呈現所謂「藥就是毒，毒就是藥」的風格！草蒿腦由酚類衍生而來，擁有像酚一樣強勁刺激的性質，只能低濃度使用，否則容易造成肝臟和神經負擔。

主角大名	草蒿腦
所屬家族	醚類──釋放
常見別名	甲基醚蔞葉酚（Methyl Chavicol）
香氣特質	刺刺麻麻，強勁而收斂的辛香調
儲存年限	相對穩定，可保存三年或更久

安全等級 較低
用法注意 外用時刺激皮膚黏膜。不可口服，避免大量薰香。
對象選擇 不可用於孕婦、幼兒、癲癇和肝腎患者、出血中、癌症前期。
交互作用 勿與抗凝血藥物並用。
建議濃度 100ml 按摩油中草蒿腦類精油不超過 3 滴（但甜羅勒可用高濃度）。

關係拿捏，人我平衡

知名心理學家阿德勒說：「所有煩惱都是人際關係的煩惱。」而消化系統正是人際關係的展示場！每個人需要仰賴其他生命才能活下去，彼此依靠，相互勾連。錯綜複雜的人情世故，冤家聚頭，吃與被吃的險惡江湖，愛恨情仇，宛如食物鏈般環環相扣。難怪在印度瑜珈醫學中，控制腹腔器官的能量中心──第三脈輪，同時也是人我關係的主宰。

而腸道內部的世界，就是具體而微的小小社會，各種細菌之間競爭激烈，有時和解共生、有時戰到要死要活。菌叢間平衡與否，將影響整個消化機能的健康！當一個人與同儕朋友相處不好，除了內心糾結不已，也會發生腸胃打結的狀況。

你常便秘或拉肚子嗎？反覆發生的排便障礙，通常是因為在團體中感到不自在，腹瀉則象徵想要逃離某個地方。腸胃絞痛，代表心中百般抗拒，卻又不得不接受現況。這些消化系統的疑難雜症，使用草蒿腦精油居然全都有解，十分到位！

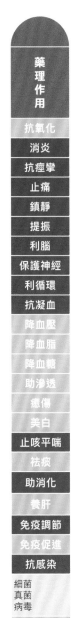

療癒原理

止痛解痙，整腸健胃

醚類家族成員不多，個個武功蓋世，但論到抗痙攣能力，想比草蒿腦更高強，還真的不太容易。草蒿腦不只安撫一般肌肉，也作用在臟腑的平滑肌，他擅長對付緊繃、抽筋、絞痛等問題，機轉應該和對離子通道的調控有關。鈣、鈉、鉀等離子通道，會影響肌肉的收縮或舒張，也和維持腸胃的安定很有關係。

藉由阻斷鈉離子通道，草蒿腦抑制周邊神經的興奮性，達成局部止痛，同時又有消炎作用。對與疼痛相關的體內物質，無論前列腺素、組織胺、P物質、血清素，幾乎都能發揮影響力！腹腔或骨盆腔內的各種躁動，通常在快刀斬亂麻之下，會迅速得到解決。

不過，有癲癇病史的朋友，請記得與草蒿腦保持距離，以免被過度強大的利腦作用所影響而發作。總之他是個本事高強，性格卻不討喜的芳香分子，一定要準確挑選對象，仔細思量劑量，才能為這把雙面刃找到最適當的用途。

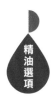
龍艾——絞痛脹氣打嗝（★最推薦）

各種艾蒿常被視爲婦科保養藥草，龍艾也不意外，傳統上拿來通經（所以孕婦不宜），現代芳療則更傾向處理痙攣型經痛，鎮定骨盆腔發炎現象，或舒緩生理期的腹瀉、腸鳴。對神經纖細的人而言，龍艾可讓他們從緊繃中解脫，進一步克服腸胃敏感、絞痛、脹氣、打嗝等陳年毛病，不分男女皆可使用。

甜羅勒——神經性拉肚子

羅勒是超強的跨文化植物，到處都有關於它的傳說，有時驅邪驅蠍子，有時招財招桃花，但東西方都承認，它有令人滿意的健胃整腸作用。甜羅勒之所以被冠上「甜」字，是因爲甜美的沉香醇含量高達50%，草蒿腦卻低於5%，整體溫和安全又好聞，有助調理神經和消化，改善心理壓力太大而引發的腹瀉症狀。

熱帶羅勒——腸胃水土不服

羅勒的品種和長相繁多，廠商所提供之學名僅供參考，靠鼻子最準，熱帶羅勒聞起來是刺刺麻麻的香辛料調，草蒿腦在70%以上，好一位武林高手！由於安撫力實在很突出，抗菌力也不差，當遇上急性腹瀉，或是旅行中水土不服、腸胃翻攪，熱帶羅勒的作用比龍艾更好。但若只是些微不適，通常不會出動它。

> **其他選擇** 甜茴香、苦茴香、西部黃松、芳香羅文莎葉、甜萬壽菊、神聖羅勒等精油中，也含有少許草蒿腦，雖然成分比例不高，照顧腸胃的效果仍然不錯。

調配密技

急慢性胃炎配方

龍艾	3 滴
萊姆	30 滴
藏茴香	20 滴
山雞椒	15 滴
德國洋甘菊	15 滴
基礎油	100ml

膽結石配方

甜羅勒	20 滴
葡萄柚	30 滴
龍腦百里香	20 滴
義大利永久花	10 滴
基礎油	100ml

腸躁症配方

熱帶羅勒	3 滴
羅馬洋甘菊	10 滴
桔葉	10 滴
岩蘭草	10 滴
胡椒薄荷	20 滴
基礎油	100ml

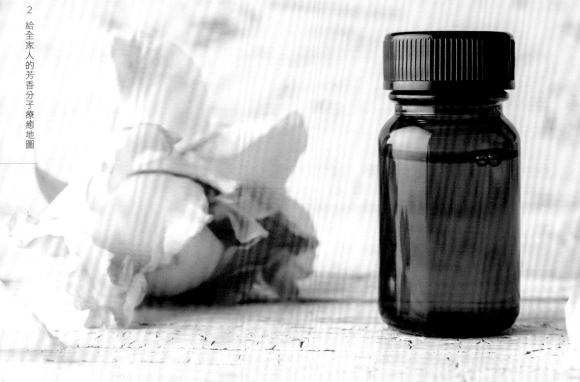

保濕抗皺

療癒分子

Phenylethanol

[苯乙醇]

代表精油 千葉玫瑰・阿拉伯茉莉・黃玉蘭

親水性高的苯乙醇，很容易流失到純露中，所以花朵多半以溶劑萃取，而非使用蒸餾法。如果讓玫瑰花瓣稍微靜置再萃取，酵母菌會使苯乙醇含量增加，幻化出更華麗的花香。相同的氣味變化曲線，也發生在製紅茶、釀葡萄酒的過程中，也有人透過發酵處理，賦予咖啡豆和可可豆風味。即使苯乙醇只在 0.75ppm 的極低濃度，嗅覺感官還是可以察覺一縷「花魂」。

主角大名	苯乙醇
所屬家族	芳香醇類——創造
香氣特質	蜜漬花瓣加麝香葡萄
儲存年限	十分穩定，可保存三年或更久

安全等級 中
用法注意 含苯乙醇者多為溶劑萃取之原精，請勿口服。
對象選擇 孕婦慎用。
建議劑量 100ml 按摩油中，苯乙醇類精油最好不超過 200 滴。

戀愛桃花，沉醉幸福

很少人能抗拒苯乙醇的誘惑，它像震撼彈般投向感官，引起強烈的「幸福感」，宛如在異國進行豪華旅行，或正在談一場轟轟烈烈的戀愛！苯乙醇是花朵精油的骨幹，這些花朵精油活化不少神經傳導物質，包括快樂荷爾蒙多巴胺（dopamine），和沉醉荷爾蒙腦內啡（endorphin），一連串化學反應使大腦「墜入愛河」，產生興奮、狂喜和飄飄然，甚至讓人改頭換面，脫胎換骨。

皮膚細胞有專門接收傳導物質的構造，不斷與大腦進行交流，有福同享，有難同當。腦內啡除了讓人開心愉悅，也參與角蛋白及纖維母細胞的作用，如果不幸失戀、或受到精神打擊，膠原蛋白容易快速減少，皮膚顯得鬆鬆垮垮，像突然老了好幾歲，這時最理想的對策，當然是再談場戀愛囉！暫時沒這打算的話，推薦使用苯乙醇花朵精油，為肌膚帶來新幸福。

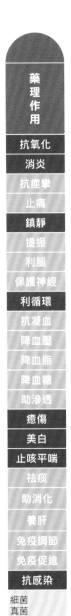

藥理
作用

抗氧化

消炎

抗痙攣

止痛

鎮靜

提振

利腦

保護神經

利循環

抗凝血

降血壓

降血脂

降血糖

助滲透

癒傷

美白

止咳平喘

祛痰

助消化

養肝

免疫調節

免疫促進

抗感染

細菌
真菌

抗腫瘤

療癒原理

油水均衡，重建屏障

苯乙醇是支持皮膚屏障的重要芳香分子！由水分、油脂、和角質共同打造的皮膚屏障，就像堅固的防護牆，但若一直曬太陽吹冷氣，或是過度清潔去角質做醫美，這層牆會被破壞。而有異位性皮膚炎的人，皮膚屏障先天就脆弱，他們的聚絲蛋白（filaggrin）太少，角質保濕功能缺損，無法阻隔外來刺激物質，於是動不動就發紅、搔癢、脫屑。

研究指出，苯乙醇可強化角質形成細胞，幫助修補受傷的皮膚屏障，提高保水力和緊實度，防止皮膚變薄、乾躁、粗糙、細紋等情況。而花朵類精油中，又以千葉玫瑰效果最佳！玫瑰原精中的苯乙醇及香茅醇，都是明星保養成分，在兩種芳香分子充分合作下，聚絲蛋白和保濕因子得到活化，防禦能力也上升，肌膚光澤和質感自然提升。

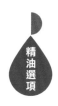

千葉玫瑰──壓力引起的皮膚損傷（★最推薦）

又稱爲摩洛哥玫瑰，價格比大馬士革玫瑰便宜，但美顏效果其實更佳！它增加表皮層天然保濕因子，提升皮膚本身的含水能力，改善情緒壓力、腎上腺亢進等內外刺激，所引發之皮膚屏障受損，也對抗荷爾蒙失調造成的膚色暗沉、黑斑、瑕疵，同時活化血液循環，帶來戀愛般的好氣色。

阿拉伯茉莉──熱性膚質

在印度傳統醫學「阿育吠陀」中，阿拉伯茉莉是月亮之花，是最寒涼清越的藥材。它使心煩意亂、忿怒焦慮的情緒得到紓解，也鎮靜內火，處理熱性膚質引發的泛紅、缺水、油膩、粉刺。並且修復肌膚，處理來自外界熱源和陽光的傷害。

黃玉蘭──熟齡膚質

黃玉蘭聞起來比白玉蘭更華麗複雜，濃郁花香帶著荔枝、釋迦的熱帶水果氣息。市面上有原精和浸泡油兩種不同的產品，護膚效果都很優秀，原精通常用來改善熟齡肌的乾燥、細紋、斑點問題，浸泡油則讓肌膚柔軟，淡化整體膚色。

其他選擇 以溶劑萃取的珍稀花朵精油，多半含有苯乙醇。充滿熱帶情調的紅花緬梔、牛油果花、晚香玉，典雅的桂花、白玉蘭、水仙、橙花等原精都包括在內。

彈力潤澤配方

千葉玫瑰	8 滴
檀香	7 滴
乳香	7 滴
沼澤茶樹	5 滴
玫瑰天竺葵	3 滴
基礎油	50ml

美白淨顏配方

阿拉伯茉莉	6 滴
芳樟	10 滴
馬鞭草酮迷迭香	8 滴
白玉蘭葉	6 滴
基礎油	50ml

緊實撫紋配方

黃玉蘭	3 滴
佛手柑 FCF	10 滴
依蘭	5 滴
岩玫瑰	6 滴
欖香脂	4 滴
大西洋雪松	2 滴
基礎油	50ml

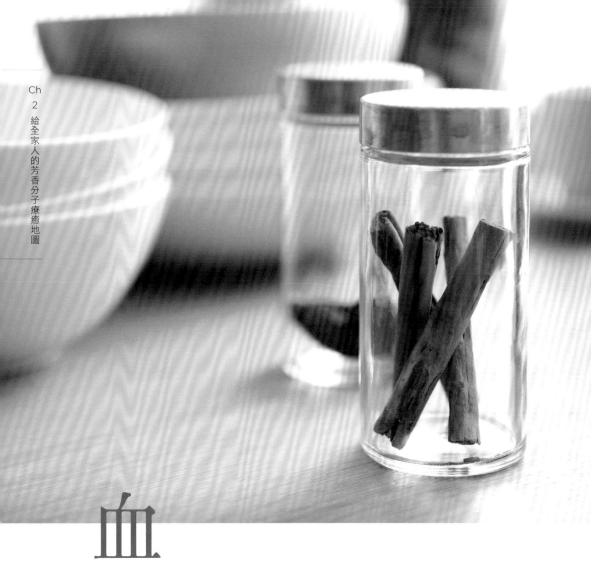

血糖控制

療癒分子

Cinnamaldehyde

〔肉桂醛〕

代表精油 錫蘭肉桂皮・肉桂葉・中國肉桂

**芳香分子
小檔案**

肉桂醛是爭議最大的芳香分子之一，在過去，國際三大芳療體系——英系、德系、法系，對肉桂醛的態度向來壁壘分明！反對者視為洪水猛獸，認同的人，則毫不猶豫加入配方。現在各流派之間有更多對話空間，接受度上有所轉變，不過大家都同意這是個療效大、風險也高的成分。如果對它有所疑慮，可以改買純露，肉桂醛濃度低很多，安全性比精油更好。

主角大名	肉桂醛
所屬家族	芳香醛類——守衛
其他別名	桂皮醛
香氣特質	濃郁甜膩的香辛料調，火熱而華麗
儲存年限	相對穩定，可保存三年或更久

安全等級 較低
用法注意 避免口服和大量薰香。外用時高度刺激皮膚黏膜，可能致敏。
對象選擇 不可用於孕婦、幼兒、肝病患者、出血性患者、洗腎患者。
交互作用 避免與抗凝血藥物併用。
劑量建議 100ml按摩油中，肉桂醛類精油僅需1-2滴（與含檸檬烯或丁香酚精油調和可降低刺激性）。

身心對症

切斷舊習，燃燒蛻變

要瞭解糖尿病，得先知道什麼叫「胰島素阻抗」。胰島素就像送餐快遞員，負責把糖分運給細胞，但經年累月的不良飲食習慣，會讓細胞覺得這個快遞員怎麼老來按門鈴，愈來愈不想理會胰島素，甚至給它閉門羹。快遞員撲了個空，而原本該被送到的糖分，被拒收之後，只好在血液裡遊盪，甚至排出在尿液中。這種情況會造成第二型糖尿病，也就是後天型糖尿病。

如果把糖視為情感，就會懂為何很多糖尿病人難相處。他們欠缺「被愛的能力」，拒人於千里之外，個性固執，內心深處卻又充滿匱乏感，渴求得到更多關懷，無論怎麼對他好，永遠都不夠⋯⋯直到失去一切才幡然醒悟，而肉桂醛正是打破惡性循環的突破點。根據古代傳說，不死鳥火鳳凰會在肉桂樹枝的烈燄中燃燒自己，每隔五百年便浴火重生。肉桂醛就像一帖猛藥，它引導和梳理內在火燄，顛覆舊有模式，讓我們看清自己、勇於蛻變！

161

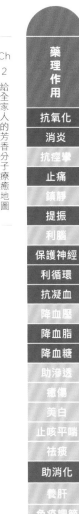

藥理作用

抗氧化

消炎

抗痙攣

止痛

鎮靜

提振

利膽

保護神經

利循環

抗凝血

降血壓

降血脂

降血糖

助滲透

癒傷

美白

止咳平喘

祛痰

助消化

養肝

免疫調節

免疫促進

抗感染

細菌
耐藥菌
病毒
塵蟎

抗腫瘤

肺癌
肝癌
子宮頸癌
白血病
黑色素瘤
骨肉瘤

療癒原理

調整代謝，
強化機能

啜飲一口灑在拿鐵上的的肉桂粉，會覺得嘗起來甜甜的，這不是錯覺，肉桂醛的甜度居然是蔗糖的十倍！但它不但能降低血糖，甚至控制血脂，對正在戒糖的人來說，只要添加少許肉桂純露，就可以自製出最令人心滿意足的療癒飲品，也消除想偷吃甜食的渴望。

肉桂醛提高細胞對胰島素的反應，讓養分順利被攝取利用，並抑制使血糖紊亂的泌乳激素，改善後天型糖尿病。除此之外，脂肪囤積、皮膚變粗變黑、多囊性卵巢症候群、不孕等問題，可能都與「胰島素阻抗」相關，可用含有肉桂醛的精油或純露來調養。

肉桂醛的活血效果不錯，防止血栓，並增加白血球和抗體，針對糖尿病人常出現的虛弱、末梢循環不良、易感染等毛病，可以治標治本。肉桂醛更藉由抑制體內發炎物質（如COX-2、PGE2），從源頭遏止痛感，阻止神經退化，為擔憂神經病變的糖尿病人提供幫助，也預防與糖尿病相關的高血壓和心室肥大。

Ch
2
給全家人的芳香分子療癒地圖

162

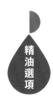

精油選項

錫蘭肉桂皮──飲食控制不佳者（★最推薦）

除了肉桂醛外，還含有甜美的酯類成分，香氣飽滿瑰麗，像一把赤豔豔的火燄，具備大破大立的能力，有助斬斷和戒除過往不良的飲食習慣。在法系芳療中，被認為是一種強力滋補劑，可活化所有器官機能，改善糖尿病患者常見的肌肉乏力、四肢麻痺、暈眩疲憊等狀況。

肉桂葉──糖尿病預備軍

肉桂葉中只有少量肉桂醛，丁香酚反而最多，和樹皮萃取的精油相比，性質溫和了一些，沒那麼燥熱刺激。若遇上血糖值偏高的糖尿病預備軍，只要他尚未感覺到明顯不適，也願意同步進行生活調整，那麼先從肉桂葉開始使用即可。

中國肉桂──免疫力不足的糖尿病人

由於肉桂醛含量可達90％，中國肉桂就像一道橫衝直撞的閃電，氣味和觸感都強勁到嚇人，絕對要稀釋到極低濃度再使用！精油中另含少量香豆素，活血效果不錯，又可以鎮邪辟疫，適合免疫力差、容易感染、正氣不足的糖尿病人。

其他選擇　來自中低海拔山區的本土原生種台灣土肉桂，也含有極高肉桂醛，可用葉片萃取精油或純露，而不需要剝樹皮，最符合永續生態考量。

調配密技

第二型糖尿病配方

錫蘭肉桂皮 ……… 1 滴
紅桔 ……………… 30 滴
真正薰衣草 …… 30 滴
依蘭 ……………… 7 滴
蜂香薄荷 ………… 3 滴
基礎油 ………… 100ml

黑色棘皮症配方

肉桂葉 …………… 2 滴
甜茴香 …………… 5 滴
檸檬 ……………… 25 滴
葡萄柚 …………… 20 滴
藏茴香 …………… 15 滴
基礎油 ………… 100ml

多囊性卵巢配方

中國肉桂 ………… 1 滴
黑雲杉 …………… 30 滴
波旁天竺葵 …… 20 滴
貞潔樹 …………… 20 滴
岩蘭草 …………… 10 滴
基礎油 ………… 100ml

25款芳香分子&結構式一覽表

芳香分子像每個人一樣,具有自己獨特的個性,但同一個家族的成員,彼此在香氣、藥理作用上,確實有共通特質。先前已經介紹過芳香療法中最重要的25種精油成分,接下來,讓我們實際比較一下它們的結構,看出來了嗎?歸屬在同一大類的芳香分子,雖然身體不同,臉(官能基)眞的長相一樣!

01 檸檬烯 Limonene

　　香氣特質 明亮的新鮮柑橘果香,清淡卻有十足穿透力
　　外型顏色 無色到微黃的透明液體

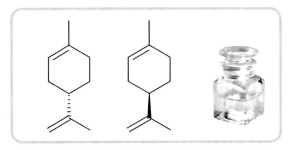

02 松油萜 Pinene

　　香氣特質 輕盈上揚的松脂和針葉氣味
　　外型顏色 無色到微黃的透明液體

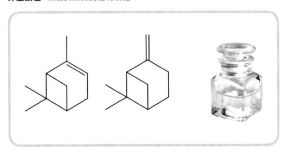

03 樟烯 Camphene

香氣特質 高海拔山區雲霧繚繞般森林香氣，清爽松脂香
外型顏色 白色的結晶固體（可溶）

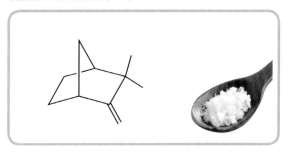

04 丁香油烴 Caryophyllene

香氣特質 清淡的木質、桂圓和一點橙皮
外型顏色 無色液體

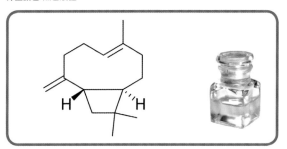

05 母菊天藍烴 Chamazulene

香氣特質 稀薄的青苔味
外型顏色 藍到藍綠色，液體或結晶

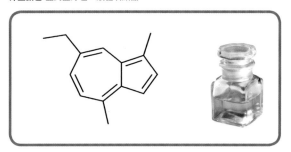

06 香茅醇 Citronellol

香氣特質 莓果和玫瑰花香，溫柔綠色調
外型顏色 無色的透明液體

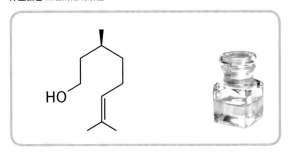

07 牻牛兒醇 Geraniol

香氣特質 火熱濃郁的成熟紅色花香調
外型顏色 淡黃到深黃的透明液體

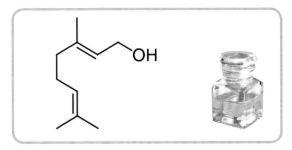

08 沉香醇 Linalool

香氣特質 純淨清甜的白色花香
外型顏色 無色的透明液體

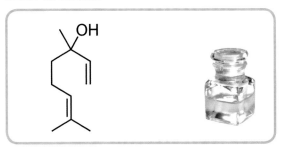

09 萜品烯四醇 Terpinen-4-ol

香氣特質 中庸的藥草綠涼香氣，有如剛生芽的嫩葉
外型顏色 無色到微黃的透明液體

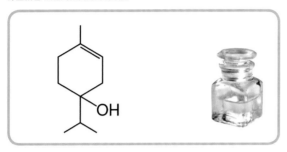

10 龍腦 Borneol

香氣特質 草本木質的甜涼味，乍聞像樟腦卻溫和許多
外型顏色 白色結晶固體（可溶）

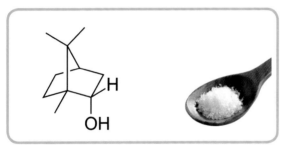

11 薄荷腦 Menthol

香氣特質 沁涼冷冽的薄荷甜味
外型顏色 白色結晶固體（可溶）

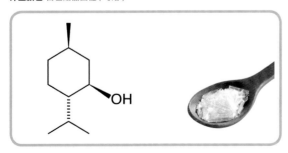

12 樟腦 Camphor

香氣特質 沁涼又衝辣,清新竄鼻的木質甜味
外型顏色 白色結晶固體(可溶)

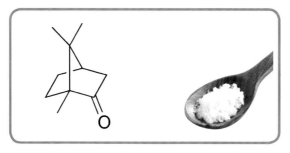

13 香芹酮 Carvone

香氣特質 鮮涼甜美的薄荷調和乾燥藥草調
外型顏色 無色到微黃的透明液體

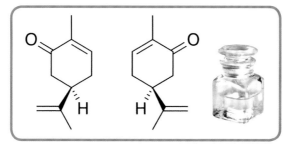

14 檸檬醛 Citral

香氣特質 酸衝高亢的檸檬香
外型顏色 淡黃色液體

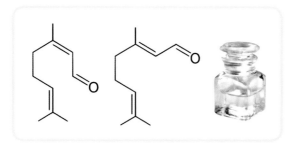

15 乙酸沉香酯 Linalyl Acetate

香氣特質 柔美中庸的藥草香和野花香，帶著初熟果實的鮮甜
外型顏色 無色透明液體

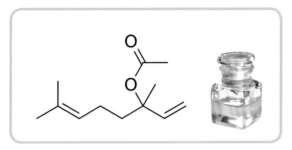

16 乙酸龍腦酯 Bornyl Acetate

香氣特質 溫和乾淨的松脂甜香，就像進了山間小木屋
外型顏色 無色透明液體

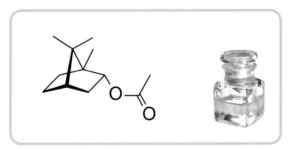

17 水楊酸甲酯 Methyl Salicylate

香氣特質 爽利甜涼衝鼻的強烈氣味
外型顏色 無色到紅色的透明液體

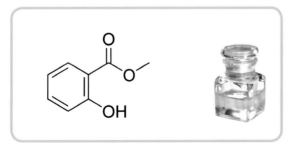

18 百里酚 Thymol

香氣特質 辛辣上揚的乾燥藥草調，微煙燻感
外型顏色 白色結晶固體（可溶）

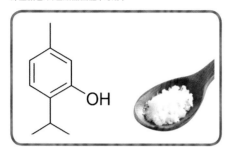

19 香芹酚 Carvacrol

香氣特質 辛辣收斂，類似威士忌的煙燻和泥煤味
外型顏色 淡黃到深黃的透明液體

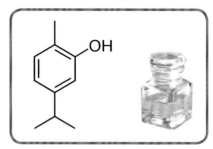

20 丁香酚 Eugenol

香氣特質 火熱而甜郁，帶木質感的熱帶辛香調
外型顏色 淡黃到深黃的透明液體

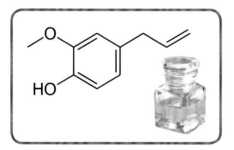

21 桉油醇 Cineole

香氣特質 乾爽清涼，有如勁風捲綠葉一樣銳利
外型顏色 無色透明液體

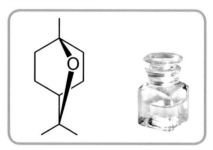

22 洋茴香腦 Anethole

香氣特質 微澀帶辛的濃烈甜味，聞起來像甘草瓜子
外型顏色 無色到微黃的透明液體

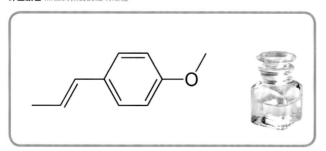

23 草蒿腦 Estragole

香氣特質 刺刺麻麻，強勁而有收斂感的辛香調
外型顏色 無色到微黃的透明液體

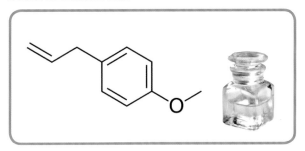

24 苯乙醇 Phenylethanol

香氣特質 無色透明液體
外型顏色 蜜漬花瓣加麝香葡萄

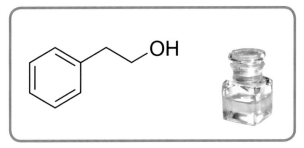

25 肉桂醛 Cinnamaldehyde

香氣特質 濃郁甜膩的東方香辛料調，火熱而華麗
外型顏色 淡黃到深黃的透明液體

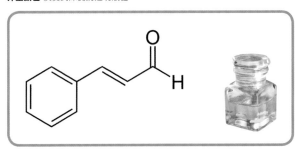

其他 48 種芳香分子效用總覽

大自然的森羅萬象，遠遠超出想像，爲了讓大家不至於在浩瀚「油海」中迷失方向，我們從數千種精油成分裡，嚴選介紹了 25 種芳香分子，只要充分運用，就能解決全家大小所有疑難雜症！如果你已能掌握這些最重要的基礎成分，不妨邁向下一階段，開始認識其它「遺珠」，讓功力更上一層樓。

以下新追加 48 種芳香分子的資訊，透過一目瞭然的表格，可以快速掌握它們的香氣特質、代表精油、藥理作用、和注意事項。

大多數重要成分皆已收錄，只有少數幾個成分，可能基於以下原因，未被列入圖表：

1　毒性太高—明顯傷害身體或致癌
2　香氣薄弱—雖然在精油中可以找到，但本身近乎無味
3　罕見微量—非常少見，或成分佔比太低無法產生影響
4　作用不明—治療效果缺少明確證據

※ 為方便閱讀和記憶，在此我們暫不標示及區分鏡像、幾何、立體異構物

單萜烯類成分

萜品烯 Terpinene	家族	單萜烯類—活力
	香氣	青草地和樹上嫩葉的綠色氣息
	精油	茶樹、檸檬、桔葉
	作用	血管小小清道夫，協助清除血脂、膽固醇
	注意	保存期短
3-蒈烯 3-Carene	家族	單萜烯類—活力
	香氣	檸檬皮加松節油的味道，性格粗獷
	精油	各種針葉樹、白松香、乳香
	作用	化痰祛痰，使呼吸深長順暢，強化骨質
	注意	保存期短，氧化後有刺激性
水芹烯 Phellandrene	家族	單萜烯類—活力
	香氣	松脂和薄柑橘調，有如淡淡藥草茶
	精油	蒔蘿、歐白芷、薑黃葉
	作用	免疫促進，抗菌。芳療界認為有助排水除濕
	注意	保存期短

單萜烯類成分

月桂烯
Myrcene

家族	單萜烯類—活力
香氣	帶點金屬氣的青芒果香
精油	岬角白梅、蛇麻草、西印度月桂
作用	消炎，緩解慢性神經痛及長期關節問題
注意	保存期短

羅勒烯
Ocimene

家族	單萜烯類—活力
香氣	新鮮龍眼香氣
精油	萬壽菊、紅沒藥、龍艾
作用	溫和抑制細菌黴菌、驅避昆蟲，調節食慾
注意	保存期短

檜烯
Sabinene

家族	單萜烯類—活力
香氣	帶一點泥土味的森林香
精油	杜松漿果、泰國蔘薑、西洋蓍草
作用	關節和肌肉強力鎮痛，減輕發炎引發的水腫
注意	保存期短

對繖花烴
Para-Cymene

家族	單萜烯類—活力
香氣	辛辣草本香料調
精油	各種百里香、野馬鬱蘭、印度藏茴香
作用	勞損筋骨的消炎止痛，對抗消化和呼吸感染
注意	保存期短，氧化後有刺激性

倍半萜烯類成分

金合歡烯
Farnesene

家族	倍半萜烯類—安定
香氣	清淡的青蘋果和木質味
精油	德國洋甘菊、依蘭、阿拉伯茉莉
作用	抗焦慮，帶來安心受保護的感覺，驅避昆蟲

薑黃烯
Curcumene

家族	倍半萜烯類—安定
香氣	些微油脂和咖哩味
精油	薑黃、薑、永久花
作用	消炎止痛，安撫鎮定皮膚，抗腫瘤潛力

單萜醇類成分

橙花醇
Nerol

家族	單萜醇類—滋補
香氣	梨子般優雅的花果香
精油	永久花、印蒿、橙花原精
作用	安撫焦慮情緒，消除恐慌，處理嚴重失眠

萜品醇
Terpineol

家族	單萜醇類—滋補
香氣	聞起來像乾燥的紅棗
精油	澳洲尤加利、芳樟、松紅梅
作用	戰痘，抗生殖泌尿道感染，消炎並促進傷口癒合

倍半萜醇類成分

金合歡醇 Farnesol	家族	倍半萜醇類—平衡
	香氣	多汁水蜜桃和花香
	精油	大馬士革玫瑰、橙花、印度茉莉
	作用	舒緩敏感肌，抗菌抑制體味，保護心臟降血壓

橙花叔醇 Nerolidol	家族	倍半萜醇類—平衡
	香氣	像透著柑橘香的烏龍老茶
	精油	各種綠花白千層、暹邏木、巴西檀木
	作用	抗焦慮（尤其針對長輩），防止神經系統的退化

沒藥醇 Bisabolol	家族	倍半萜醇類—平衡
	香氣	淡淡的陳皮蜜餞味
	精油	德國洋甘菊、澳洲檀香、香脂楊
	作用	皮膚安撫消炎，抗敏抗老，重建皮膚免疫屏障

廣藿香醇 Patchoulol	家族	倍半萜醇類—平衡
	香氣	甜而低沉的泥土香氣，略有涼感
	精油	廣藿香、印度纈草、穗甘松
	作用	血管消炎，抗動脈硬化，溫和滋補免疫能力

檀香醇 Santalol	家族	倍半萜醇類—平衡
	香氣	典型檀香味，綿密低迴的蜂蜜木質香
	精油	印度白檀、新喀里多尼亞檀香、澳洲檀香
	作用	多重抗癌機制，皮膚細胞更新，修復神經損傷

桉葉醇 Eudesmol	家族	倍半萜醇類—平衡
	香氣	沉穩帶點甜的白色木質調
	精油	藍絲柏、藍艾菊、阿米香樹
	作用	解毒，調節自律神經，神經細胞復原再生
	注意	勿與抗凝血藥併用

雪松醇 Cedrol	家族	倍半萜醇類—平衡
	香氣	霧霧的老松木香氣，溫潤絲滑
	精油	維吉尼亞雪松、德州雪松、絲柏
	作用	消除恐慌，鎮靜安眠，減重瘦身降三高

欖香醇 Elemol	家族	倍半萜醇類—平衡
	香氣	草綠色調樹脂香
	精油	欖香脂、日本扁柏、柳杉
	作用	異位性皮膚炎的體質調理，抗菌殺寄生蟲

雙萜醇類成分

香紫蘇醇 Sclareol	家族	雙萜醇類—平衡
	香氣	龍涎香和葡萄酒的甜味，釋放緩慢
	精油	快樂鼠尾草（原精較高）、希臘鼠尾草
	作用	經期止痛消炎，抗婦科腫瘤，提升抗癌免疫機制

單萜酮類成分

薄荷酮 Menthone	家族	單萜酮類—覺知
	香氣	像乾燥薄荷葉，微木質香
	精油	野薄荷、胡椒薄荷、波旁天竺葵
	作用	幫助血液循環但不燥熱，利腦但維持情緒鎮靜
	注意	神經毒性很低，仍不宜大量口服
馬鞭草酮 Verbenone	家族	單萜酮類—覺知
	香氣	細緻乾淨的草本森林香
	精油	各種迷迭香、乳香、薰陸香
	作用	皮膚抗老再生，清血，芳療界認為是養肝聖品
	注意	神經毒性很低，勿與抗凝血劑或抗生素併用
側柏酮 Thujone	家族	單萜酮類—覺知
	香氣	乾爽草本香調和甜味
	精油	鼠尾草、艾草、側柏葉
	作用	利腦，中樞神經興奮作用（可逆），對抗糖尿病
	注意	神經毒性高，不口服。可能有肝腎毒性
素馨酮 Jasmone	家族	單萜酮類—覺知
	香氣	像茉莉綠茶，帶苦的高雅花香
	精油	各種茉莉、野薑花、橙花原精
	作用	鎮靜舒緩，提升神經系統對GABA的反應

倍半萜酮類成分

薑黃酮 Turmerone	家族	倍半萜酮類—修復
	香氣	乾燥溫暖的辛香調
	精油	薑黃
	作用	神經復原修護，多重抗癌機制，皮膚抗老美白
大馬士革酮 Damascenone	家族	倍半萜酮類—修復
	香氣	像蜂蜜加上梅子李子般酸甜
	精油	大馬士革玫瑰、千葉玫瑰
	作用	美白淡斑，提升皮膚保濕屏障能力

倍半萜酮類成分

紫羅蘭酮
Ionone

家族	倍半萜酮類—修復
香氣	濃郁華麗的花香和糖漬綜合莓果
精油	紫羅蘭、桂花、雲木香
作用	肌膚抗老，多重抗癌機制
注意	少數人皮膚有過敏反應，香氣強烈酌量使用

單萜醛類成分

香茅醛
Citronellal

家族	單萜醛類—彈性
香氣	典型香茅味，衝鼻草本柑橘酸香
精油	香茅、檸檬尤加利、檸檬細籽
作用	筋骨肌肉止痛，抗細菌黴菌，驅逐蚊蟲，除臭
注意	略刺激皮膚

紫蘇醛
Perillaldehyde

家族	單萜醛類—彈性
香氣	典型紫蘇味，高亢木質柑橘酸香
精油	紫蘇、小茴香
作用	強力鎮靜情緒，促進食欲，止嘔吐利消化
注意	少數人皮膚有過敏反應，口服過量傷肝

單萜酯類成分

乙酸萜品酯
Terpinyl
Acetate

家族	單萜酯類—舒緩
香氣	乾淨清澈的森林果香
精油	荳蔻、月桂、日本扁柏
作用	腸道和呼吸道的安撫，對抗絞痛、氣喘、腹瀉

乙酸橙花酯
Neryl Acetate

家族	單萜酯類—舒緩
香氣	柔和的水果香，有點像蓮霧
精油	永久花、檸檬馬鞭草、香蜂草
作用	消除恐慌，處理胸口不適如心悸、心跳快、胸悶

乙酸牻牛兒酯
Geranyl
Acetate

家族	單萜酯類—舒緩
香氣	紫色野生莓果、紅色花香
精油	玫瑰草、牻牛兒醇百里香、蜂香薄荷
作用	骨盆腔區域消炎，處理婦科疼痛和下身神經痛
注意	輕微刺激皮膚

苯基酯類成分

乙酸苄酯
Benzyl Acetate

家族	苯基酯類—愉悅
香氣	成熟香蕉香和輕柔花香
精油	阿拉伯茉莉、埃及茉莉、依蘭
作用	催情，增加吸引力，消除肌肉緊繃僵硬狀態
注意	輕微刺激皮膚

鄰氨基苯甲酸甲酯 Methyl Anthranilate	家族	苯基酯類─愉悅
	香氣	清淡的花粉香，氣味類似巨蜂葡萄
	精油	桔葉、苦橙葉、白玉蘭
	作用	止痙攣型疼痛，迅速鎮靜神經系統，安定助眠

水楊酸苄酯 Benzyl Salicylate	家族	苯基酯類─愉悅
	香氣	溫和的熱帶水果香，和釋迦很像
	精油	依蘭、晚香玉、黃玉蘭
	作用	防護肌膚避免紫外線傷害
	注意	少數人皮膚有過敏反應

肉桂酸甲酯 Methyl Cinnamate	家族	苯基酯類─愉悅
	香氣	像加了莓果果醬的紅茶
	精油	肉桂酸甲酯羅勒、蘇剛達、草莓尤加利
	作用	活血促進循環，肢體溫暖止痛，緩解躁動過動

內酯類成分

土木香內酯 Alantolactone	家族	內酯類─淨化
	香氣	微涼的龍涎香和菊花茶味
	精油	土木香、月桂、歐白芷
	作用	止咳平喘祛痰，安撫內臟絞痛，提升解毒酵素
	注意	部分人皮膚有過敏反應

藁本內酯 Ligustilide	家族	內酯類─淨化
	香氣	陳鬱的藥草和泥土香氣
	精油	圓葉當歸、芹菜
	作用	清血止痛，防止中風和心臟病，皮膚抗老美白
	注意	氣味較強，宜酌量使用

黃葵內酯 Ambrettolid	家族	內酯類─淨化
	香氣	細緻的麝香味，讓人想到高級墨條
	精油	黃葵籽
	作用	非常催情
	注意	部分人皮膚有過敏反應

香豆素 Coumarin	家族	內酯類─淨化
	香氣	像香草可可、酒釀櫻桃和蘭姆葡萄乾
	精油	零陵香豆、薰衣草原精、中國肉桂
	作用	消炎止痛，處理疾病（如癌症）引發的水腫
	注意	不宜大量口服，勿與精神藥物併用

香柑油內酯 Bergapten	家族	內酯類─淨化
	香氣	不明
	精油	佛手柑、萊姆、苦橙
	作用	防止肢體退化（如多發性硬化症、骨關節炎）
	注意	光敏感性強，使用後勿曝露於陽光下

醚類、氧化物類成分

肉荳蔻醚
Myristicin

家族	醚類—釋放
香氣	銳利刺麻的辛香藥草味
精油	肉荳蔻、歐芹、蘇剛達
作用	止痛並放鬆緊繃的筋膜，興奮快樂感，抗憂鬱
注意	神經毒性高，不口服。勿與精神藥物併用

沉香醇氧化物
Linalool Oxide

家族	氧化物類—通暢
香氣	透明感的白花香，如雨後初綻小野花
精油	芳樟、沉香醇百里香、桂花
作用	消除焦慮和沮喪，處理嚴重頭痛，對抗病毒

玫瑰氧化物
Rose Oxide

家族	氧化物類—通暢
香氣	輕盈綠色調，新鮮花草香
精油	大馬士革玫瑰、玫瑰天竺葵、波旁天竺葵
作用	消炎，消除腿部足部水腫

丁香油烴氧化物
Caryophyllene
oxide

家族	氧化物類—通暢
香氣	像乾燥的陳年老木料
精油	香蜂草、貞潔樹、丁香羅勒
作用	抗真菌，增加解毒酵素，多重抗癌機制

芳香醇類、芳香醛類成分

肉桂醇
Cinnamyl
Alcohol

家族	芳香醇類—創造
香氣	有如加了桂圓的甜酒釀
精油	各種肉桂、蘇合香、祕魯香脂
作用	活血助循環，溫暖肢體，促進脂肪代謝
注意	刺激皮膚，部分人有過敏反應

小茴香醛
Cuminaldehyde

家族	芳香醛類—守衛
香氣	高亢上揚，動物性的辛香調
精油	小茴香、多苞葉尤加利、格陵蘭喇叭茶
作用	抗消化道感染，護肝，抗糖尿病，多重抗癌機制
注意	略刺激皮膚

香草素
Vanillin

家族	芳香醛類—守衛
香氣	記憶中的香草味，甜美而乾爽
精油	香草、吐魯香脂、祕魯香脂
作用	解毒並對抗致癌化學物，補腎抗糖尿病，抗憂鬱

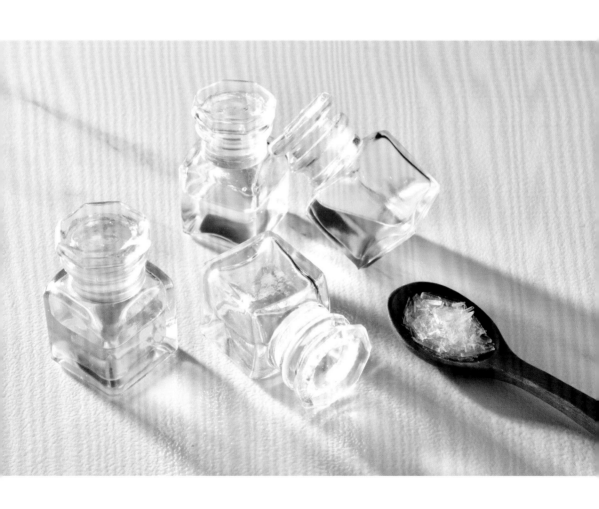

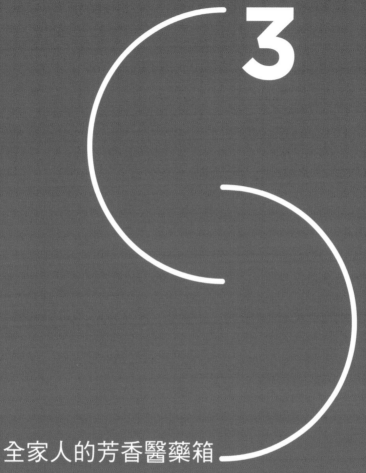

3

全家人的芳香醫藥箱

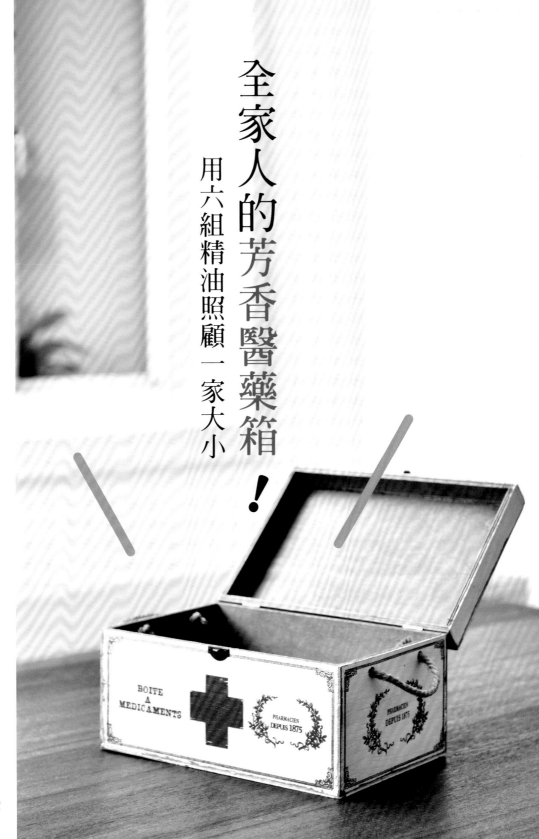

全家人的芳香醫藥箱！

用六組精油照顧一家大小

市面上到底有幾種精油呢？一般芳療書籍裡會提到的至少有四五百種，連中文譯名都沒有的芳香植物，更是多到讓人嚇一跳。但其實日常最需要的精油，頂多一、二十種就已足夠。這就很像禪宗說的「見山還是山」，直指本心，終究走向返樸歸真，而替自己的家「建立芳香醫藥箱」，也是如此。

很多人以為芳香療法的處方是「一個蘿蔔一個坑」，感冒就該用 A 精油，肚子痛一定要用 B 精油，但真實世界不是如此運作的。大自然的療癒方式，比我們想像中更有彈性，幾乎每個精油都具有多元潛力，作用廣泛，只要善加利用它們，即使是複雜的身心難題，也能找到平易近人的解答。

只是，針對不同的使用對象，會需要不一樣的精油組合，在接下來這個章節，我將針對以下幾種對象，嚴選最推薦的芳香醫藥箱，每個組合中雖然只有六種精油，卻足以解決生活中各種大小狀況！

12 歲以下 ── 寶貝孩子組芳香醫藥箱　　12 歲以上 ── 春風少年組芳香醫藥箱
成年女性 ── 女人御守組芳香醫藥箱　　成年男性 ── 男仕御守組芳香醫藥箱
熟年長輩 ── 銀髮保健組芳香醫藥箱　　不分對象 ── 全家幸福組芳香醫藥箱

這些精油都經過仔細思索推敲，可說是鑽研芳療多年的思想結晶，已為你節省許多時間和金錢的耗費。你可以按照推薦，選出最適合家人的精油組合，或是以這幾種芳香醫藥箱為基礎，再按照實際狀況增減變更內容。

照顧家人和自己，其實一點都不難！

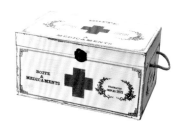

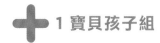1 寶貝孩子組

兒童芳療該留意的眉眉角角很多，寶貝們除了皮膚細嫩之外，大腦和感官尚未發展成熟，免疫系統還在建構中，呼吸和消化道也比成年人脆弱，精油濃度最好控制在成年人的一半以下，並且避開所有風險較大的成分，像是刺激性強及有神經毒性的芳香分子。兩歲以下，建議以純露和純植物油（基礎油）為優先選擇。

為了遇到突發狀況時，不至於手忙腳亂，平日就可先把適合孩子的精油單獨收藏成一盒。我推薦的六款兒童單方精油，不僅囊括各種需求，效果明確，對皮膚溫和，也不造成肝腎負擔，只要先熟悉這幾種精油的應用範圍，大小疑難雜症都可以一網打盡，輕鬆建構孩子專屬的「芳香醫藥箱」。

療效速查表		
療效方向	推薦精油	頁碼
神經系統	紅桔、羅馬洋甘菊	P.190、P.200
免疫系統	沉香醇百里香、沼澤茶樹	P.196、P.198
呼吸系統	西伯利亞冷杉、沼澤茶樹	P.192、P.198
消化系統	紅桔、蒔蘿、沉香醇百里香、羅馬洋甘菊	P.190、P.194、P.196、P.200
泌尿系統	蒔蘿	P.194
皮膚系統	沼澤茶樹、羅馬洋甘菊	P.198、P.200
肢體系統	西伯利亞冷杉	P.192

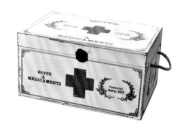

2 春風少年組

當孩子們進入動盪的的青春期，身體的耐受度已經沒有問題，可以和成年人使用相同濃度的芳療配方，不過最好避開會產生「荷爾蒙效應」的精油，若想運用花朵類精油，劑量也要節制，以免影響內分泌環境和發育節奏。

許多壓力和心事，是可以靠植物力量來紓解的，芳香療法幫助青少年開發腦力創意、建立自信心、鍛鍊意志、學習愛自己。但這個年紀的孩子情感纖細，嗅覺和觸覺變得更加敏銳，對「該用什麼精油」開始有自己的想法，爸媽們不要因心急如焚而強迫推銷，盡量以引導和溝通為主，才不會造成反彈。建議收集一些性質安全、氣味接受度高的精油，在方便處設置專屬「芳香醫藥箱」，讓他們有必要時自行取用。

療效速查表		
療效方向	推薦精油	頁碼
神經系統	甜馬鬱蘭、佛手柑	P.202、P.210
免疫系統	玫瑰草、山雞椒	P.204、P.208
呼吸系統	藏茴香、香桃木	P.206、P.212
消化系統	藏茴香、山雞椒、佛手柑	P.206、P.208、P.210
循環系統	甜馬鬱蘭、玫瑰草、藏茴香	P.202、P.204、P.206
皮膚系統	玫瑰草、香桃木	P.204、P.212
肢體系統	山雞椒	P.208

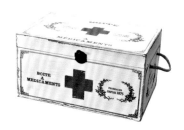

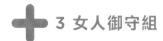 **3 女人御守組**

「性別差異醫學」是很晚才出現的概念，一般人普遍以為，除了生殖系統以外，兩性的生理構造基本一致，但許多研究已經打破這種印象，科學家發現男女各自有容易得的病，即使起因相同（例如心肌梗塞），發作症狀也不同。女人連大腦構造都和男人不一樣，臟腑運作也有出入，有些差異在胚胎時期就定型了，有些則是日後受到激素影響，才一一發生。

女性身體擁有獨特的設計，守護女人的「芳香醫藥箱」，當然該網羅重要婦科精油，但這些精油，早已超越單純的生殖系統保養，而是透過調節內分泌環境，全面照顧所有器官機體，進一步讓我們學會如何關愛自己。

療效速查表		
療效方向	推薦精油	頁碼
神經系統	依蘭、丁香花苞	P.218、P.222
免疫系統	黑雲杉、丁香花苞	P.214、P.222
呼吸系統	黑雲杉	P.214
消化系統	丁香花苞、甜茴香	P.222、P.224
循環系統	依蘭、義大利永久花	P.218、P.220
內分泌系統	黑雲杉、貞潔樹	P.214、P.216
生殖系統	貞潔樹、義大利永久花、甜茴香	P.216、P.220、P.224
皮膚系統	依蘭、義大利永久花	P.218、P.220
肢體系統	甜茴香	P.224

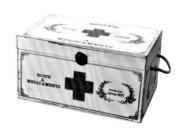

✚ 4 男仕御守組

大腦的香氣感知機能男女有別，女人身上處理嗅覺的神經元數量，居然是男人的兩倍。換言之，女性對精油的感受比較敏銳，愛恨分明，男性則鈍一點點，較少顯示出特別的偏好，這代表男性對氣味的接受度頗廣，不帶成見，而且勇於嘗試，在為他們推薦精油時，可以稍微大膽一些。

男仕們的「芳香醫藥箱」以實用性為主要考量，最好能在瓶蓋貼上小標籤，用兩三個字明快標示療效重點，消炎解熱的精油必不可少，且要兼顧提振激勵和鎮靜安神兩種需求。由於男性皮脂腺比較發達，所搭配的基礎油最好不要太黏膩，或改以清爽的乳液為基底。

療效速查表		
療效方向	推薦精油	頁碼
神經系統	廣藿香、岩蘭草	P.232、P.234
免疫系統	歐洲赤松、冬季香薄荷	P.226、P.236
呼吸系統	歐洲赤松、馬鞭草酮迷迭香	P.226、P.228
消化系統	馬鞭草酮迷迭香、冬季香薄荷	P.228、P.236
循環系統	廣藿香、岩蘭草	P.232、P.234
內分泌系統	岩蘭草	P.234
生殖系統	冬季香薄荷	P.236
皮膚系統	馬鞭草酮迷迭香、西洋蓍草、廣藿香	P.228、P.230、P.232
肢體系統	歐洲赤松、西洋蓍草	P.226、P.230

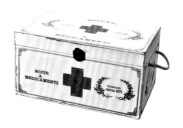

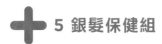 **5 銀髮保健組**

隨著年齡增長，皮脂分泌量和角質層的保水力會雙雙下降，表皮的屏障功能跟著大幅衰退，於是設計銀髮族「芳香醫藥箱」時，以溫和親膚的精油為主，按摩前要適當稀釋，若老人家原本手腳皮膚就特別乾燥，搭配滋潤性高的基礎油，還可避免刺激性，並改善脫屑、搔癢等狀況，一舉數得。

由於真皮層和血管萎縮退化，長輩皮膚對精油的吸收率比較差，通常需要持續使用一陣子，才能在棘手的慢性病症上看出成效，建議調配為較低濃度，並慎用對肝腎負擔較高的成分（例如肉桂醛）。有些長輩不習慣在身上擦東西，這時候可改採薰香，銀髮族的「芳香醫藥箱」通常包含許多安神或保護神經的精油，即使只是吸聞，效果仍然不錯。

療效速查表		
療效方向	推薦精油	頁碼
神經系統	檸檬、薑	P.238、P.244
免疫系統	檸檬、波旁天竺葵、檀香	P.238、P.242、P.246
呼吸系統	乳香、檀香、月桂	P.240、P.246、P.248
消化系統	檸檬、薑、月桂	P.238、P.244、P.248
循環系統	波旁天竺葵、月桂	P.242、P.248
皮膚系統	乳香、波旁天竺葵、檀香	P.240、P.242、P.246
肢體系統	乳香、薑	P.240、P.244

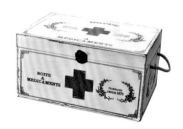

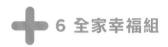 6 全家幸福組

如果想準備一組適合全家男女老少的「芳香醫藥箱」，該怎麼辦呢？首先，由於對象不固定，應該把安全性放在最優先，盡量選擇溫和無刺激性的產品。為了因應五花八門的症狀，精油本身要有多重效果，才能囊括家中所有成員的需求，成分豐富、作用廣泛的「多分子精油」，最能提供完整的治療機制。

「芳香醫藥箱」完成後，可收藏在全家人都容易找到的地方，並與週邊材料如基礎油、無香乳液、薰燈、水氧機等放在一起。如果能在每個瓶身多貼一張標籤，寫上主要作用，遇到狀況時更能快速找到對症產品。不過要特別注意的是，若家中有小小孩，最好選用「安全瓶蓋容器」來裝精油，以免兒童誤開誤食。

療效速查表		
療效方向	**推薦精油**	**頁碼**
神經系統	德國洋甘菊、真正薰衣草、桉油樟羅文莎葉	P.256、P.258、P.260
免疫系統	歐白芷、岩玫瑰、茶樹、桉油樟羅文莎葉	P.250、P.252、P.254、P.260
呼吸系統	歐白芷、茶樹、桉油樟羅文莎葉	P.250、P.254、P.260
消化系統	歐白芷	P.250
循環系統	岩玫瑰、真正薰衣草	P.252、P.258
皮膚系統	岩玫瑰、茶樹、德國洋甘菊、真正薰衣草	P.252、P.254、P.256、P.258
肢體系統	德國洋甘菊	P.256

紅桔 Mandarin

消化・神經

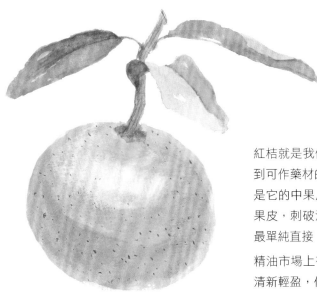

紅桔就是我們常說的橘子，剝開以後會看到可作藥材的網狀「橘絡」，這些絲絮其實是它的中果皮，氣味則來自色彩鮮豔的外果皮，刺破油囊就能收集芳香分子，能量最單純直接，而且非常安全。

精油市場上有紅桔、綠桔兩種選擇，綠桔清新輕盈，但柔美的紅桔更適合小朋友。

AROMA DATA

香調分類	果香調
氣味特質	平衡的成熟柑果香氣，帶著花朵馨甜
香氣強度	弱
重要成分	檸檬烯（P.64）、萜品烯（P.172）、香柑油內酯（P.177）
注意事項	最佳賞味期約1年半，建議盡快用完 有微弱光敏感性，使用後勿於陽光下曝曬

PLANT DATA

分類科屬	芸香科柑橘屬
萃取方式	壓榨
使用部位	果皮
重要產地	巴西、阿根廷、義大利

學名解釋	Citrus reticulata
	柑橘　　　有小網

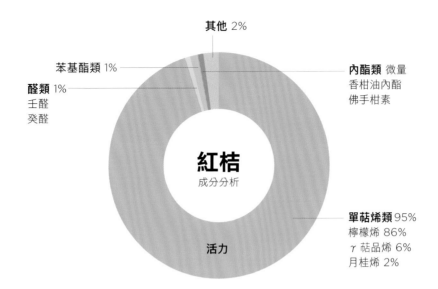

其他 2%

苯基酯類 1%

內酯類 微量
香柑油內酯
佛手柑素

醛類 1%
壬醛
癸醛

紅桔
成分分析

活力

單萜烯類 95%
檸檬烯 86%
γ 萜品烯 6%
月桂烯 2%

安撫孩子神經系統，溫和有效的消化聖品

**身體對症
body**

[兒童消化保養]
便秘、脹氣、肚子痛、嘔吐、打嗝、消化不良、食慾不振

[兒童神經調理]
過動兒、躁動、睡不安穩、看醫生及手術前的鎮靜或導入麻醉

[準媽媽備孕調理]
壓力型不孕、孕期腸胃不適、體重增加太快、妊娠紋

情緒療效 mind

[處理創傷後壓力] 恐懼曾發生過的事、過度警覺、怕牙醫、怕搭飛機、怕狗、沉默
[提升人際協調性] 親子共學、兄弟姐妹和諧、家庭向心力、團隊能量
[改善分離焦慮] 拒絕上學、咬手指、不願獨處、哭泣後原因不明的身體不適

魔法用途 soul

[祝福] 招好運、圓滿結局、喜悅豐盛
[健康] 身體狀況好轉、提高生命力、增加生育力 (給渴望擁有孩子的人)

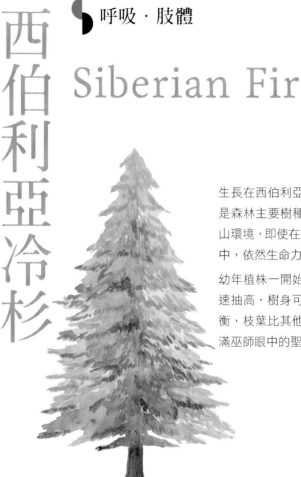

呼吸・肢體

Siberian Fir

西伯利亞冷杉

生長在西伯利亞和中亞廣大的原始山地，是森林主要樹種，極為耐寒，也能忍耐高山環境，即使在惡劣氣候和零下50度低溫中，依然生命力旺盛。

幼年植株一開始生長緩慢，十歲以後才迅速抽高，樹身可達三十公尺。樹形美麗均衡，枝葉比其他樹種更青翠，使它成為薩滿巫師眼中的聖樹。

AROMA DATA

香調分類	森林調
氣味特質	澄澈柔軟上揚的松脂甜香，微清涼感
嗅覺強度	中等
重要成分	乙酸龍腦酯（p.124）、松油萜（p.68）、樟烯（p.72）、3-蒈烯（p.172）
注意事項	最佳賞味期約2年，建議盡快用完

PLANT DATA

分類科屬	松科冷杉屬
萃取方式	蒸餾
使用部位	枝葉
重要產地	俄羅斯

學名解釋	Abies sibirica
	升高　　　西伯利亞

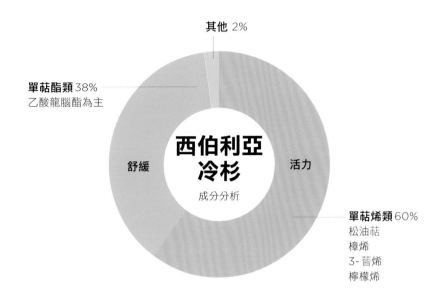

其他 2%

單萜酯類 38%
乙酸龍腦酯為主

**西伯利亞
冷杉**

成分分析

舒緩　　　　活力

單萜烯類 60%
松油萜
樟烯
3- 蒈烯
檸檬烯

改善先天體質、後天環境引發的兒童呼吸問題

**身體對症
body**

[兒童呼吸道安撫]
氣喘、咳嗽、呼吸短淺、呼吸急促、過度換氣
[兒童呼吸道強化]
感冒、慢性支氣管炎、多痰、胸口卡卡
[消炎鎮靜]
莫名發燒、兒童生長痛、關節痠痛、口內炎

情緒療效 mind

[安撫聰明早熟的孩子]　敏銳、多愁善感、察顏觀色、不安、易受旁人影響、易激動、自責
[處理成長轉換階段的不適應]　畢業、成為哥哥姊姊、搬家、換老師、出國遊學、父母分居
[滋補虛弱的身心]　沮喪、睡不飽、沒力氣、身體內縮、駝背

 魔法用途 soul

[保護]　薩滿祭司用它淨化氣場、打破漫長黑暗、慶祝太陽新生
[祝福]　生命之樹化身、森林主神的加護、天地能量灌注

蒔蘿 Dill

消化・泌尿

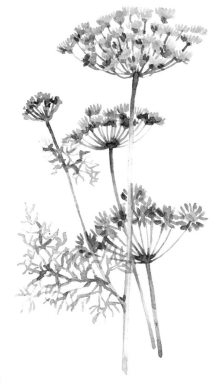

乍看長相類似甜茴香，都是開黃花的傘狀花序，常被混淆，不過蒔蘿身形比較纖細苗條，細密的葉片香氣很清新，入菜搭配料理可解膩消食，萃取成精油後也以健胃整腸見長。

不過採收的時間點很重要，由於花果種籽含有較高單萜酮類成分，為了兒童的用油安全，請選擇開花前就萃取的蒔蘿枝葉精油。

AROMA DATA

香調分類 藥草調
氣味特質 青草田野菜根香，淡淡柑橘味
香氣強度 弱
重要成分 水芹烯（p.172）、對繖花烴（p.173）、檸檬烯（p.64）、香芹酮（p.112）

PLANT DATA

分類科屬 繖形科蒔蘿屬
萃取方式 蒸餾
使用部位 枝葉（不含花果）
重要產地 匈牙利、印度、埃及

學名解釋	Anethum graveolens	
	古希臘語「蒔蘿」	重＋有味道

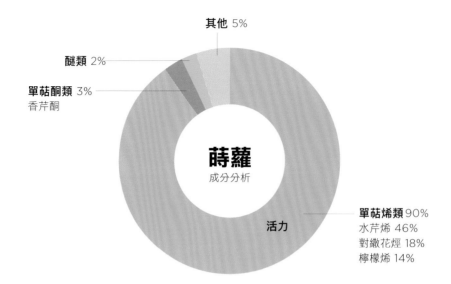

其他 5%

醚類 2%

單萜酮類 3%
香芹酮

蒔蘿
成分分析

活力

單萜烯類 90%
水芹烯 46%
對繖花烴 18%
檸檬烯 14%

照顧小朋友細緻的腸胃與腎臟膀胱

**身體對症
body**

[消化系統強化]
常外食、粗嚼快嚥、吃乳製品或油膩食物後不適、消化緩慢、胃糾結感
[泌尿系統強化]
太多精緻飲食、兒童體重過重、膀胱無力、尿床、臉色蒼白、抽筋
[促進物質宣洩]
尿不出來、便秘、不流汗、成年女性月經不順或乳汁不足、下半身水腫

 情緒療效 mind

[消除滯重感] 白天昏沉、學習較慢、反應力不佳、動作拖拉、做選擇時有困難
[疏導抗拒長大的情緒] 吵鬧、不講理、不守承諾、耍賴不開心、不睡覺胡思亂想

魔法用途 soul

[強化] 潛能開發、增進意識與心智能力
[祝福] 水星的加護、生意拓展咒、金錢增值咒 (用在業務員或行銷主管時)
[保護] 解除魔咒、避免被嫉妒、處理負面能量引起的打嗝、守護兒童房

免疫・消化

沉香醇百里香

Thyme CT Linalool

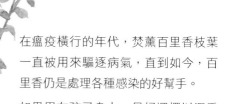

在瘟疫橫行的年代，焚薰百里香枝葉一直被用來驅逐病氣，直到如今，百里香仍是處理各種感染的好幫手。

如果用在孩子身上，最好選擇以沉香醇為主要成分的百里香，這種精油產於海拔500到1300公尺的南歐山區，同時展現堅強和溫柔的特質，安全性佳，又被稱為「大眾百里香」。

AROMA DATA

香調分類	藥草調、辛香調
氣味特質	和諧甜美的草本香氣，溫暖而不燥熱
香氣強度	中等
重要成分	沉香醇（p.92）、萜品醇（p.173）、龍腦（p.100）、百里酚（p.132）
注意事項	用於胸口、腹部等脆弱部位前請稀釋

PLANT DATA

分類科屬	唇形科百里香屬
萃取方式	蒸餾
使用部位	開花全株
重要產地	法國、西班牙

學名解釋	Thymus vulgaris
	煙薰、勇氣　　　普通

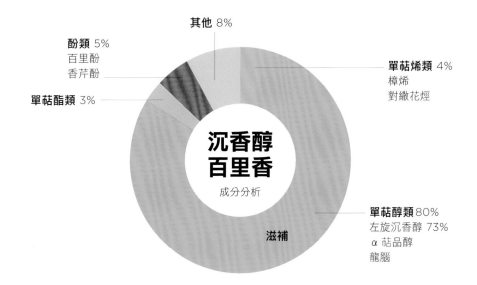

其他 8%

酚類 5%
百里酚
香芹酚

單萜烯類 4%
樟烯
對繖花烴

單萜酯類 3%

沉香醇
百里香

成分分析

滋補

單萜醇類 80%
左旋沉香醇 73%
α 萜品醇
龍腦

提振滋補，激勵抗菌，全方位兒童免疫用油

**身體對症
body**

[兒童免疫系統強化]
常感冒、沒元氣、精神渙散、腮腺炎、扁桃腺炎

[對抗金黃色葡萄球菌]
傷口、疥瘡、癤癰、膿痂疹、毛囊炎

[兒童消化系統強化]
脹氣、吃壞肚子、食物生冷、食慾不振

[三歲後的成長過渡期混亂]
莫名發燒、腹瀉、睡不安穩、躁動不安

 情緒療效 mind

[燃起勇氣和熱情] 提不起勁、有氣無力、害怕失敗、冷淡、朋友很少

[認同自己] 容易被欺負、無法拒絕他人、缺乏自信心、焦慮、自責

魔法用途 soul

[保護] 對抗惡意與負面能量、關閉第三隻眼、淨化臥室空間

[健康] 驅趕病氣

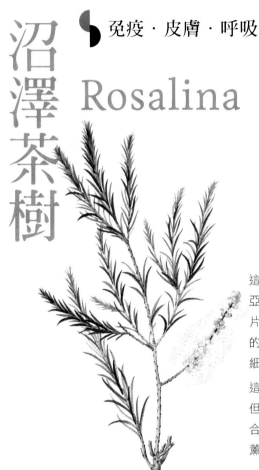

免疫・皮膚・呼吸

沼澤茶樹
Rosalina

這種植物生長在澳洲東南到塔斯馬尼亞島的沼澤區，耐潮濕又耐鹽分。紙片般剝落的樹皮，遠看宛如黑白相間的紋路，葉子則像歐石楠的葉片一樣細窄又緊密。

這種精油整體性質和優點類似茶樹，但刺激性較低，安撫力更佳，特別適合小朋友。因為氣味優雅，又被稱為薰衣草茶樹。

AROMA DATA

香調分類	森林調、花香調
氣味特質	柔美嫩綠色氣息，透著細緻白花香
香氣強度	中等
重要成分	沉香醇（p.92）、萜品烯四醇（p.96）、桉油醇（p.144）、檸檬烯（p.64）

PLANT DATA

分類科屬	桃金孃科白千層屬
萃取方式	蒸餾
使用部位	枝葉
重要產地	澳洲

學名解釋	Melaleuca ericifolia
	黑色＋白色　　　石楠＋葉片

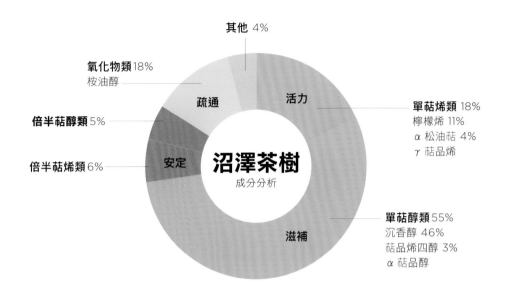

其他 4%

氧化物類 18%
桉油醇

單萜烯類 18%
檸檬烯 11%
α 松油萜 4%
γ 萜品烯

疏通

活力

倍半萜醇類 5%

安定

沼澤茶樹
成分分析

倍半萜烯類 6%

滋補

單萜醇類 55%
沉香醇 46%
萜品烯四醇 3%
α 萜品醇

比一般茶樹更溫柔，兒童的萬用精油

**身體對症
body**

[兒童皮膚保養]
濕性濕疹、疥癬、傷口、蚊蟲叮咬、頭皮脂漏、水痘
[兒童上呼吸道保養]
感冒、鼻竇炎、鼻過敏、鼻塞、呼吸不順
[口腔問題保養]
喉嚨痛、口內炎、牙齦炎、牙周膿腫
[三歲的免疫過渡期]
莫名發燒、腹瀉、躁動不安
[減少身體異味]
口臭、汗味、狐臭、足臭

 情緒療效 mind

[增加溝通能力] 自我表達不易、抑鬱、不耐煩、重複語句、講話太小聲或太大聲
[心理彈性和適應力] 固執、跟不上事物的變化、在陌生環境很焦慮、亞斯伯格特質

魔法用途 soul

[保護] 保護新生兒（澳州原住民用沼澤茶樹的樹皮製成寶寶袱巾）

神經・皮膚・消化

Roman Chamomile

羅馬洋甘菊

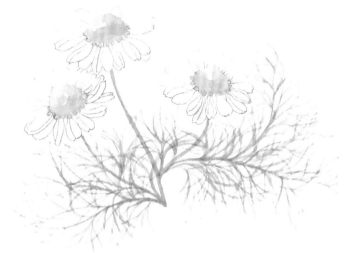

十九世紀有位植物學家，在羅馬競技場中發現一株帶著蘋果香的野生藥草，將其帶回英國栽種推廣，並命名為羅馬洋甘菊，但遠在此之前，它早已是古代名醫眼中的寵兒，甚至被認為具有高貴優越的治療特性。精油本身作用強大卻溫和，長期使用也沒問題，適合神經纖細敏感的兒童與大人。

AROMA DATA

香調分類	果香調、藥草調
氣味特質	像完熟蘋果加雪莉酒醋，香氣獨特
香氣強度	強
重要成分	歐白芷酸異丁酯、沒藥烯、 母菊天藍烴（p.80）、龍腦（p.100）

PLANT DATA

分類科屬	菊科果香菊屬
萃取方式	蒸餾
使用部位	開花植株頂部、花
重要產地	法國、英國、匈牙利

學名解釋	Chamaemelum nobile
	低地＋蘋果　　　高貴

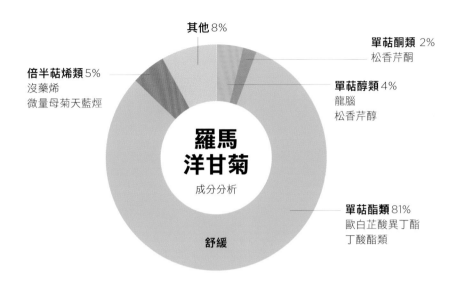

其他 8%

單萜酮類 2%
松香芹酮

倍半萜烯類 5%
沒藥烯
微量母菊天藍烴

羅馬
洋甘菊

成分分析

單萜醇類 4%
龍腦
松香芹醇

舒緩

單萜酯類 81%
歐白芷酸異丁酯
丁酸酯類

安頓身心，適用於情緒引發的慢性問題

身體對症 body

[神經系統安撫]

兒童頭痛、過動、靜不下來、尖叫、抽筋、感官過度靈敏、癲癇

[兒童皮膚調理]

異位性皮膚炎、濕疹、蕁麻疹、尿布疹、脂漏性皮膚炎

[兒童消化保養]

拉肚子、脹氣、緊張造成的腹痛、挑食、消化不良、腹瀉

[強力消炎鎮靜]

過敏、牙痛、長牙、腮腺炎、體溫高

情緒療效 mind

[處理想像力旺盛帶來的問題] 恐懼未經驗過的事、怕黑、怕陌生人、怕失去家人

[為內在小孩提升安全感] 做惡夢、夜晚啼哭、焦慮恐慌、依賴心強、咬指甲、拔頭髮

魔法用途 soul

[和諧] 對應「父母宮」能量、親子和解、破除跨世代相傳的家族問題

[祝福] 家宅財富充實、失去的金錢重新回到手中

神經・循環

甜馬鬱蘭

Sweet Marjoram

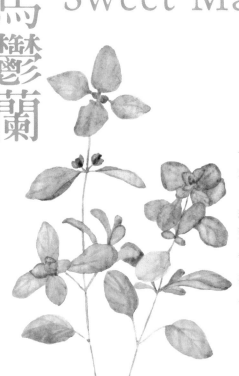

早從希臘羅馬時代，甜馬鬱蘭便十分受到歡迎，傳說女神阿芙羅黛蒂創造了這種藥草，並親手栽種於山丘岩縫，代表將幸福賜給人類，於是它得到「山之喜悅」的美稱。

甜馬鬱蘭雖然花葉看來纖弱嬌小，治療力量卻很強大，廣受中世紀歐洲醫界的愛用，被認為是最抗痙攣又收斂的藥草。

AROMA DATA

香調分類	藥草調
氣味特質	平順柔和青草甜，後味帶銳利感
香氣強度	中等
重要成分	萜品烯四醇（p.96）、側柏醇、萜品烯（p.172）、檜烯（p.173）

PLANT DATA

分類科屬	唇形科牛至屬
萃取方式	蒸餾、CO_2萃取
使用部位	全株
重要產地	埃及、土耳其、法國

學名解釋	Origanum majorana
	山之喜悅　　古法語「馬鬱蘭」

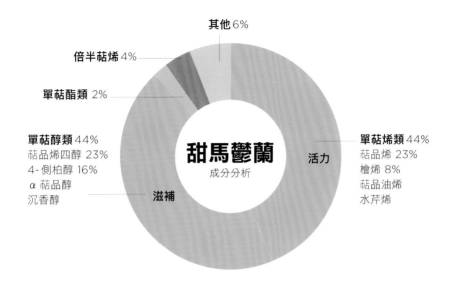

單萜醇類 44%
萜品烯四醇 23%
4-側柏醇 16%
α 萜品醇
沉香醇

滋補

甜馬鬱蘭
成分分析

活力

單萜烯類 44%
萜品烯 23%
檜烯 8%
萜品油烯
水芹烯

倍半萜烯 4%

單萜酯類 2%

其他 6%

神經系統滋補劑，對年輕人最能發揮平衡效果

身體對症
body

[改善自律神經失調症狀]
頭痛、偏頭痛、暈眩、大量出汗、冷汗、耳鳴、忘東忘西
[調理神經相關肢體問題]
容易跌倒、平衡感差、瘀腫傷、癲癇、身體發麻、神經痛
[調理神經相關呼吸問題]
呼吸急促、乾咳、愛喝冷飲、半夜固定時間咳嗽、氣喘
[調理神經相關消化問題]
厭食、暴食、莫名想吐、磨牙、舌頭苦、口乾、吞嚥困難
[放鬆血管與平滑肌]
胸悶、心律不整、年輕人高血壓、心悸、手腳冰冷

 情緒療效 mind

[緩解嚴重的焦慮] 過動症、注意力不集中、躁鬱症、幽閉恐懼症、做惡夢、想大叫
[增加耐性] 急於證明自己、渴望改變、道德潔癖、血氣方剛、熱情但用錯方法

 魔法用途 soul

[祝福] 愛美神阿芙羅黛蒂的加護、為充滿理想的青年帶來幸福、找到天命
[保護] 解除靈魂的毒素、防禦魔法、防止被灌輸負面信念或被洗腦

玫瑰草

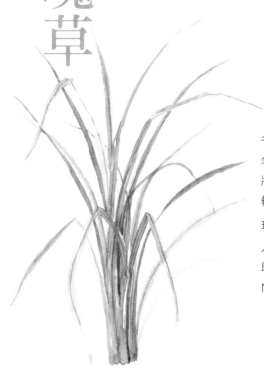

◗ 免疫・皮膚・循環

Palmarosa

名稱雖然有玫瑰兩字，長相卻像小草，花朵外貌也很樸素，從船形苞片裡長出的穗狀小花，初開時像一把綠色鬍鬚，等到它轉成紅色，才代表香氣真正完熟圓滿。

玫瑰草原生於印度，十八世紀才被歐洲人發現可以萃取精油，學名也以英屬東印度公司的傳奇人物馬丁少將（Claude Martin）來命名，於是又被譯為馬丁香。

AROMA DATA

香調分類	花香調、藥草調
氣味特質	烈燄般撲面而來的熱帶花草香
香氣強度	強
重要成分	牻牛兒醇（p.88）、乙酸牻牛兒酯（p.176）、月桂烯（p.173）
注意事項	刺激皮膚，外用建議濃度5%以下

PLANT DATA

分類科屬	禾本科香茅屬
萃取方式	蒸餾
使用部位	開花全株
重要產地	印度、印尼、尼泊爾

學名解釋	Cymbopogon martinii
	船＋鬍鬚　　　　　　馬丁少將

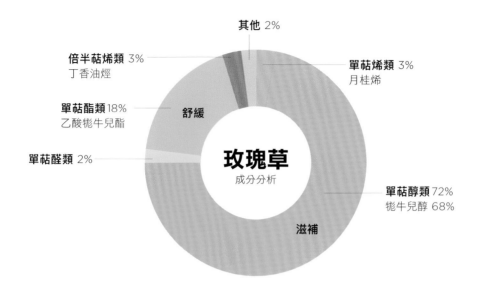

単萜烯類 3%
月桂烯

単萜醇類 72%
牻牛兒醇 68%

滋補

単萜醛類 2%

単萜酯類 18%
乙酸牻牛兒酯

舒緩

倍半萜烯類 3%
丁香油烴

其他 2%

玫瑰草
成分分析

活化代謝，抗感染效果佳

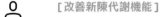
身體對症
body

[改善皮膚菌叢生態]
嚴重痘痘、下巴痘、囊腫型痘痘、皰疹、灰指甲、香港腳
[改善新陳代謝機能]
討厭運動、常喝冷飲、自汗、橘皮組織、下半身浮腫
[促進循環機能]
跑步易喘、肌肉無力、身體濕涼、膚色暗沉、月經不順
[提升免疫]
白血球低下、淋巴管炎、淋巴結腫、支氣管炎、生殖泌尿道感染

 情緒療效 mind

[活化行動力] 倦怠感、聲光刺激後的呆滯、光說不練、懶散、宅男宅女
[戒除依附上癮的狀況] 沉溺幻想、斷網焦慮症、缺乏真實人際互動、為興趣花大錢

魔法用途 soul

[祝福] 男女半身濕婆神（Ardhanarishvara）的加護
[和諧] 陰陽能量調和、理性與創造力兼顧

藏茴香

◗ 消化・呼吸・循環

Caraway

運用歷史悠久，在阿拉伯傳統醫學中，藏茴香被拿來推動體內的風能量與火能量，激勵腸胃活力，使不良體液、毒素及多餘氣體被排除。影響西方學術千年的波斯大醫學家阿維森納（Avicenna），主張藏茴香是最理想的瘦身減重處方。它也具有繖形科植物典型的利腦效果，適合考試前使用。

AROMA DATA

香調分類	辛香調、藥草調
氣味特質	松脂、芹菜、糖蜜、薄荷的混合香
香氣強度	中等
重要成分	香芹酮（p.112）、檸檬烯（p.64）、 月桂烯（p.173）

PLANT DATA

分類科屬	繖形科葛縷子屬
萃取方式	蒸餾、CO_2 萃取
使用部位	種籽（其實是果實）
重要產地	埃及、匈牙利

學名解釋	Carum carvi
	阿語「藏茴香」 古法語「藏茴香」

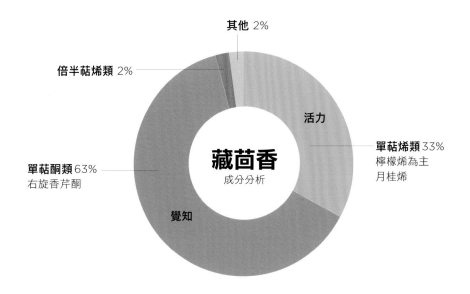

藏茴香
成分分析

倍半萜烯類 2%

其他 2%

活力

單萜烯類 33%
檸檬烯為主
月桂烯

單萜酮類 63%
右旋香芹酮

覺知

利腦並強化腸胃肝腎機能，使學習能力大幅上升

身體對症
body

[體重控制]
食慾旺、愛吃澱粉零食、體脂過高、甲狀腺機能低下、交感神經低下
[暢通消化機能]
大吃大喝後的胃炎、脹氣、打嗝、消化不良、肚子痛、便秘
[消解呼吸道黏液增生情況]
乳製品和甜食攝取過多、咳嗽多痰、濃痰、鼻涕多、鼻塞
[利尿及提升腎功能]
肉吃太多、口味重鹹、水腫、結石、慢性腎炎、糖尿病性腎病變

情緒療效 mind

[提升腦力和學習力] 記性差、對知識吸收慢、思考不夠靈活、恍神、吃飽昏沉、嗜睡
[擺脫貪念] 什麼都想抓、囫圇吞棗、雜念很多、虎頭蛇尾、物質慾望

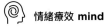

魔法用途 soul

[祝福] 風元素的加護、強化記憶力及精神建構力、以「視覺化」完成想要的事物
[保護] 兒童與青少年的護符、驅逐陳年負能量、淨化老屋、防竊和保持忠貞

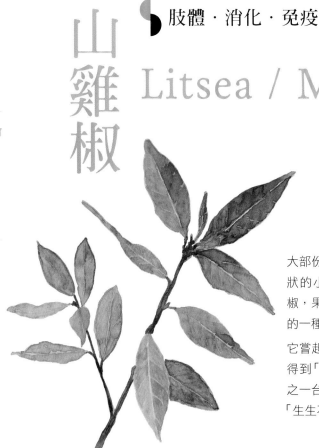

山雞椒

肢體・消化・免疫

Litsea / May Chang

大部份樟科木薑子屬植物，會結出李子形狀的小果實，但同為木薑子家族的山雞椒，果實卻小小圓圓的，長得像熱帶地區的一種香料——爪哇胡椒。

它嘗起來帶著胡椒味，芬芳嗆口，於是反得到「山胡椒」此一別稱。在植物原生地之一台灣，泰雅族人叫它「馬告」，意思是「生生不息」。

AROMA DATA

香調分類	辛香調、果香調
氣味特質	薑和黑胡椒的嗆辣加上檸檬的酸香
香氣強度	強
重要成分	檸檬醛（p.116）、檸檬烯（p.64）
注意事項	刺激皮膚，外用建議濃度7%以下

PLANT DATA

分類科屬	樟科木薑子屬
萃取方式	蒸餾
使用部位	果實
重要產地	中國、越南、緬甸

學名解釋	Litsea Cubeba
	李子　　　阿語「爪哇胡椒」

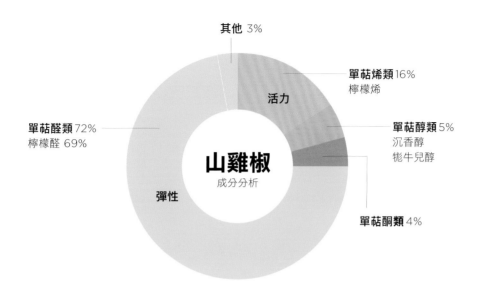

其他 3%

單萜烯類 16%
檸檬烯

單萜醛類 72%
檸檬醛 69%

活力

單萜醇類 5%
沉香醇
牻牛兒醇

山雞椒
成分分析

彈性

單萜酮類 4%

舒緩腰背痠痛，和情緒引起的胃部症狀

身體對症
body

[肢體活血止痛]
僵直性脊椎炎、類風濕性關節炎、脊椎側彎、椎間盤突出的疼痛
[處理壓力相關的胃部不適]
情緒引發胃痛、胃潰瘍、慢性胃炎、噁心反胃、胃口差
[消炎抗痙攣]
運動前後、小腿抽筋、筋膜緊繃、腸絞痛、拉肚子、緊張型頭痛
[抗菌抗真菌]
香港腳、頭皮屑、頭皮毛囊炎、背部毛囊炎
[免疫調節]
慢性發炎、過敏性鼻炎、咳喘、發炎性腸道疾病

 情緒療效 mind

[降低交感神經的活躍度] 高敏感族群、鑽牛角尖、想太多、焦慮失眠、玻璃心、人群恐懼
[不過份介意他人評價] 對外表沒信心、害怕被討厭、在意輸贏、討好別人、自我貶抑

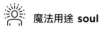 魔法用途 soul

[和諧] 吵架後用來平息怒火、朋友家人彼此和解 (泰雅族的傳統智慧)

神經・消化

佛手柑

Bergamot

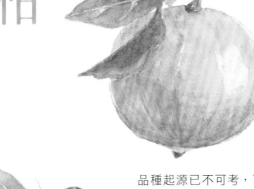

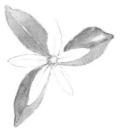

品種起源已不可考，可能是在十字軍東征時引進義大利，並與同時傳進歐洲的西洋梨（bergamot pear）發生名稱上的混淆。十七世紀的義大利教士，首先在書裡紀錄佛手柑，十八世紀德國學者不只為它繪製插圖，甚至詳細描述了精油香氣，可見它很早就被使用於古龍水、傳統藥品、以及伯爵茶的製作上。

AROMA DATA

香調分類	果香調
氣味特質	帶輕盈花香及淡淡苦味的和諧柑橘
香氣強度	中等
重要成分	乙酸沉香酯（p.120）、沉香醇（p.92）、香柑油內酯（p.177）、佛手柑素
注意事項	有光敏感性，白天建議濃度 0.4% 以下使用後避免曝曬於陽光下

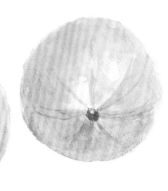

PLANT DATA

分類科屬	芸香科柑橘屬
萃取方式	壓榨
使用部位	果皮
重要產地	義大利

學名解釋　Citrus bergamia

柑橘　土耳其語「貴族王子的梨」

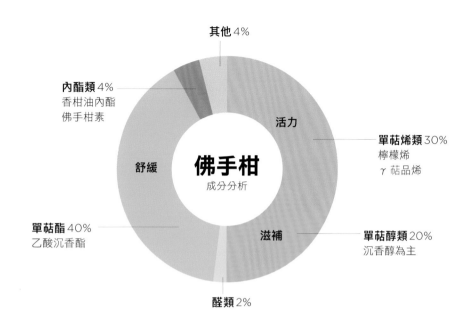

其他 4%

內酯類 4%
香柑油內酯
佛手柑素

活力

舒緩

佛手柑
成分分析

單萜烯類 30%
檸檬烯
γ 萜品烯

單萜酯 40%
乙酸沉香酯

滋補

單萜醇類 20%
沉香醇為主

醛類 2%

人際困擾引發的內外煩惱，就靠這一味

**身體對症
body**

[改善情緒引發的消化症]
厭食症、挑食、消化不良、腸躁症、胃糾結、緊張腹瀉
[皮膚黏膜溫和抗菌調理]
粉刺、脂漏性皮膚炎、神經性搔癢、狐臭、腳臭、口臭、毛囊炎、尿道炎、汗斑
[保護神經並調節對疼痛的感知]
脊椎側彎造成的疼痛、外傷或壓迫造成的神經損傷、痛覺敏銳
[紓張肌肉與血管]
緊張型頭痛、肩頸僵硬、肌肉緊繃、全身肌肉骨架發展不平衡
[消炎抗癌]
慢性發炎、癌症疼痛、抗癌潛力 (抑制多種腫瘤細胞)

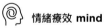 **情緒療效 mind**

[增加人際關係的協調性]　害羞、怯場、社交恐懼、被霸凌、個性消極、獨來獨往
[消除焦慮感]　大考、開學症候群、手機分離焦慮、做醫療檢查前、心悸

 魔法用途 soul

[祝福]　豐盛、幸福、魅力、成功、心之所願皆能圓滿、許願儀式

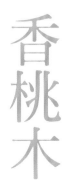

 呼吸・皮膚

香桃木

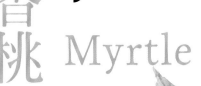
Myrtle

在桃金孃科植物中，香桃木顯得特別小巧纖細，它是女神阿芙羅黛蒂的聖樹，均衡的五片白色花瓣，正好構成代表金星的五芒符號。千百年以來，香桃木成為青春、純潔、和諧與美麗的象徵，被用在婚禮新娘花束，以及歌頌春天的五朔節花柱，最適合獻給情竇初開的少年少女們。

AROMA DATA

香調分類	森林調
氣味特質	清新爽涼的綠葉香，溫和又通透
香氣強度	中等
重要成分	桉油醇（p.144）、松油萜（p.68）、乙酸香桃木酯、萜品醇（p.173）

PLANT DATA

分類科屬	桃金孃科香桃木屬
萃取方式	蒸餾
使用部位	枝葉
重要產地	摩洛哥、突尼西亞、阿爾巴尼亞

學名解釋	Myrtus communis
	古希臘語「香桃木」　　普通

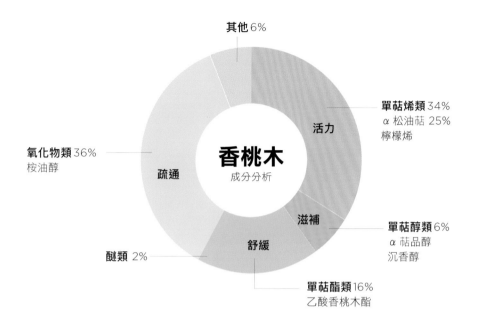

其他 6%

單萜烯類 34%
α 松油萜 25%
檸檬烯

活力

單萜醇類 6%
α 萜品醇
沉香醇

滋補

舒緩

單萜酯類 16%
乙酸香桃木酯

醚類 2%

疏通

氧化物類 36%
桉油醇

香桃木
成分分析

清理耳鼻喉，抗痘痘和抗空污小幫手

**身體對症
body**

[處理空污造成的呼吸問題]
青少年氣喘、過度換氣症候群、多痰、支氣管炎、慢性阻塞性肺病
[耳鼻喉消炎]
鼻竇炎、慢性鼻炎、牙齦腫、牙髓炎、口腔黏膜炎、喉嚨痛
[對抗皮膚感染和出油]
臉頰兩側或耳朵附近長痘、閉鎖性粉刺、年輕人掉髮、圓形禿
[改善感官機能]
聽力變差、視力下降、眼睛浮腫、聲音沙啞、反應力變慢

 情緒療效 mind

[治癒青澀愛情的煩惱]　非理性的執著、患得患失、沉溺、無法專注正事、抑鬱
[使負面情緒得以疏導]　罪惡感、羞恥感、忿怒感、嫉妒感、睡不安穩、胸悶

 魔法用途 soul

[祝福]　阿芙羅黛蒂、狄蜜特和金星的加護、變美或豐盛魔法、帶來好人緣
[保護]　驅趕邪念、淨化每一個成長轉化的時刻 (香桃木是猶太教的神聖植物)

黑雲杉

免疫・內分泌・呼吸

Black Spruce

查理一世統治下的十七世紀英國，正苦於混亂的宗教衝突，百姓紛紛前往新大陸尋找機會，許多北美樹種也跟著躍入歷史舞台。

首先發現黑雲杉的學者，以查理一世的王后瑪莉亞之名來為它取名。這種植物的針葉有深沉的藍綠色，小巧的毬果帶暗紫色，從樹皮採收的黏稠膠脂，是印第安巫醫的珍藥。

AROMA DATA

香調分類	森林調
氣味特質	舒暢清涼、甜味顯著的針葉樹香氣
香氣強度	弱
重要成分	乙酸龍腦酯（p.124）、樟烯（p.72）、松油萜（p.68）

PLANT DATA

分類科屬	松科雲杉屬
萃取方式	蒸餾
使用部位	枝葉
重要產地	加拿大、美國

學名解釋	Picea mariana
焦油	查理一世之妻瑪莉亞王后

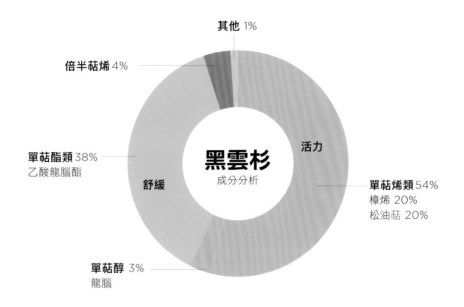

其他 1%

倍半萜烯 4%

單萜酯類 38%
乙酸龍腦酯

舒緩

黑雲杉
成分分析

活力

單萜烯類 54%
樟烯 20%
松油萜 20%

單萜醇 3%
龍腦

提振滋養體能，胸腔保養

**身體對症
body**

[補氣益元]
腎上腺疲勞、常感冒、體力欠佳、免疫力差、虛胖、腰骨膝蓋痛
[調理呼吸道]
氣喘、長期咳嗽、慢性支氣管炎、多痰、喉嚨痛、胸悶氣短
[內分泌混亂者的自我平衡]
甲狀腺亢進引起的呼吸急促和心悸、糖尿病患的麻木感和皮膚感染

情緒療效 mind

[改善嚴重疲憊]　熬夜、很累卻失眠、怎麼睡都睡不飽、久病悲觀、憂鬱、無力感
[給予精神上的強力支撐]　承擔責任、過度配合他人、家庭事業兩頭燒、單打獨鬥

魔法用途 soul

[和諧]　強化冥想、與土地連結、與其他動植物對話交流

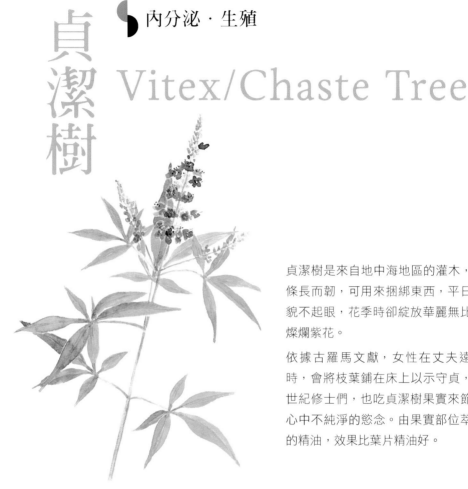

內分泌・生殖

貞潔樹

Vitex/Chaste Tree

貞潔樹是來自地中海地區的灌木，枝條長而韌，可用來捆綁東西，平日相貌不起眼，花季時卻綻放華麗無比的燦爛紫花。

依據古羅馬文獻，女性在丈夫遠行時，會將枝葉鋪在床上以示守貞，中世紀修士們，也吃貞潔樹果實來節制心中不純淨的慾念。由果實部位萃取的精油，效果比葉片精油好。

AROMA DATA

香調分類	藥草調
氣味特質	很有個性的草本香氣
香氣強度	中等
重要成分	松油萜（p.68）、檜烯（p.72）、丁香油烴（p.76）、丁香油烴氧化物（p.178）

PLANT DATA

分類科屬	馬鞭草科牡荊屬
萃取方式	蒸餾、CO_2萃取
使用部位	漿果、葉片
重要產地	土耳其、匈牙利

學名解釋	Vitex agnus-castus
	捆綁　　　　純淨的小羔羊

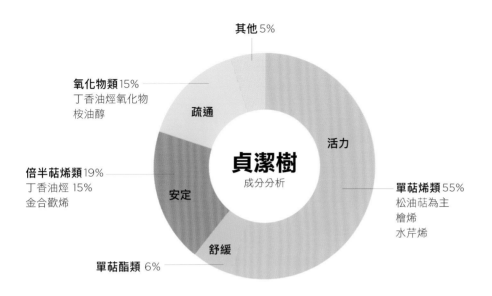

其他 5%

氧化物類 15%
丁香油烴氧化物
桉油醇

疏通

活力

貞潔樹
成分分析

倍半萜烯類 19%
丁香油烴 15%
金合歡烯

安定

單萜烯類 55%
松油萜為主
檜烯
水芹烯

舒緩

單萜酯類 6%

守護女性身心靈，全方位婦科照顧

身體對症 body

[調理女性荷爾蒙相關的疑難雜症]
經前症候群、子宮肌瘤、內膜異位、子宮肌腺症、卵巢囊腫
[提高懷孕機會]
黃體素過低、泌乳激素過高、多囊性卵巢、雄性激素過高、戴奧辛污染
[止痛消炎]
經痛、乳房觸痛、週期性乳腺疼痛、經前或經期偏頭痛、腰痠背痛
[減輕前更年期開始的不適]
更年期提早到、亂經、長痘痘、骨密度降低、脂肪代謝異常

 情緒療效 mind

[提高對自己身體的認同] 父權文化壓迫、犧牲奉獻、被剝奪感、劣等感、被困住
[平抑過大的情緒波動] 躁鬱、悲傷、易怒、患得患失、討厭丈夫或孩子、傳宗接代壓力

魔法用途 soul

[祝福] 婚姻女神希拉的加護、家宅女神赫斯提亞的加護
[保護] 破除愛情魔咒、驅趕第三者

神經・循環・皮膚

依蘭 Ylang Ylang

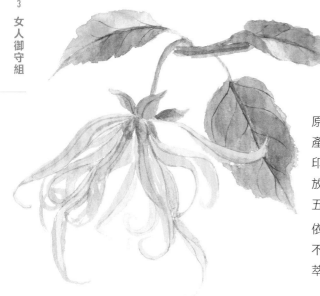

原生於南洋群島，早期以菲律賓為最主要產區，十九世紀後才被引進馬達加斯加等印度洋殖民地，具有典型熱帶植物美豔奔放的特質，全年均可開花，且生命長達五十年，非常豐饒多產。

依品種和成熟程度，花色由淺綠到深黃色不等，需要至少二十小時長時間蒸餾才能萃取。

AROMA DATA

香調分類	花香調、果香調
氣味特質	帶香蕉、荔枝氣息的熱帶花果香
香氣強度	強
重要成分	金合歡烯（p.173）、乙酸苄酯（p.176）、沉香醇（p.92）、乙酸牻牛兒酯（p.176）
注意事項	建議使用濃度 5% 以下 孕婦在臨產期避免使用

PLANT DATA

分類科屬	番荔枝科依蘭屬
萃取方式	蒸餾
使用部位	花
重要產地	印尼、馬達加斯加

學名解釋	Cananga odorata
	漂亮香花　　　芳香的

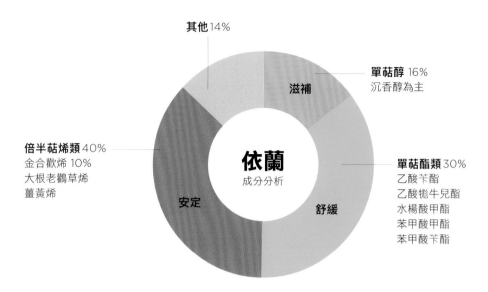

其他 14%

單萜醇 16%
沉香醇為主

倍半萜烯類 40%
金合歡烯 10%
大根老鸛草烯
薑黃烯

滋補

依蘭
成分分析

安定

舒緩

單萜酯類 30%
乙酸苄酯
乙酸牻牛兒酯
水楊酸甲酯
苯甲酸甲酯
苯甲酸苄酯

提升性能量和吸引力，處理心輪問題

身體對症 body

[止痛消炎]
經痛、骨盆腔慢性疼痛、行房痛、乳房疼痛、肋間神經痛、產後腰痠
[心血管保養]
心悸、胸悶、高血壓、心跳快、頭暈、二尖瓣脫垂造成的不適
[女性回春護膚]
產後冷感、更年期冷感、皮膚鬆弛、皮膚乾躁老化、泛紅刺癢

 情緒療效 mind

[處理與愛有關係的焦慮] 藥物或酒精成癮、恐慌症、失眠、易驚醒、感情創傷、孤獨感
[提升自信心] 容易緊張、過度保守、被動、呆滯、缺乏喜悅、對自己不滿

魔法用途 soul

[強化] 重建內在神聖女性的藍圖
[愛情] 催情、招桃花、變美儀式

義大利永久花

皮膚・生殖・循環

Immortelle

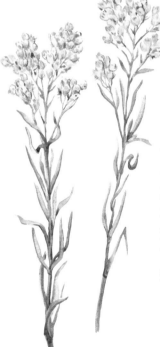

原生於地中海地區，最早是在義大利被紀錄與研究，陽光般明亮的黃色花冠，即使乾枯之後依然挺立枝頭，所以又被稱為不凋花或蠟菊。

藥用歷史悠久，在古代主要拿來癒合皮膚或處理跌打損傷，文藝復興時期醫生則看重它的養肝屬性。由於精油產量較低，市面上流通的產品常以窄葉或頭狀永久花，來代替義大利永久花。

AROMA DATA

香調分類	藥草調、辛香調
氣味特質	蜂蜜、甘草、松針、咖哩的複合香
香氣強度	強
重要成分	義大利酮、乙酸橙花酯（p.176）、薑黃烯（p.173）、丁香油烴（p.76）

PLANT DATA

分類科屬	菊科蠟菊屬
萃取方式	蒸餾
使用部位	全株、開花植株頂部
重要產地	法國（科西嘉島）、義大利（薩丁尼亞島）、克羅埃西亞

學名解釋	Helichrysum italicum
	太陽＋黃金　　　　義大利

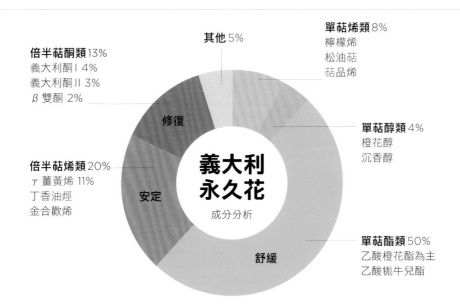

單萜烯類8%
檸檬烯
松油萜
萜品烯

其他5%

倍半萜酮類13%
義大利酮 I 4%
義大利酮 II 3%
β 雙酮 2%

單萜醇類4%
橙花醇
沉香醇

修復

倍半萜烯類20%
γ 薑黃烯 11%
丁香油烴
金合歡烯

安定

**義大利
永久花**
成分分析

單萜酯類50%
乙酸橙花酯為主
乙酸牻牛兒酯

舒緩

解鬱排毒，修護多年未平復的舊傷

**身體對症
body**

[消炎化瘀]
傷筋動骨、瘀血、關節炎、舊傷、靜脈曲張、開刀後遺症
[提升女性機能]
月經不順、血塊、組織沾黏、子宮肌瘤、內膜異位、婦科手術後保養
[護膚抗老]
傷口防疤、皮膚炎、過敏泛紅、暗沉斑點、細紋、美容手術消腫
[安撫胸口不適]
心悸、高血壓、乳房脹痛、乳房搔癢、乳腺炎、乳房纖維囊腫
[調理上呼吸道]
鼻竇炎、鼻塞、過敏性鼻炎、感冒後嗅覺異常、黏液稠厚

 情緒療效 mind

[心理排毒] 重大情緒創傷、長期心結、童年陰影、恐慌、惡夢、抑鬱

魔法用途 soul

[祝福] 曙光女神奧羅拉（Aurora）的加護、永恆青春、不老不朽
[強化] 超意識覺醒、精神進化、領悟奧秘

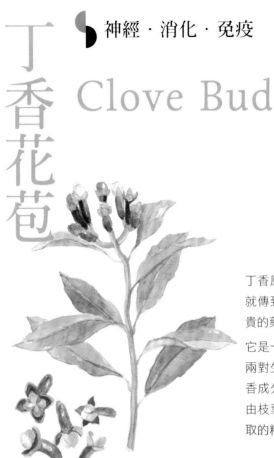

神經・消化・免疫

Clove Bud

丁香花苞

丁香原生於印尼的摩鹿加群島，很早就傳到歐洲和中國，在古代是珍稀昂貴的藥用香料。

它是一種大型喬木，花和葉片都是兩兩對生的形態，紮實葉片上有儲存芳香成分的粒狀油囊，所以市面上也有由枝葉蒸餾的產品，但是由花苞所萃取的精油，更適合處理婦科問題。

AROMA DATA

香調分類	辛香調、花香調
氣味特質	濃烈辛辣卻具有花朵的甜美
香氣強度	強
重要成分	丁香酚（p.140）、丁香油烴（p.76）
注意事項	刺激皮膚，建議濃度 3% 以下
	避免用於出血疾患或幼兒
	勿與抗凝血藥併用

PLANT DATA

分類科屬	桃金孃科蒲桃屬
萃取方式	蒸餾、CO_2 萃取
使用部位	花苞
重要產地	印尼、馬達加斯加、斯里蘭卡

學名解釋	Syzygium aromaticum
	成對聯結　　　　芳香

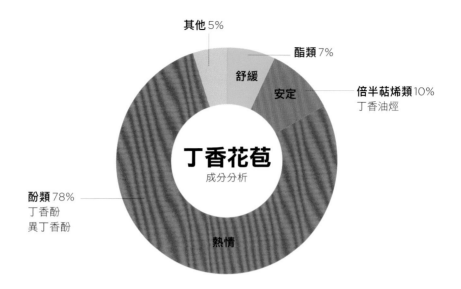

其他 5%

酯類 7%

舒緩

安定

倍半萜烯類 10%
丁香油烴

丁香花苞
成分分析

酚類 78%
丁香酚
異丁香酚

熱情

從源頭改善婦科相關各種疼痛

身體對症
body

[止痛消炎]
經痛、腰痛、慢性骨盆痛、坐骨神經痛、牙痛、三叉神經痛、偏頭痛

[舒張血管抗凝血]
手腳冰冷、月經不順、有血塊、閉經、腹背畏寒、動脈硬化、血栓

[調理消化機能]
經期腹瀉、腹脹、消化潰瘍、吃壞肚子、飲食生冷、糖尿病

[抗感染與抗氧化]
經期感冒、支氣管炎、皰疹、帶狀皰疹、反覆婦科感染、牙齦炎、口臭

 情緒療效 mind

[增加身心的耐受力]　經期憂鬱、產前及產後憂鬱、很怕痛、想逃避、抗壓性低
[提高對生命的渴望]　冷感、倦怠無力、缺乏熱情、情緒低潮、小病不斷、放棄治療

魔法用途 soul

[祝福]　招好運（事業或法律相關）、許願、交到貴人益友
[保護]　戰勝競爭對手、驅趕愛嚼舌根的人
[愛情]　確認彼此關係

甜茴香

 生殖・消化・肢體

Fennel

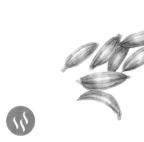

甜茴香是在地中海區域、中東普遍栽植的香料植物，醒目的傘狀黃色花像散開的星團，葉片帶著熟成乾草的香味，種籽嘗起來非常甜，自古以來就常被製成開胃料理、糕點、糖果、促進消化的藥酒，或利尿催乳的藥草茶。

在印度，許多餐廳都會在桌上擺一盤甜茴香籽，充當飯後口氣清香劑。

AROMA DATA

香調分類	辛香調、藥草調
氣味特質	像八角或甘草糖，甜苦辛澀兼具
香氣強度	強
重要成分	洋茴香腦 (p.148)、草蒿腦 (p.152)、松油萜 (p.68)、水芹烯 (p.172)
注意事項	過量使用會刺激神經，建議濃度2%以下 避免用於幼兒、孕婦、哺乳期間 雌激素依賴型癌症、癲癇、出血患者忌用

PLANT DATA

分類科屬	繖形科茴香屬
萃取方式	蒸餾
使用部位	種籽 (其實是果實)
重要產地	保加利亞、匈牙利、印度

學名解釋	Foeniculum vulgare
	乾草＋縮小的　　　　普通

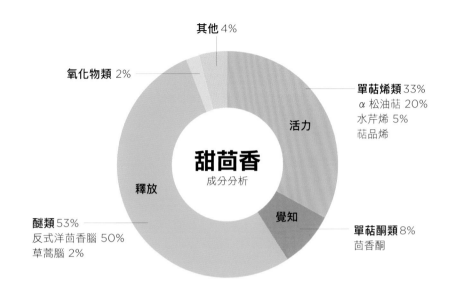

甜茴香
成分分析

其他 4%

氧化物類 2%

單萜烯類 33%
α 松油萜 20%
水芹烯 5%
萜品烯

活力

覺知

單萜酮類 8%
茴香酮

釋放

醚類 53%
反式洋茴香腦 50%
草蒿腦 2%

女性機能回春，身心都滿足

身體對症 body

[雌激素活性作用]
閉經、更年期、陰道萎縮乾澀、PMS、面部手腳多毛、落髮、平胸

[抗凝血促循環]
經血量少、血塊、月經不順、下半身循環差、久坐辦公室、水腫

[消化機能調理]
食慾太旺盛、吃太多造成的胃痛、脹氣、腹瀉、便秘、消化緩慢

[放鬆肌肉]
經痛痙攣、腸胃絞痛、運動前後、小腿抽筋、咳嗽、氣喘

情緒療效 mind

[增加溝通能力]　害羞、不敢表現自己、思緒混亂、頭腦昏沉、講話結巴、反應慢

[為心靈帶來真實滿足]　暴飲暴食、夜間失眠想吃零食、空虛、無聊、沒人陪伴、購物狂

魔法用途 soul

[強化]　水星加護、強化吵架能力和口才、增加學習速度

[祝福]　愛與美女神阿芙羅黛蒂的加護、增加大地生育力

[保護]　破解變身魔法、讓人恢復原形和理性、防止政府找麻煩

歐洲赤松

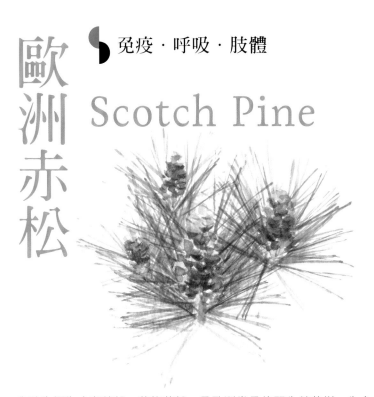

免疫・呼吸・肢體

Scotch Pine

有時也譯為史考特松、蘇格蘭松，是歐洲常見的野生針葉樹，生命力強大，分布範圍很廣，對不同環境的忍受力高，可以耐熱也耐冷。樹皮帶鱗片狀裂紋，越是高處的枝幹，越呈現鏽紅色。它粗獷的陽性能量，特別激勵來自腎上腺的原始求生本能，幫助你面對關鍵時刻。

AROMA DATA

香調分類	森林調
氣味特質	野性而明快，高昂振奮的松脂香
香氣強度	弱
重要成分	松油萜（p.68）、萜品醇（p.173）、丁香油烴（p.76）

PLANT DATA

分類科屬	松科松屬
萃取方式	蒸餾
使用部位	枝葉
重要產地	法國、奧地利、匈牙利

學名解釋	Pinus sylvestris
	松樹　　森林的、野生的

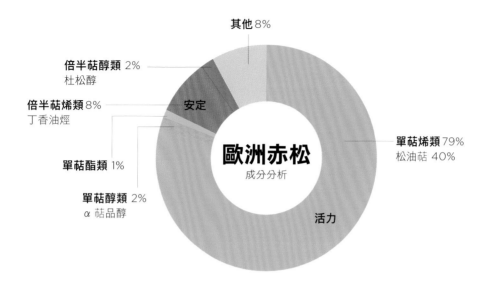

單萜烯類79%
松油萜 40%

活力

單萜醇類 2%
α 萜品醇

單萜酯類 1%

安定

倍半萜烯類8%
丁香油烴

倍半萜醇類 2%
杜松醇

其他 8%

歐洲赤松
成分分析

滋補元氣，消除疲勞酸痛

**身體對症
body**

[補氣益元]
腎上腺疲勞、免疫力差、重感冒、虛胖、男性冷感、不孕
[消炎止痛]
腰痠背痛、關節痛、腿麻無力、風濕、濕疹、慢性發炎、頻繁發燒
[呼吸道調理]
寒痰、長期咳嗽、喉嚨痛或卡卡、胸悶氣短、家中塵蟎黴菌多

情緒療效 mind

[改善嚴重疲憊] 無力感、熬夜、很累卻失眠、睡不飽、久病悲觀、憂鬱
[強力提升自信心] 需要爆發力、行動遲緩、猶豫不決、消極、草食男、書生

魔法用途 soul

[祝福] 森林生育之神希爾瓦努斯（Sylvanus）的加護、子嗣多產財富興旺
[保護] 陽氣旺盛、滋補靈魂壽命、防禦力提升、掃除負能量與驅邪

馬鞭草酮迷迭香

⚫ 呼吸・消化・皮膚

Rosemary CT Verbenone

迷迭香非常耐旱，幾乎不需要特別灌溉，靠露水和濕氣便能茁壯，環境適應力極佳，在各種風土中創造不同的香氣組成。

在特定條件之下，迷迭香植株中的松油萜可轉化為氣味細緻的馬鞭草酮。有5%~10%馬鞭草酮成分的科西嘉島迷迭香，能量最空靈高妙，為文明病纏身的人們指出療癒之道。

AROMA DATA

香調分類	藥草調
氣味特質	乾淨明晰的草本及白色花香
香氣強度	中等
重要成分	馬鞭草酮（p.175）、樟腦（p.108）、桉油醇（p.144）、松油萜（p.68）、樟烯（p.72）
注意事項	孕婦、嬰幼兒、哺乳期、癲癇患者不宜

PLANT DATA

分類科屬	唇形科迷迭香屬
萃取方式	蒸餾
使用部位	開花全株
重要產地	法國、埃及、印度

學名解釋	Rosmarinus officinalis
	海之露水　　　　　　藥用

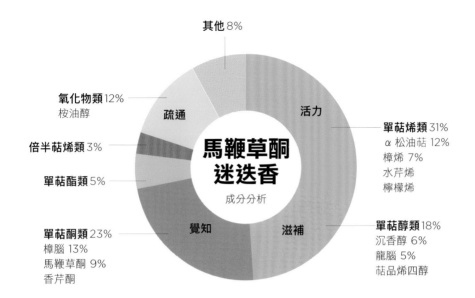

其他 8%

氧化物類 12%
桉油醇

倍半萜烯類 3%

單萜酯類 5%

疏通

活力

單萜酮類 23%
樟腦 13%
馬鞭草酮 9%
香芹酮

覺知

滋補

**馬鞭草酮
迷迭香**
成分分析

單萜烯類 31%
α 松油萜 12%
樟烯 7%
水芹烯
檸檬烯

單萜醇類 18%
沉香醇 6%
龍腦 5%
萜品烯四醇

身心淨化良藥，效果強大但作用溫和

**身體對症
body**

[平衡肝膽機能]
常飲酒、肝指數不佳、脂肪肝、B型肝炎帶原、容易累

[清理耳鼻喉通道]
抽菸、鼻竇炎、鼻音重、打呼、睡眠呼吸中止症造成的昏沉

[調理血液品質]
高膽固醇、高血脂、血小板聚集、血液黏稠、小腹突出、手麻

[淨化問題皮膚]
頭皮油膩、落髮、粉刺、痘疤多、臉色蠟黃、腰臀膚色暗沉

情緒療效 mind

[重拾紀律及對自我的掌控] 飲食無度、濫用身體、行為失控、常熬夜、想戒壞習慣

[使人清醒覺悟] 思緒混亂、當局者迷、被困住感、沉悶、頭痛、無法呼吸

魔法用途 soul

[祝福] 獲得第五元素、萬靈藥、回復水、賢者之石

[強化] 修行練功、開啟智慧、顯露內在完美神性

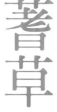

西洋蓍草

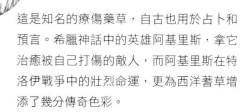
肢體・皮膚

English Yarrow

這是知名的療傷藥草，自古也用於占卜和預言。希臘神話中的英雄阿基里斯，拿它治癒被自己打傷的敵人，而阿基里斯在特洛伊戰爭中的壯烈命運，更為西洋蓍草增添了幾分傳奇色彩。

它深裂狀的葉子，遠看像羽毛，也像長了許多細小密集的葉片，於是又被稱「千葉蓍草」。

AROMA DATA

香調分類	藥草調
氣味特質	有收斂性的草本氣息和糖蜜甜味
香氣強度	中等
重要成分	母菊天藍烴（p.80）、樟腦（p.108）、檜烯（p.72）、桉油醇（p.144）、蓍草素、沒藥醇（p.174）、丁香油烴氧化物（p.178）
注意事項	孕婦、嬰幼兒、哺乳期、癲癇患者不宜

PLANT DATA

分類科屬	菊科蓍草屬
萃取方式	蒸餾
使用部位	開花全株
重要產地	匈牙利、保加利亞、英國

學名解釋	Achillea millefolium
	阿基里斯　　　一千＋葉片

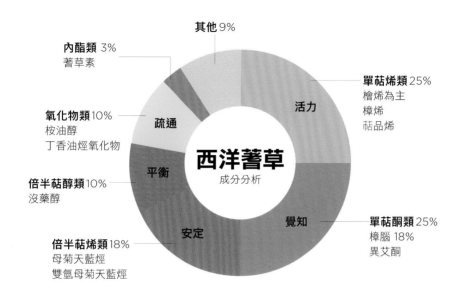

其他 9%

內酯類 3%
蓍草素

單萜烯類 25%
檜烯為主
樟烯
萜品烯

活力

氧化物類 10%
桉油醇
丁香油烴氧化物

疏通

西洋蓍草
成分分析

倍半萜醇類 10%
沒藥醇

平衡

安定

覺知

單萜酮類 25%
樟腦 18%
異艾酮

倍半萜烯類 18%
母菊天藍烴
雙氫母菊天藍烴

跌打損傷第一選擇，清熱退火藍色精油

**身體對症
body**

[強力止痛療傷]
扭挫撞傷、肌腱炎、坐骨神經痛、痛風、風濕、僵直性脊椎炎
[解熱鎮定消炎]
怕熱、頭痛、眼痛、發燒、流鼻血、前列腺炎
[問題皮膚調理]
熱毒、過敏、暗沉出油、泛紅、雄性禿、搔癢、膿腫傷口、曬後

情緒療效 mind

[為內心帶來寧靜和諧] 攻擊性強、煩躁、忿怒、刀子嘴、對危險或惡意過度敏感
[安撫人際紛爭的創傷] 好友決裂、夫妻失和、親子對立、團體分崩離析、敵人環伺

魔法用途 soul

[祝福] 半人馬凱龍大師的加護、庇佑治療師、庇佑老師與學生
[強化] 增加洞悉未來的預知能力、提升勇氣
[保護] 打破邪惡之眼、收驚、增加朋友、召喚所愛、尋找失散的人

神經・循環・皮膚

Patchouli

廣藿香

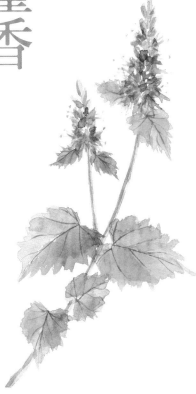

原生於印度，與台灣民間常用藥草「左手香」是不同的植物。印度富貴之家用廣藿香來保護珍貴衣物不受蟲蛀，十八世紀之後它隨喀什米爾羊毛織品傳入歐洲，成為神秘異國情調的代表。

1970年代的西方嬉皮世代，對它特別著迷，認為大麻和廣藿香都是開發感官、探索自我的靈魂藥草。

AROMA DATA

香調分類　東方調、藥草調
氣味特質　泥土、墨條、老茶、巧克力的香氣
香氣強度　強
重要成分　廣藿香醇（p.174）、α 布藜烯、
　　　　　α 癒創木烯、廣藿香烯

PLANT DATA

分類科屬　唇形科刺蕊草屬
萃取方式　蒸餾
使用部位　葉片
重要產地　印尼、印度、斯里蘭卡

學名解釋	Pogostemon cablin
	鬚狀的雄蕊　　南印度語「廣藿香」

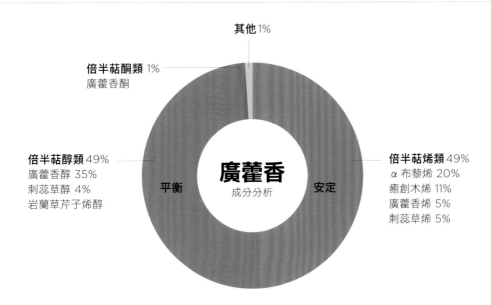

其他 1%

倍半萜酮類 1%
廣藿香酮

倍半萜醇類 49%
廣藿香醇 35%
刺蕊草醇 4%
岩蘭草芹子烯醇

平衡

廣藿香
成分分析

安定

倍半萜烯類 49%
α 布藜烯 20%
癒創木烯 11%
廣藿香烯 5%
刺蕊草烯 5%

讓靈魂自由，喚醒感官敏銳度

**身體對症
body**

[活化神經及循環]
手腳發麻、周邊神經病變、痔瘡、靜脈曲張、抽菸者末稍循環差
[協助抑制脂肪生成]
高脂飲食、脂肪肝、中廣型肥胖、動脈硬化、高血壓
[對抗情緒相關消化問題]
胃痛、胃潰瘍、幽門桿菌感染、腸絞痛、便秘
[平衡皮膚油水屏障]
落髮、脂漏性皮膚炎、頭皮屑、酒糟、濕疹、毛孔角化或粗大、光老化
[溫和提升防禦力]
皮膚癬、皮膚潰瘍、痘痘暗瘡、免疫力低落、流感、病毒性肺炎

 情緒療效 mind
[挖掘並解開陳年心結]　家族恩怨糾葛、親緣淡泊、童年創傷、選擇性遺忘、孤獨
[使精神安定但活躍]　記憶障礙、反應遲鈍、寡言、白目、不察顏觀色、麻木不仁

魔法用途 soul
[祝福]　強化土元素、豐盛招財魔法、促進精神與物質結合、使夢想成為現實

岩蘭草

神經・內分泌・循環

Vetiver

原生於印度，可忍耐極度乾旱的氣候，莖葉看來毫不起眼，也沒什麼氣味，與路邊雜草沒有兩樣，要往下深掘，才會挖出充滿香氣的金黃色鬚根。

岩蘭草忠實的吸收並反映出大地能量，每個產區的精油味道都不相同，野生岩蘭草甚至可鑑定出二百種以上成分，但野生岩蘭草需耗費更多人力採收，價格略高。

AROMA DATA

香調分類	東方調
氣味特質	像潮濕泥土或煙燻堅果般深邃
香氣強度	強
重要成分	岩蘭草醇、大根老鸛草烯、廣藿香烯、岩蘭草酮、岩蘭草醛

PLANT DATA

分類科屬	禾本科金鬚茅屬
萃取方式	蒸餾
使用部位	根部
重要產地	印度、海地、印尼

學名解釋	Chrysopogon zizanioides
	金色鬍鬚　　　　　樣子像雜草

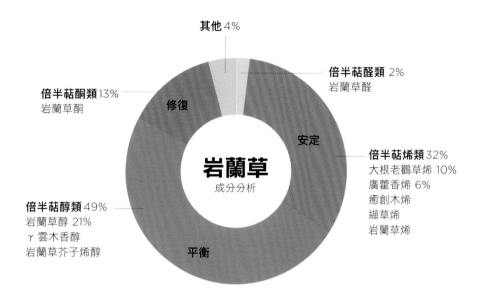

岩蘭草
成分分析

其他 4%

倍半萜醛類 2%
岩蘭草醛

倍半萜酮類 13%
岩蘭草酮

修復

安定

倍半萜烯類 32%
大根老鸛草烯 10%
廣藿香烯 6%
癒創木烯
纈草烯
岩蘭草烯

倍半萜醇類 49%
岩蘭草醇 21%
γ 雲木香醇
岩蘭草芥子烯醇

平衡

徹底平衡長期壓力造成的問題

**身體對症
body**

[對付壓力引發的神經問題]
頭暈、耳鳴、嚴重失眠、神經痛、自律神經失調、記憶減退

[對付壓力引發的腎上腺問題]
肚腩和上背變胖、臉腫、背痛、肌肉無力、性慾降低、疲累

[對付壓力引發的皮膚問題]
黑色素活躍、暗沉、長斑、痘痘、皮膚炎、缺水、落髮

[消炎止痛（尤其下半身）]
骨盆腔內疼痛、前列腺炎、頻尿、念珠菌造成的發炎

[調理心血管機能]
高血壓、抽菸引起的循環不良、動脈炎、靜脈曲張、易瘀青

 情緒療效 mind

[挖掘和解開陳年心結]　家族恩怨糾葛、親緣淡泊、童年創傷、選擇性失憶、孤獨

[使神智集中而有效率]　反應遲鈍、學習速度慢、白目、不會察顏觀色、易被干擾

魔法用途 soul

[祝福]　大地之母的加護、強化土元素、豐盛招財、心物合一、夢想成真

[保護]　防止能量被奪取、避免錢財和重要事物喪失

免疫・生殖・消化

冬季香薄荷

Winter Savory

冬季香薄荷常生長在多岩石的山丘，植株雖低矮，但根部又粗壯又堅韌，鑽地穿石的能力特別強。

古羅馬人視它為顧腸胃和提升性能量的特效藥，甚至獻給風流好色的森林精靈——羊男薩提爾。另一個品種接近的藥草夏季香薄荷，傳統上被用來提升情慾，冬季香薄荷則是在壯陽之外，還有助駕馭和克制情慾。

AROMA DATA

香調分類	辛香調、藥草調
氣味特質	粗獷強勁火熱，有收斂性的鹹味
香氣強度	強
重要成分	香芹酚（p.136）、百里酚（p.140）、對繖花烴（p.173）

PLANT DATA

分類科屬	唇形科風輪菜屬
萃取方式	蒸餾
使用部位	開花全株
重要產地	法國、西班牙、克羅埃西亞

學名解釋	Satureja montana
	羊男薩提爾　　　山岳

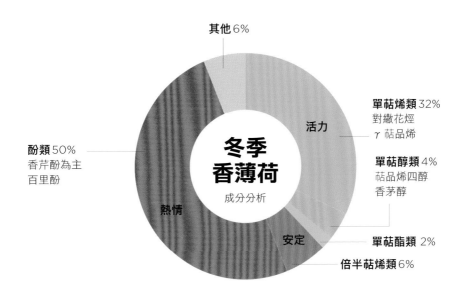

其他 6%

單萜烯類 32%
對繖花烴
γ 萜品烯

活力

冬季
香薄荷

成分分析

單萜醇類 4%
萜品烯四醇
香茅醇

酚類 50%
香芹酚為主
百里酚

熱情

安定

單萜酯類 2%

倍半萜烯類 6%

強化男性機能，提升體力對抗感染

**身體對症
body**

[提升男性生殖能量]
慾望降低、不孕、早洩、睪固酮衰退、肌肉減少、內臟脂肪堆積

[促進循環]
自覺心臟虛弱、耳鳴、血壓偏低、糖尿病患的心力衰竭

[強力抗細菌、真菌、病毒]
重感冒、食物中毒、傳染病、抗藥性菌種所引發之問題

[消炎抗氧化]
提早衰老、關節痛、腰痠背痛、腫瘤、癌症治療後的生殖力下降

情緒療效 mind

[擺脫疲憊與乏味] 憂鬱、煩悶、怎麼睡都睡不飽、對事物缺乏熱情、容易放棄

[重建戰鬥意志力] 逃避與人衝突、懷才不遇、自我克制力不佳、方向感比以前差

魔法用途 soul

[祝福] 健康與性愛之神普利阿波斯（Priapus）的加護

[保護] 男性的護符、集中注意力以完成目標、防止小人纏身

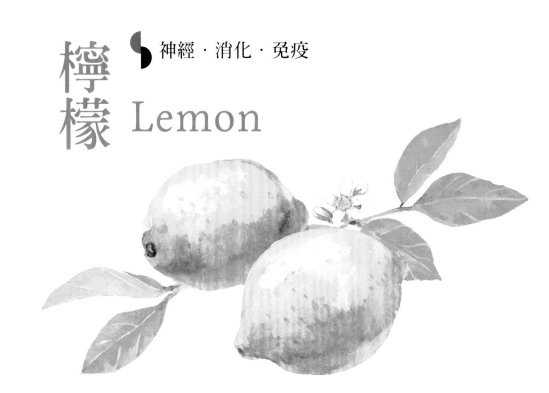

檸檬 Lemon

神經 · 消化 · 免疫

檸檬原生於亞洲，從東方引進阿拉伯世界，再由十字軍傳播並襲捲歐洲。從文藝復興時期開始，檸檬就已成為許多藥師手中的解毒祕方，也用於空間淨化和驅邪儀式。檸檬精油是典型的「助滲透劑」，把它加入任何芳療配方，都能促進其他成分的吸收，強化協同作用。

AROMA DATA

香調分類	果香調
氣味特質	比其他柑橘清新高亢，酸帶微苦
香氣強度	弱
重要成分	檸檬烯（p.64）、萜品烯（p.172）、松油萜（p.68）、香柑油內酯（p.177）
注意事項	有光敏感性

PLANT DATA

分類科屬	芸香科柑橘屬
萃取方式	壓榨
使用部位	果皮
重要產地	義大利、阿根廷、美國

學名解釋	Citrus limonum
	柑橘　　　阿語「檸檬」

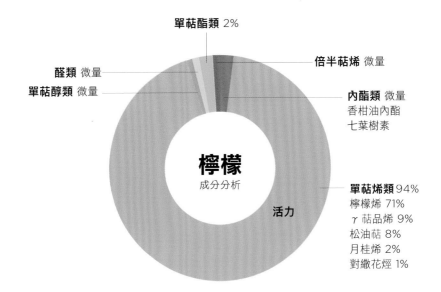

單萜酯類 2%

倍半萜烯 微量

醛類 微量

單萜醇類 微量

內酯類 微量
香柑油內酯
七葉樹素

檸檬
成分分析

活力

單萜烯類 94%
檸檬烯 71%
γ 萜品烯 9%
松油萜 8%
月桂烯 2%
對繖花烴 1%

清理內外毒素廢物，提振臟腑功能

**身體對症
body**

[溫和養肝]
毒素多、長期服藥、疾病復原期、化療後、外食、肝指數不佳、易累

[健胃利膽]
噁心反胃、膽結石、消化不良、胃潰瘍、脹氣、食慾過高或過低

[防止神經退化]
失智、認知和語言能力下降、交感神經抑制、體力差、虛胖

[防癌抗氧化]
清除自由基、抗老、抗癌潛力(抑制多種腫瘤)

[活化行動力]
肢體不靈活、痛風、關節炎、不明原因的疼痛、神經痛

情緒療效 mind

[淨化不愉快的記憶] 反芻過去的痛苦、做惡夢、受害者情結、逃避現實、選擇性遺忘

[使慣性思考煥然一新] 抑鬱、沮喪、突然暴怒、不想嘗新、創造力低、缺乏社交性

魔法用途 soul

[祝福] 月亮的加護、月相魔法儀式、淨化身心、提高覺知力

[保護] 破除邪惡之眼、空間驅邪、清理古老或有負面意念的器物、長壽護符

乳香 Frankincense

呼吸·皮膚·肢體

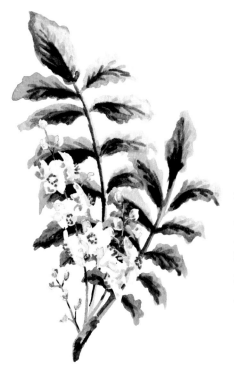

由於生長在沙漠曠野，即使它在經典中具有神聖地位，乳香樹的盧山真面目一直未被古人知曉，直到十八世紀，有位植物學家在印度發現另一種同屬植物，並以恩師的名字「波士威爾」作為學名，才揭開神秘面紗。不久之後，醫師兼探險家卡特，終於在阿拉伯半島鑑定出正牌乳香樹本尊。

AROMA DATA

香調分類	東方調、森林調
氣味特質	飄逸上揚，像煙燻橙皮混著松脂
香氣強度	弱
重要成分	檸檬烯（p.64）、萜品烯（p.172）、松油萜（p.68）、丁香油烴（p.76）
注意事項	不適合剛中風不久的人

PLANT DATA

分類科屬	橄欖科乳香屬
萃取方式	蒸餾、CO$_2$萃取
使用部位	樹脂
重要產地	阿曼、索馬利亞

學名解釋	Bosellia carterii
植物學者波士威爾	探險家卡特

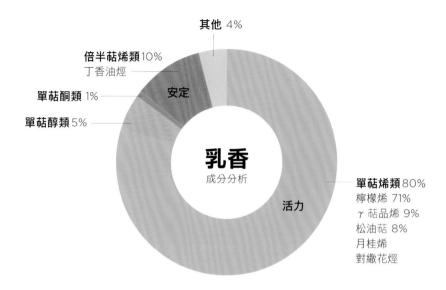

其他 4%

倍半萜烯類 10%
丁香油烴

單萜酮類 1%

單萜醇類 5%

安定

活力

乳香
成分分析

單萜烯類 80%
檸檬烯 71%
γ 萜品烯 9%
松油萜 8%
月桂烯
對繖花烴

行氣活血，處理各種的深度硬化

**身體對症
body**

[對付皮膚的發炎硬化]
褥瘡、傷口不癒、潰瘍、粗乾、皺紋、眼袋、扁平疣

[對付肢體的發炎硬化]
中風、手腳麻痺、關節炎、氣血凝滯、水腫、慢性背痛、舊傷

[對付呼吸道的發炎硬化]
肺部積痰、咳不出來、老年人氣喘、胸悶氣短、肺纖維化

[對付神經的發炎硬化]
壓力型失憶、大腦功能退化、頭部開刀、多發性硬化症

[對付免疫相關發炎硬化]
免疫力混亂、癌因性疲勞、癌後調養

情緒療效 mind

[扭轉衰老和疾病帶來的低落情緒] 憂鬱、恐慌、長期不開心、身心俱疲、對治療感到倦怠
[重新產生強大信念] 失去希望、茫然沒有方向、責怪上天或命運、憤世嫉俗

魔法用途 soul

[祝福] 歐西里斯、荷魯斯和拉等太陽神的加護、提高能量振頻、淨化空間及各種道具物品
[保護] 守護靈魂與生命力、驅逐病氣、驅魔、防禦邪咒、淨化較大片領域

免疫・循環・皮膚

Geranium Bourbon

波旁天竺葵

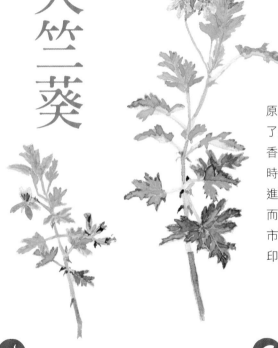

原生於南非，花色豔麗，果實乍看像長了尖尖細嘴的鸛鳥，粗糙的葉片有濃郁香氣，原本是庭園觀賞植物，十九世紀時，開始成為高級香水的原料，並被引進殖民地栽種，尤其是依法國王室稱號而被命名「波旁島」的留尼旺島。目前市面精油均來自雜交種，通常只有產於印度洋島嶼的才叫波旁天竺葵。

AROMA DATA

香調分類	花香調
氣味特質	玫瑰花襯著薄荷味的綠色背景
香氣強度	中等
重要成分	香茅醇（p.84）、牻牛兒醇（p.88）、薄荷腦（p.104）、甲酸香茅酯、玫瑰氧化物（p.178）

PLANT DATA

分類科屬	牻牛兒苗科天竺葵屬
萃取方式	蒸餾
使用部位	全株
重要產地	留尼旺島、馬達加斯加

學名解釋	Pelargonium asperum
	鸛鳥　　　　　粗糙的

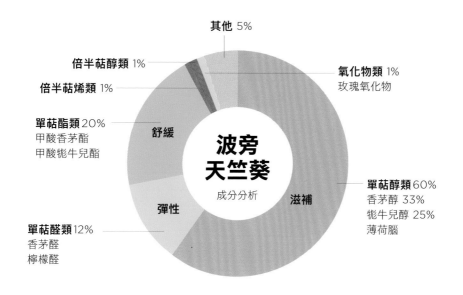

其他 5%

倍半萜醇類 1%

倍半萜烯類 1%

氧化物類 1%
玫瑰氧化物

單萜酯類 20%
甲酸香茅酯
甲酸牻牛兒酯

舒緩

波旁
天竺葵
成分分析

滋補

單萜醇類 60%
香茅醇 33%
牻牛兒醇 25%
薄荷腦

彈性

單萜醛類 12%
香茅醛
檸檬醛

暖身活血，調理混亂的激素和血糖

**身體對症
body**

[活化血液循環]

痔瘡、靜脈曲張、畏寒、尾椎冰冷、手腳麻木、血壓不穩定

[影響壓力荷爾蒙]

腎上腺皮質醇引發的高血糖、糖尿病、小腹突出、腰圍過粗

[熟齡皮膚的調理]

粗糙暗沉、糖尿病人皮膚潰瘍、傷口不癒、粉刺、小腿長斑

[抗菌抗感染]

皮膚癬、生殖區感染、肛門癢、香港腳、帶狀皰疹、蜂窩性組織炎

[調節女性機能]

更年期、水腫、心悸、腰痠、多囊性卵巢、抗癌潛力（婦科腫瘤）

 情緒療效 mind

[擁抱內心最真實的感受]　失去自我、婚姻難關、空巢期、遷就他人、覺得人生有遺憾

魔法用途 soul

[祝福]　金星加護、婚姻和愛情穩固、增加生育力、做出對自己最好的決定

[保護]　防止不速之客、避免受他人能量干擾

薑 神經・消化・肢體

Ginger

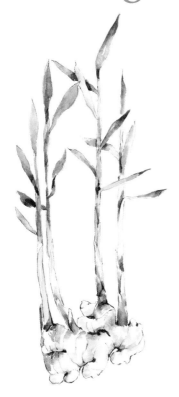

生薑和老薑成分差異大，生薑精油氣味輕盈，老薑精油則很溫暖，因為新鮮植株中芳香分子含量較多，芳療界多半以生薑為原料。蒸餾法取得的精油裡，不含薑酚等燥熱辛辣的大分子，十分溫和，老少咸宜，像土地般給予滋養與支持，提供平穩卻源源不絕的治療動力，不愧在原產地印度被稱為「宇宙之藥」。

AROMA DATA

香調分類	辛香調
氣味特質	溫暖而微辣，帶點柑橘檸檬香氣
香氣強度	中等
重要成分	薑烯、薑黃烯（p.173）、月桂烯（p.173）、檸檬醛（p.116）
注意事項	用於嬰幼兒要謹慎。

PLANT DATA

分類科屬	薑科薑屬
萃取方式	蒸餾、CO_2 萃取
使用部位	地下莖
重要產地	馬達加斯加、印度、斯里蘭卡

學名解釋	Zingiber officinale
	古希臘語「薑」　藥用

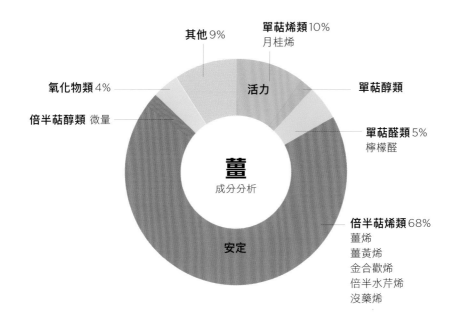

單萜烯類 10%
月桂烯

其他 9%

氧化物類 4%

倍半萜醇類 微量

活力

單萜醇類

單萜醛類 5%
檸檬醛

薑
成分分析

安定

倍半萜烯類 68%
薑烯
薑黃烯
金合歡烯
倍半水芹烯
沒藥烯

活絡筋骨、健胃整腸，最全面的回春萬靈藥

身體對症
body

[抑制體內發炎物質]

退化性關節炎、舊傷、五十肩、腰背痠痛、駝背、腳掌痛

[健胃好幫手]

噁心嘔吐、胃食道逆流、潰瘍、胃寒、食慾低、體重過輕或虛胖

[整腸好幫手]

脹氣、腹痛、便秘、腹瀉、腸躁症、大腸憩室

[改善血液品質]

脂肪肝、高膽固醇、高血脂、心臟虛弱、手腳冰冷、疲勞

[強化呼吸道健康]

風寒、感冒、冷嗽、老人氣喘

情緒療效 mind

[開啟自我接受關愛] 暈眩、神經耗弱、情緒疲勞、忍氣吞聲、被騙被欺負、封閉心門

魔法用途 soul

[保護] 吸收並去除負面能量（尤其是累積在家庭空間、廚房餐桌的）

[強化] 喚醒生命力、增加儀式的效力、許願儀式的催化劑

檀香 免疫 · 呼吸 · 皮膚
Sandalwood

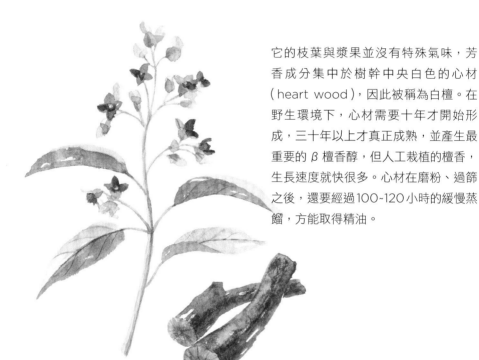

它的枝葉與漿果並沒有特殊氣味，芳香成分集中於樹幹中央白色的心材（heart wood），因此被稱為白檀。在野生環境下，心材需要十年才開始形成，三十年以上才真正成熟，並產生最重要的 β 檀香醇，但人工栽植的檀香，生長速度就快很多。心材在磨粉、過篩之後，還要經過100~120小時的緩慢蒸餾，方能取得精油。

AROMA DATA

香調分類	東方調、森林調
氣味特質	如流水悠長，如絲綢溫潤的甜香
香氣強度	強
重要成分	β 檀香醇（p.174）、α 檀香醇（p.174）

PLANT DATA

分類科屬	檀香科檀香屬
萃取方式	蒸餾、CO$_2$萃取
使用部位	枝幹木質部
重要產地	印度、印尼、新喀里多尼亞

學名解釋	Santalum album
	梵語「香木」　白色

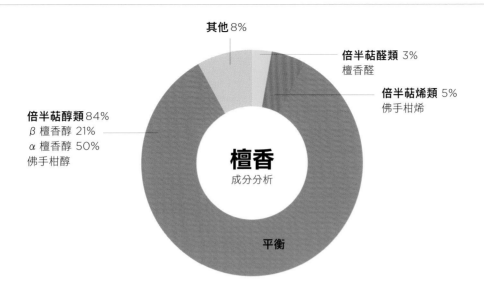

成分分析

檀香

平衡

倍半萜醇類84%
β 檀香醇 21%
α 檀香醇 50%
佛手柑醇

其他8%

倍半萜醛類 3%
檀香醛

倍半萜烯類 5%
佛手柑烯

平衡體表和體內環境的最佳處方

**身體對症
body**

[對抗各類皮膚感染]
扁平疣、普通疣、汗斑、體癬、皮膚脫屑、皰疹、菜花

[促進皮膚的癒合消炎]
男女頭髮稀疏、傷口、放射線治療後、牛皮癬、濕疹、酒糟

[修護受環境傷害的皮膚]
老人斑、鬆垮無彈性、乾燥缺水、暗沉粗黑、曬傷、曬斑

[黏膜消炎、止痛安撫]
生殖泌尿道炎、膀胱炎、骨盆痛、口內炎、咽喉炎、慢性支氣管炎

[防癌抗氧化]
清除自由基、抗癌潛力（抑制皮膚、口腔、膀胱、乳腺等腫瘤細胞）

情緒療效 mind

[使精神狀態回復平衡] 偏執、錯認、狂躁、幻覺、譫妄、失智後性格變化、思覺失調

[放下重擔的幸福感] 在意世俗評價、為他人而活、忙碌成癮、無法靜心、嚴重失眠

魔法用途 soul

[祝福] 印度月神旃陀羅（Chandra）和月相女神阿奴摩底（Anumati）的加護

[強化] 強化冥想、將訊息傳遞給神明天界、心願圓滿

[保護] 帶走燒灼心靈的痛苦、消除妄念、使人格臻至完善

月桂 循環・呼吸・消化
Bay Laurel

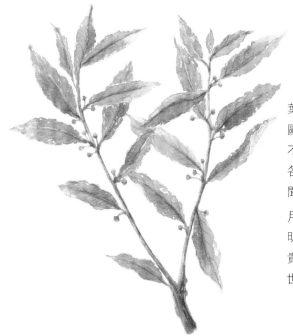

葉形均衡優美的月桂，是少數原生於歐洲的樟科植物，在地中海料理中有不可撼動的地位，傳統上是處理體內各種管腺阻滯的藥物，亦以回春效果聞名。

月桂是阿波羅的聖樹，也是榮耀、光明、永生不朽的象徵，被獻給地位高貴的王者、比賽勝出的贏家、流芳百世的文豪。

AROMA DATA

香調分類	森林調、辛香調
氣味特質	融合了暖熱及涼爽，極為細緻甜美
香氣強度	中等
重要成分	桉油醇（p.144）、松油萜（p.68）、沉香醇（p.92）、樟烯（p.72）、檜烯（p.173）、乙酸沉香酯（p.120）、乙酸龍腦酯（p.124）、乙酸萜品酯（p.176）、土木香內酯（p.177）
注意事項	部分人皮膚有過敏反應

PLANT DATA

分類科屬	樟科月桂屬
萃取方式	蒸餾
使用部位	葉片
重要產地	土耳其、法國、波士尼亞

學名解釋	Laurus nobilis
	古希臘語「月桂」　高貴

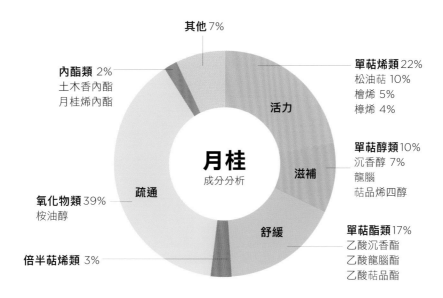

月桂
成分分析

其他 7%

內酯類 2%
土木香內酯
月桂烯內酯

單萜烯類 22%
松油萜 10%
檜烯 5%
樟烯 4%

活力

單萜醇類 10%
沉香醇 7%
龍腦
萜品烯四醇

滋補

氧化物類 39%
桉油醇

疏通

舒緩

單萜酯類 17%
乙酸沉香酯
乙酸龍腦酯
乙酸萜品酯

倍半萜烯類 3%

暢通管腺，抵抗臟腑與心智的退化

身體對症
body

[循環道通暢]
高血壓、耳鳴、高膽固醇、高血脂、高血糖、冠狀動脈炎

[呼吸通暢]
感冒拖很久、喉嚨沙啞、慢性支氣管炎、濃痰、咳喘、中耳炎

[消化通暢]
消化不良、脹氣、吞嚥不順、食慾差、食量減少、牙齦炎

[抗退化、抗氧化]
風濕、關節炎、淋巴水腫、排尿不順

 情緒療效 mind

[扭轉心靈的衰退現象] 記憶力變差、神經衰弱、失去理性、無法學會新事物、沮喪

[肯定自己的價值] 膽怯、侷促不安、自認卑微、安於現狀、不戰而敗、崇拜他人

 魔法用途 soul

[祝福] 阿波羅和醫療之神阿斯克勒庇厄斯的加護、庇佑創意工作者、靈性工作者與治療師

[保護] 驅逐病氣、解除邪咒、設立結界、淨化工作場所的能量、集中意識

[強化] 比賽競爭時的成功咒與許願護符、召喚預知夢

免疫・呼吸・消化

歐白芷 Angelica

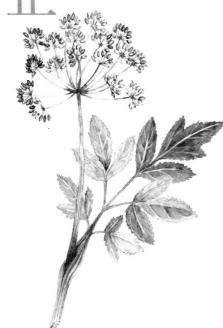

傳說中，歐白芷是大天使米迦勒傳授給人們的藥草，它生長於中北歐濕地或水邊，身形比成年男子高大，粗壯主莖常用來製作甜點或藥酒，中世紀醫師則認為厚實的根部較具療效，拿來治百病、抗瘟疫，甚至擁有「聖靈根」美稱。市面上也有種籽萃取的精油，價格便宜不少，但根部精油仍然更受歡迎。

AROMA DATA

香調分類	東方調、藥草調
氣味特質	芹菜、橙皮和些微麝香的異國風情
香氣強度	中等
重要成分	松油萜（p68）、3- 蒈烯（p.172）、檸檬烯（p.64）、水芹烯（p.172）、土木香內酯（p.177）、環十五內酯、香柑油內酯（p.177）
注意事項	光敏感性，懷孕及哺乳期間不使用

PLANT DATA

分類科屬	繖形科獨活屬
萃取方式	蒸餾
使用部位	根部
重要產地	匈牙利、波蘭、法國

學名解釋	Angelica archangelica
	天使　　　　大天使

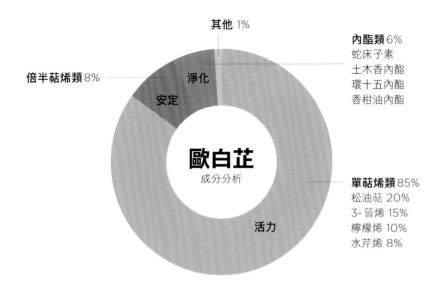

其他 1%

內酯類 6%
蛇床子素
土木香內酯
環十五內酯
香柑油內酯

倍半萜烯類 8%

淨化

安定

歐白芷
成分分析

單萜烯類 85%
松油萜 20%
3-蒈烯 15%
檸檬烯 10%
水芹烯 8%

活力

身心大補丸，全面改善體質虛弱造成的問題

身體對症
body

[補氣激勵]
男女不孕、月經不順、腎上腺疲勞、免疫力差、發熱頭痛
[呼吸道調理]
感冒拖很久、菸癮、慢性阻塞性肺病、長期咳嗽、濃痰
[消化機能調理]
慢性胃炎、胃潰瘍、腸躁症、腹部絞痛、脹氣、腸道壞菌多
[消炎安撫]
睡眠障礙、癲癇、痙攣型經痛、慢性膀胱炎、痛風、關節炎

情緒療效 mind

[避免負面思考]　神經衰弱、驚懼、厭食、不敢生小孩、不安全感、冒牌者症候群
[開發潛能取得最佳表現]　重要考試、重要約會、上台之前、談判角力、旅行途中

魔法用途 soul

[健康]　驅逐病氣、可治百病的萬靈藥、使治療師不受病氣影響
[祝福]　正義天使米迦勒和治療天使拉斐爾的加護、為家庭帶來和平，為婚姻帶來忠誠
[保護]　驅邪降魔、破除詛咒、抵禦黑魔法

岩玫瑰

免疫·循環·皮膚

Cistus

是一種莖葉摸起來黏答答的小灌木，纖白多皺的五片花瓣上，帶著赭紅色斑點，模樣有些像單瓣的野玫瑰，因為喜歡生長在乾燥岩石間，所以被稱為岩玫瑰。

它是高級香水的重要原料，傳統採集方式需要耗費許多人工甚至獸力，以取得叫做「勞丹脂」（Labdanum）的黑色香膏，但這類古法如今已經很少見。

AROMA DATA

香調分類	東方調、藥草調
氣味特質	麝香、龍涎香、綠葉和松木交織
香氣強度	中等
重要成分	松油萜（p.68）、樟烯（p.72）、檸檬烯（p.64）、乙酸龍腦酯（p.124）

PLANT DATA

分類科屬	半日花科岩薔薇屬
萃取方式	蒸餾、溶劑萃取
使用部位	開花全株、樹脂
重要產地	希臘、西班牙、葡萄牙

學名解釋	Cistus ladaniferus
	古希臘語「小灌木」　樹脂＋產生

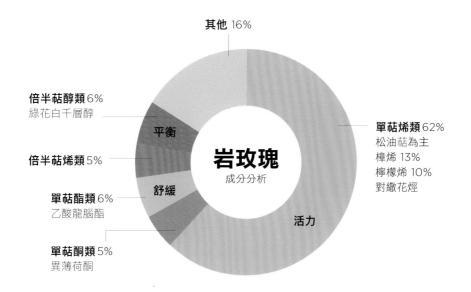

其他 16%

倍半萜醇類 6%
綠花白千層醇

倍半萜烯類 5%

單萜酯類 6%
乙酸龍腦酯

單萜酮類 5%
異薄荷酮

平衡

舒緩

活力

岩玫瑰
成分分析

單萜烯類 62%
松油萜為主
樟烯 13%
檸檬烯 10%
對繖花烴

最溫和的抗感染幫手，也擅長止血癒傷

**身體對症
body**

[病毒感染之防禦]
皰疹、小朋友玫瑰疹、腸病毒流行季、感冒 (含孕婦老人)、麻疹
[收斂止血]
傷口、流鼻血、皮下出血、痔瘡流血、靜脈曲張、女性經血量大
[護膚抗老]
皺紋、皮膚鬆垮、眼週保養、神經性搔癢、異位性皮膚炎、濕疹

 情緒療效 mind

[瘋狂世界裡的身心安頓]　受不了鋪天蓋地熱潮、覺得他人愚蠢無聊、快被逼瘋
[修補身心耗損狀態]　過度付出、竭盡心力、情感受傷卻不能表達、心碎了、悲壯感
[擺脫最深層的恐懼]　恐慌、嚴重失眠、嚇到無法行動、做惡夢、不停想像生死之事

魔法用途 soul

[祝福]　歐西里斯、阿芙蘿黛蒂的加護、身心的復甦美麗、修補靈魂碎片、收復失去的記憶
[保護]　淨化用的聖香、驅邪的神聖之血 (花瓣紅點代表基督受難的傷口)

茶樹 Tea Tree

免疫・呼吸・皮膚

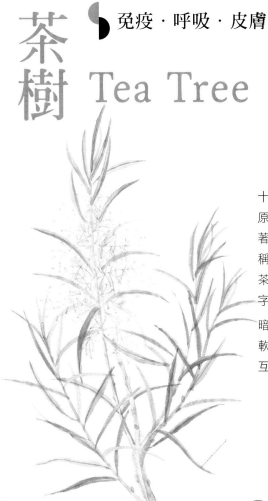

十八世紀探險家庫克船長，發現澳洲原住民把某種葉片煮來飲用，於是跟著仿效，喝了果然神清氣爽，就開始稱它為茶樹，事實上這種植物和製紅茶的正牌茶樹毫無關係，它真正的名字叫「互生葉白千層」。

暗淺相間的層層樹皮會自然脫落，柔軟纖細的葉片則交錯生長，宛如左右互進的步伐。

AROMA DATA

香調分類	森林調
氣味特質	綠意盎然，帶著醒腦的清新感
香氣強度	中等
重要成分	萜品烯四醇（p.96）、萜品烯（p.172）、對繖花烴（p.173）、松油萜（p.68）、桉油醇（p.144）

PLANT DATA

分類科屬	桃金孃科白千層屬
萃取方式	蒸餾
使用部位	枝葉
重要產地	澳洲、巴拉圭

學名解釋	Melaleuca alternifolia	
	黑色＋白色	互生葉

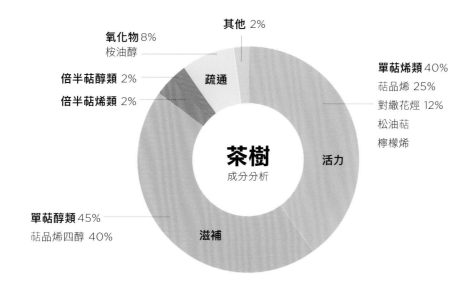

氧化物 8%
桉油醇

其他 2%

倍半萜醇類 2%
倍半萜烯類 2%

疏通

單萜烯類 40%
萜品烯 25%
對繖花烴 12%
松油萜
檸檬烯

茶樹
成分分析

活力

單萜醇類 45%
萜品烯四醇 40%

滋補

同時兼顧抗菌和消炎的萬用精油

**身體對症
body**

[重建皮膚表面理想環境]
脂漏、頭皮屑、痘痘、粉瘤、傷口、褥瘡、香港腳、放射線治療前
[口腔區域照護]
牙齦腫脹出血、牙周病、口臭、嘴巴破、舌頭傷口、口角炎、唇皰疹
[耳鼻喉區域照護]
扁桃腺發炎、喉嚨癢、耳咽管發癢、耳朵悶痛、鼻腔痛、鼻塞
[抗腫瘤潛力]
強化化療藥物的抗腫瘤作用

 情緒療效 mind

[強化心理免疫力]　對環境變化反應慢、害怕陌生事物、無法離開舒適圈、兒童拒學症
[提升腦力]　疲勞感、遇到難題馬上想休息、工作進度遲緩、頭昏腦脹、盲點多

魔法用途 soul

[保護]　澳洲大地之神所賜的引路樹、幫助自黑暗脫身、重返心靈家鄉

神經・皮膚・肢體

德國洋甘菊

German Chamomile

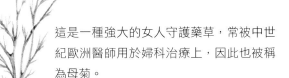

這是一種強大的女人守護藥草，常被中世紀歐洲醫師用於婦科治療上，因此也被稱為母菊。

它的「花心」其實是叢聚在一起的許多小小管狀花，當外圈的白色舌狀花瓣，開始下垂反折，黃色的「花心」才會完全成熟，產生蘋果般誘人甜美的香氣，進入最適合採收的階段。

AROMA DATA

香調分類	藥草調
氣味特質	蜂蜜蘋果酒和熟成乾草的低沉甜味
香氣強度	強
重要成分	母菊天藍烴（p.80）、金合歡烯（p.173）、沒藥烯、沒藥醇（p.174）、沒藥醇氧化物

PLANT DATA

分類科屬	菊科母菊屬
萃取方式	蒸餾、CO$_2$萃取
使用部位	開花植株頂部、花
重要產地	匈牙利、埃及、英國

學名解釋	Matricaria recutita	
	母親、子宮	反折

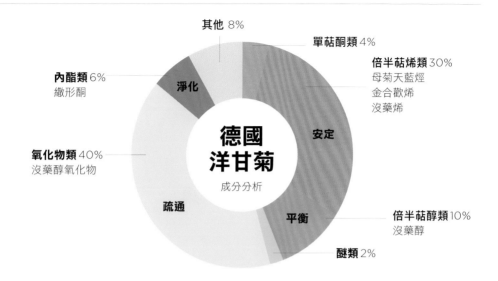

其他 8%

單萜酮類 4%

倍半萜烯類 30%
母菊天藍烴
金合歡烯
沒藥烯

內酯類 6%
纈形酮

淨化

德國
洋甘菊
成分分析

安定

氧化物類 40%
沒藥醇氧化物

疏通

平衡

倍半萜醇類 10%
沒藥醇

醚類 2%

高敏感體質必備，鎮定並調節生理節奏

身體對症
body

[處理皮膚疑難雜症]
經痛、胃痛、胃潰瘍、牙痛、頭痛、關節炎、腕隧道症候群
[皮膚安撫鎮靜]
濕疹、異位性皮膚炎、酒糟、脂漏、痘痘、搔癢、微血管擴張
[皮膚癒合修復]
割傷、燒燙傷、蚊蟲咬、口內炎、糖尿病患傷口、潰瘍、電療或放療後
[免疫混亂型體質的照護]
過敏性鼻炎、花粉症、過敏性氣喘、蕁麻疹、紅斑性狼瘡
[平穩體內節奏韻律]
月經不規律、心律不整、高血壓、甲狀腺腫、甲狀腺問題

 情緒療效 mind

[處理焦慮引發的心身症] 喉嚨卡住、視力糢糊、手麻、耳鳴、頭痛、頻尿急尿、兒童尿床
[清涼心與安全感] 莫名忿怒或煩躁、想像中的恐懼、夜不成眠、三界無安猶如火宅

魔法用途 soul

[祝福] 創造神拉、家宅女神赫斯底亞、光明之神巴德爾（Baldur）的加護、給予並養護生命
[強化] 開啟喉輪，增加說服能力
[保護] 使靈魂維持完整、不受侵蝕、守護女性和孩子、防止來自自然界的傷害

眞正薰衣草

 神經・皮膚・循環

True Lavender

古羅馬人用它洗滌衣物，阿拉伯名醫用它洗滌傷口，自古以來，這種藍紫色小花一直是淨化身心、癒合受創靈魂的良藥，因為太受愛戴，前前後後還被多位學者冠上好幾種不同學名。

眞正薰衣草的香氣恬淡閑靜，成分多樣化，層次比其他品系的薰衣草更細緻豐富，效用溫和全面，男女老少適用。

AROMA DATA

香調分類	花香調、藥草調
氣味特質	草本野花的清爽柔美，微帶果香
香氣強度	中等
重要成分	乙酸沉香酯（p.120）、沉香醇（p.92）、 桉油醇（p.144）、樟腦（p.108）

PLANT DATA

分類科屬	唇形科薰衣草屬
萃取方式	蒸餾、溶劑萃取
使用部位	花
重要產地	法國、保加利亞、克羅埃西亞

學名解釋	Lavandula angustifolia
	清洗、藍色　　　　窄葉

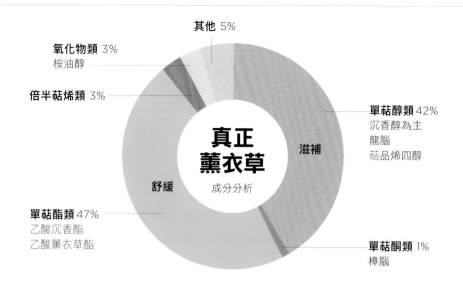

其他 5%

氧化物類 3%
桉油醇

倍半萜烯類 3%

真正
薰衣草
成分分析

滋補

舒緩

單萜醇類 42%
沉香醇為主
龍腦
萜品烯四醇

單萜酯類 47%
乙酸沉香酯
乙酸薰衣草酯

單萜酮類 1%
樟腦

多層次的效果，由神經開始逐步調理全部機能

身體對症
body

[內外消炎止痛]
曬傷、燒燙傷、過敏、皮膚炎、蚊蟲咬、疤痕、膚色暗沉、潰瘍
[安撫腎上腺與交感神經]
心跳快、呼吸急、高血壓、高血糖、手汗腳汗、臉紅發熱、頭痛
[孩子和青少年的神經鎮靜]
睡眠障礙、自閉、過動、強迫重覆行為、咬指甲、拔毛症
[長輩的神經鎮靜]
老人手抖、躁動行為、神經痛、常抽筋、焦慮、譫妄、預防跌倒
[新手媽媽保養]
剖腹產後疼痛、自然產會陰疼痛、產後高血壓、產後憂鬱、乳腺炎
[女性機能調理]
經痛、慢性骨盆腔疼痛、念珠菌感染、經前症候群、經前食慾失調

 情緒療效 mind

[進入深度放鬆層次]　失眠、做惡夢、控制慾高、保守頑固、忿怒、對他人或自己使用暴力
[自我奉獻和慈悲]　對情愛感到質疑、不易被感動、缺乏母性或父性、利己主義、冷漠

 魔法用途 soul

[祝福]　月亮和水星加護、平衡陽剛暴戾之氣、吸引與自己真正契合的對象
[保護]　防止精靈及調皮孩子的惡作劇、淨化邪氣、呼喚好仙子、防止夫妻爭吵或家暴

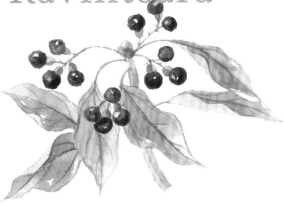

神經・免疫・呼吸

Ravintsara

桉油樟羅文莎葉

曾是罕見精油，卻在法系、德系芳療合力推廣下走紅！它生於馬達加斯加島，與肉桂同樣隸屬樟科，也一樣抗感染作用強大，但因產地偏遠、俗名混淆，多年來產生許多品種上的困惑。

如今芳療界已經釐清，過去曾被稱為羅文莎葉的精油，其實來自一種樟樹，葉片含有特別高的桉油醇，及其他多元芳香分子。

AROMA DATA

香調分類	森林調
氣味特質	爽涼葉片加芳醇木質，犀利卻複雜
香氣強度	中等
重要成分	桉油醇（p.144）、松油萜（p.68）、檜烯（p.173）、萜品烯四醇（p.96）、萜品醇（p.173）、丁香油烴（p.76）

PLANT DATA

分類科屬	樟科樟屬
萃取方式	蒸餾
使用部位	枝葉
重要產地	馬達加斯加

學名解釋　Cinnamomum camphora

古希臘語「肉桂」　　　　　樟腦

var. cineoliferum

變種　　　　桉油醇高

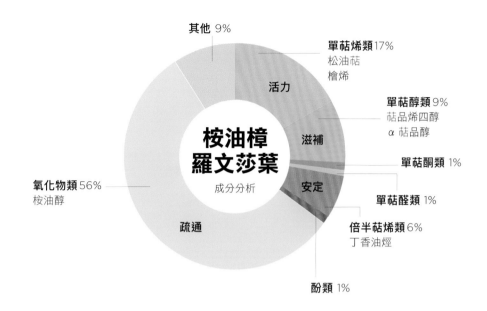

**桉油樟
羅文莎葉**

成分分析

其他 9%

單萜烯類 17%
松油萜
檜烯

單萜醇類 9%
萜品烯四醇
α 萜品醇

單萜酮類 1%

單萜醛類 1%

倍半萜烯類 6%
丁香油烴

酚類 1%

氧化物類 56%
桉油醇

活力

滋補

安定

疏通

多分子協同效果，千手觀音般的抗感染力

**身體對症
body**

[對抗呼吸道感染]
流感、肺炎、咳嗽、感冒肌肉痠痛、發燒、支氣管炎、鼻竇炎
[對抗與病毒相關的神經問題]
帶狀皰疹神經痛、顏面神經麻痺、感冒後嗅覺聽力變差、腸病毒後過動
[對抗與病毒相關的消化問題]
秋冬病毒性腸胃炎 (輪狀病毒、諾羅病毒)、去 A 型肝炎疫區旅行

情緒療效 mind

[暢通思考邏輯] 說話顛三倒四、觀察力不足、思慮精神渙散、慌亂、無頭蒼蠅
[重啟交流意願] 拒絕溝通、放棄努力、厭惡人事糾葛、關閉自我而使感官變鈍

魔法用途 soul

[強化] 促成清明夢 (lucid dream)、在夢中維持意識的清晰、控制夢境的發展

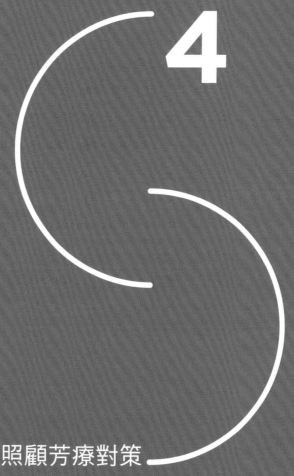

4

癌症康復照顧芳療對策

關於癌症，精油可以做的事

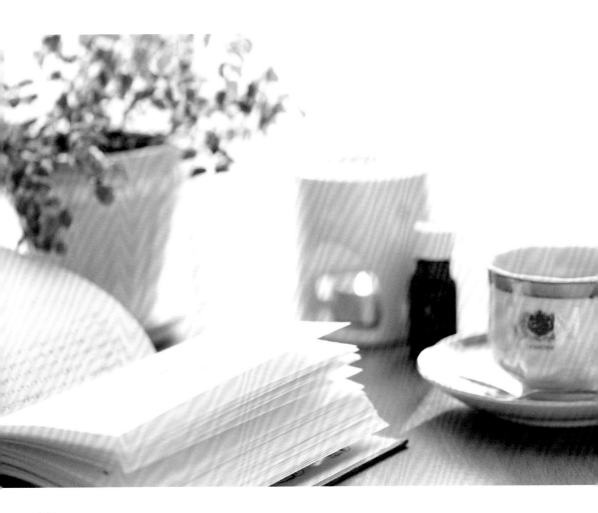

在進入正文之前，先來聊一聊撰寫這篇專題的原因吧。

2002年，我還在一家知名精油品牌及教育機構擔任芳療師，每天與各種稀奇古怪的精油角力，忙得昏天黑地，渾然不知自己的職業生涯即將被一股狂瀾掀起。深秋的某個週末夜，家母和我閒坐客廳，隨興地亂按遙控器，偶然發現HBO正播出某部電影，只因擔綱主角的是女星艾瑪湯普遜，兩人決定繼續看下去。

《心靈病房》（*Wit*）由普立茲得獎舞台劇改編。艾瑪湯普遜飾演一位重量級學者——班寧教授（Vivian Bearing），嚴謹理性，對學術的執著幾乎等同生活的全部，直到被宣告罹患卵巢癌末期，一切才有了天翻地覆的變化。她成為新藥試驗對象，同意接受最高劑量療程，原本想用意志力來渡過煎熬，但副作用卻一次又一次摧折靈魂。在日復一日的苦難中，是什麼成為了最終救贖呢？對她來說，是詩。

文學雖是班寧教授畢生醉心的主題，但在過去研究只不過是研究，如今才逐漸心領神會，重新認識每一個字彙，有時自我嘲諷，有時得到安慰。她在身心枯槁脆弱的時刻，吟詠著十七世紀詩人當恩（John Donne）的名句：「死神，你莫驕傲，人雖稱你強大可怖，事實卻非如此；那些你以為擊倒的人，其實從未逝去，可悲的死神啊，亦無法置我於死地。」

這部片表面上有點沉悶，缺少大喜大悲的張力，卻非常深刻，就像一本書，一本平實、靈慧而豁達的書，果不其然在金球獎、艾美獎、柏林影展上都獲得肯定。我們母女倆一同看完了《心靈病房》，即使關上電視，雋永的詩句仍然在腦中盤旋不已。媽媽笑著對我說：「真是一部好看的電影。」

四十一天之後，她被診斷出惡性腫瘤。

接到消息那天，正好是年底，我剛剛拼完堆積如山的工作，雖然已近下班時間，仍在會議室裡和同事們瞎聊鬼混。她突然打手機來，用帶點靦腆羞赧的語氣說：「對不起有一個壞消息，我得了胃癌……」

我一邊出言安撫，一邊盤算如何兼顧主流醫療的支持和自然療法的輔助，同時也發現，從 2002 年 12 月 30 日此刻開始，我不只是女兒，還多了一個新的身份——「照顧者」。一切事物背後都有意義存在，母女碰巧一起看《心靈病房》這件事，本身或許是「神聖的偶然」，但我有機會接觸芳療，不也正是上天垂憐，為未來的難關先預做準備？

即使如此，在剛剛得知罹癌的那一週，全家還是沉浸在愁雲慘霧當中。長輩們眉頭深鎖地呆坐著，連飯都不想吃，我只好趕緊拿出抗焦慮的精油來。

許多朋友送上關懷，紛紛表示如果有需要，他們也能幫忙醫院輪班。公司主動給了一個月假期，並調整工作內容，讓我轉任「專職芳療講師」，以後不需要打卡，有足夠的自由時間可以照護老人家，無後顧之憂。我收到好多好多擁抱，不管是虛擬擁抱，還是紮紮實實的大熊抱小熊式擁抱……

但收到這些溫暖時，我卻像啞巴一樣，連一句話都答不出來。表情僵硬，根本不曉得該怎麼回應，也不曉得如何求助。我很冷靜，太過冷靜，連失望、忿怒、與焦慮，都是隱性的，一點也不緊張害怕，也不傷心難過，只是積極處理著問題，努力改善家人的情緒，卻讓自己真正的感受消失了。直到某天晚上，接到一通神秘來電。

「嘿嘿嘿……要不要跟我去喝咖啡啊？」

「!!」

這通神秘電話，居然來自我任職公司的老闆。兩人亂聊到半夜，心中一些糾纏的結，突然被打開了。

「時間是生命最美妙的元素之一……」她說。「不要只想著消除生命中的困難，而要尊重生命中的困難。」

當年的我實在太急了，急著一下把眼前障壁移開，急著馬上把問題解決。但是，卻忘記了「時間」。讓媽媽情緒平復需要時間，讓我的情緒疏導也需要時間。雖然抗癌像一場和時間賽跑的戰局，但是當我們不再把眼光過份專注於自己的苦難，就會找到超脫之道。十八年後的現在，我應該已經累積了一些經驗，可以來談談「時間」的軌跡。

家母2002年底確診，2003年開刀，病理檢驗結果是惡性較高的分化不良瀰漫性胃癌，分期爲三期末，有十多個淋巴結轉移。術後未接受主流醫學其他治療，活蹦亂跳相安無事十四年，2017年中復發轉移大腸、腹膜，發展爲第四期，才開始低劑量化療，直到2020年本書出版，這個故事仍是現在進行式。目前生活品質還不錯，曾一度因爲惡病質而瘦到三十多公斤的媽媽，已經又被養胖回五十公斤。

芳療在抗癌上的發揮空間

分享點點滴滴，並非打算自揭隱私，而是想給照顧者一點鼓勵。這些年來，因緣巧合下，我開始思索芳療在這方面的發揮空間，結識了不少癌友，也長期爲一些個案提供建議，最常被問到的問題通常是：「精油究竟能不能抗癌？」

根據研究，精油中的許多芳香分子，有破壞或抑制腫瘤的作用，機轉則很多采多姿。從最基礎的消炎、抗氧化、抗誘變，到影響酵素和免疫系統、促進自噬、抑制血管新生、抑制增殖和遷移，甚至直接誘導腫瘤細胞凋亡……可以說無所不包。在此仍然要重申，這些成果大多來自體外或動物實驗，而人體到底有什麼反應？要仰賴規模更大更嚴謹的研究計畫，才能被驗證。有效劑量究竟如何？該怎麼精準的把芳香分子輸送到目標組織？這些又是另一個難題！

隨意宣稱「精油抗癌」是很不負責任的。這世上有一些事物，無法單憑信念就完全掌控，我們應該拿出謙卑誠實的態度，樂觀看待植物的潛力，同時也要瞭解：自然療法有它的侷限性。更何況芳香療法的最終目標，並不是「治病」，而是「治人」。

另一部我很喜歡的電影《心靈點滴》（*Patch Adams*）中，飾演小丑醫師的羅賓威廉斯，是這麼說的：

「若只治病，那麼有輸有贏；如你治人，保證一定會贏。」

我們正在面對一個複雜多變、聰明狡詐的敵手，腫瘤為了求生突圍所做的變異，時常超過想像，有幾個人，就有幾種狀況，每個病程都獨一無二，絕對沒有萬用偏方存在！若把焦點全放在病症上，結局不見得符合期待，但如果目光放回人身上，專心地療癒眼前這個會哭會笑、最神聖也最渺小的、完完整整的人，你必將得到美妙的回報！

精油之所以充滿療癒能力，並非因為化學成分，也不在於有哪些藥理機轉，而是因為它如此美好！有些人從文學和詩歌裡找到救贖，有些人在宗教信仰中找到歸宿，而植物則擁有另一股力量，以香氣洗滌我們，使靈魂在水裡來、火裡去的淬鍊中愈見光輝，感到寬慰和喜悅，而「喜樂的心乃是良藥；憂傷的靈使骨枯乾。」

NK細胞（自然殺手細胞）是體內監控攔截腫瘤的免疫戰士，它先以穿孔素（perforin）讓癌細胞破洞，再將其毒殺。「免疫療法」有一種方式，便是抽取患者的NK細胞，培養增加後再注射回身體，但外來援兵消耗完就沒了，究竟需要多少量才能發揮作用，也沒人說得準。理想的日常防癌，還是由自己來實踐比較好，事實上，活化NK細胞最簡單的方式，居然是「開心大笑」！

促使癌症發生的原因很多，最值得我們關注的，是「長期不快樂」這件事。而創造愉悅的心情，一向是芳香療法的專長，只要是帶來幸福感的氣味，都有機會助癌友們一臂之力，例如廣受歡迎的柑橘類，或長輩們很愛的檜木、檀香，都可列入配方。想提升免疫力，其實也不用

非得花大錢買精油，根據日本研究，只要做一趟山間散步，徜徉在充滿松油萜的森林中，NK細胞的數量就會提升，而且旅行歸來之後，效果至少持續一週。

動物實驗也顯示，松油萜雖然無法直接抑制黑色素瘤的癌細胞，但當小鼠生活在富含松油萜香氣的環境中，身上的黑色素瘤，居然比對照組縮小40％。芳香分子和癌症之間，不一定是硬碰硬槓上，而另有一套療癒機制。

什麼是療癒？療癒不是與疾病相互廝殺，而是真誠地凝視自我。什麼是康復？比起活得久，更重要的是活得好！接下來，讓我們一起認識癌友們常見的疑難雜症，以及應付各種狀況的芳香分子。

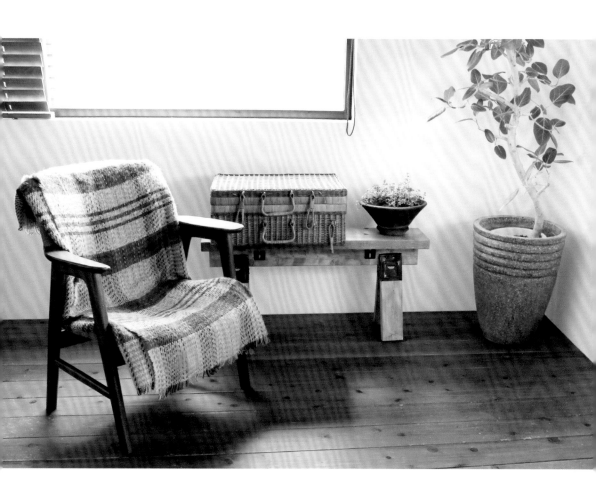

癌症康復芳療 Q & A

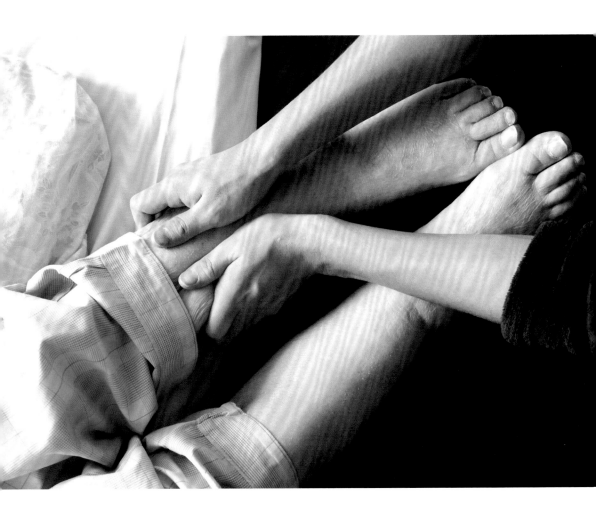

Q1 第幾期開始可以用精油？

A：無論處於哪一期都可以！及早讓芳香療法介入，才能發揮最大效益，甚至增加康復機會，對正在接受積極治療的人而言，有助降低手術、化療、放療、標靶藥帶來的各種不舒服，帶來好情緒，提高生活品質。

只要挑對精油種類、選對使用方式，在每一個病程階段，都可以安心享受芳香療法的美妙之處。

Q2 哪些精油比較適合癌友呢？

A：可以用的精油非常多，通常只要是當事人喜歡的香氣，對他都有幫助。在我們的觀察裡，許多女性鍾情於玫瑰，長輩則更屬意檀香、檜木等穩重的森林調，各種甜美輕快的柑橘類精油，則老少咸宜，也是小朋友們的最愛。

如果癌友本身沒有特別偏好，我們在選擇精油時，通常優先考慮以下原則：

1 柔和好聞

芳香療法沒有「良藥苦口」這回事，當我們接納一個精油的氣味，才會敞開心扉，頻繁使用，真正感受它的療癒力量。更何況病程或藥物常影響嗅覺，讓癌友對味道變得很敏感，於是清新怡人、不嗆不怪的香氣，接受度仍然最佳。

2 代謝快速

精油和藥物一樣，都需要由肝臟代謝，再藉腎和泌尿系統排出。而癌症治療期間，常需使用各類藥物，有些藥甚至還會傷肝傷腎！為了減少肝腎負擔，盡量以容易代謝、排出快速的芳香分子（例如單萜烯類、單萜醇類家族）為主力。

3 不刺激皮膚

老實說，許多有刺激性的芳香分子（例如百里酚、香芹酚），都蘊含強大藥理作用，包括抑制腫瘤的潛力。不過表皮很容易受抗癌藥物和放射線破壞，而出現脆弱、發炎、過敏、起疹、脫皮。所以治療期間建議挑溫和親膚的精油，若有鎮定修護作用更好。

推薦癌友優先使用的精油	
柔和好聞	真正薰衣草、佛手柑、花梨木、芳樟……
代謝快速	檸檬、甜橙、甜馬鬱蘭、茶樹……
不刺激皮膚	乳香、岩玫瑰、大西洋雪松、義大利永久花……

Q3 乳癌及婦癌該不該避開「類雌激素」精油？

A：從科學角度來看，其實不需要擔心安全性。但為了安撫癌友的心情，避免讀完網路資訊產生疑慮，可以把這類精油的用法改為薰香，或暫停使用。

雌激素會提升癌症的風險，但是精油中並不含真正的「植物性雌激素」，芳療界普遍認為，有些芳香分子可能會讓身體「誤以為」接收到雌激素，最典型的例子是洋茴香腦（p.148）、香紫蘇醇（p.175），有些學者甚至指出，連牻牛兒醇、橙花醇、檸檬醛等，都會被細胞的「雌激素受體」接收，不過實驗顯示它們和受體間結合力十分微弱。在2017和2018年的兩篇論文中，認為大馬士革玫瑰、玫瑰草和天竺葵有類雌激素作用，但從主成分看來，更多研究反而顯示這些精油對抗腫瘤有幫助。

雌激素過高，確實是乳癌、卵巢癌、子宮內膜癌的危險因子，不過「外源性雌激素」其實無所不在，塑膠餐具中的雙酚A、清潔劑中的壬基酚、黑心飲料的塑化劑、黑煙廢氣裡的戴奧辛……比起精油，我們更該小心這些危險化學物質！

按照一般用法和濃度，只要沒有極大量使用或隨便口服，「類雌激素作用」的婦科精油，風險低到可以忽略。想追求百分百心安的話，請留意以下成分：

類似雌激素作用的精油	
作用成分	代表精油
洋茴香腦	甜茴香、洋茴香、茴香羅文莎葉、八角茴香……
香紫蘇醇	快樂鼠尾草、快樂鼠尾草原精、希臘鼠尾草……

Q4 是否有癌症患者「不可使用」的精油呢？

A：患者應避免致癌性成分，尤其若處於癌症前期，更該多加留意。

健康的人體細胞原本像個好孩子，因為交到損友「起始劑」（initiator），開始誤入歧途，突變成小流氓。起初這些壞細胞的殺傷力並不大，受「促進劑」（promotor）催化後，才顯得更加叛逆，瘋狂擴張地盤，形成惡性腫瘤。精油中確實有少數芳香分子，具有「起始劑」或「促進劑」性質，而被認為會帶來致癌風險。

不過大自然的安排很巧妙，這些問題成分，通常所佔比例很低，並且還會伴隨其他抗癌芳香分子一起出現。每瓶精油都是混合物，裡面有數十到數百種成分，而成分彼此之間又有相濟、相制的「協同作用」。如果只把致癌物單獨抽出來看，似乎顯得很可怕，但若同時衡量精油裡的所有芳香分子，把它們視為一個「整體」，會發現風險其實沒那麼高。癌友最好避開爭議成分，但普通人以正常劑量使用精油，不必擔心致癌問題。

補充說明，「乾餾法」（p.42）萃取的焦油型精油中，含有一級致癌物「多環芳香烴」，這類產品不適合用在芳香療法中，請特別注意。

避免用於癌症前期的精油	
爭議成分	代表精油（爭議成分超過 5%）
草蒿腦	熱帶羅勒、龍艾、茴香羅文莎葉、西部黃松、洋茴香、甜萬壽菊
甲基醚丁香酚	金葉茶樹、多香果、莕葉
細辛腦	菖蒲
黃樟素	黃樟、樟樹、牛樟、肉桂葉、肉荳蔻
多環芳香烴	土瓶直火印度乳香、松焦油、樺木焦油

Q5 以什麼方式用精油最好？

A：「聞香薰香」、「塗抹按摩」─這兩種老派作法，仍然最安全溫和。如果搭配純露和其他道具，外用方式還有噴灑、濕敷、洗漱、泡浴等各種變化。

建議癌友在治療期間不要口服精油，以免與藥物產生無法預期的交互作用，或增加肝腎和免疫系統負擔，出現負面反應。

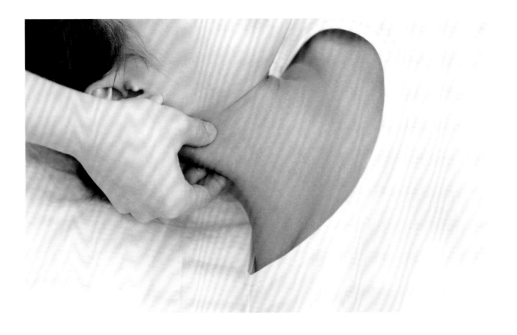

Q6 該怎麼按摩？是否該學一些特別技巧？

A：「塗抹按摩」這個詞彙常被誤會，以為非得揉捏推拿一番不可，事實上，只要做到「精油外用經皮吸收」，便已達到「芳療按摩」的基本要求。一點都不難，把稀釋好的精油簡單塗擦在身上，輕柔抹開就可以了，在相同部位多撫滑畫圈幾次，吸收效率會更好，不需要特別技巧，任何人都可以在家自己進行。

四肢、肩頸是最方便的部位，不用脫衣服，無論坐著或躺著都可以按摩，想在軀幹擦油當然也可以，但必須先確認胸、腹、腰、背部的病灶位置，不可刻意揉推患部，也該避開傷口、造口、和發炎區域。不要有用力掐捏、重壓、敲打、搓刮、拉拔這些動作。

有一種「徒手淋巴引流技巧」，消除癌症造成的水腫非常有效，但每個人體況不同，建議找專業人員施作或指導。

Q7 按摩會不會讓腫瘤變大或擴散？

A：坊間偶爾有「按摩會讓癌症轉移」的傳言，但這種說法是沒有根據的。芳療按摩之後，血液循環和淋巴流動提升，整體增加幅度其實和一般運動類似，跟健走、爬山、做家事等體力活差不多，並不影響腫瘤發展，卻大大改善情緒，也舒緩很多不舒服的症狀。

不過，某些特殊狀況確實不適合按摩！例如嚴重感染、正在出血等等。有的癌友身形瘦弱，無法接受按摩，這時只要溫和地以手心包覆、給予溫暖，不需要額外動作。簡單的身體接觸，一樣能傳遞照顧者的心意與能量。

Q8 劑量濃度應如何拿捏？

A：癌症患者的精油配方，只要普通劑量的一半就好。舉例來說，在薰香器和水氧機中，一般是添加3~8滴精油，換作癌友使用時，可以酌量減少至1~4滴。

如果身在醫院等公共場所，薰香燈、水氧機其實都不大方便，可改用精油鍊或嗅吸棒（2滴即可），比較不會影響到空間中其他人。在加護病房（ICU）時，建議暫停使用精油，等離開加護病房再重新開始。

如果調製外用產品或按摩油，總濃度建議控制在2%以下。我們通常優先使用溫和、好代謝的精油，2%上限算很安全。若有特殊理由，配方中用到刺激性較高的成分（如酚類），可以把總濃度稀釋到0.5%或更低。

每20滴精油大約等於1ml，市面常見的10ml包裝精油約可滴出200滴。請參考以下滴數換算表，就能輕鬆調出理想的濃度。

按摩油的滴數換算表			
	濃度2%	濃度1.5%	濃度1%	濃度0.5%
按摩油10ml	4滴	3滴	2滴	1滴
按摩油30ml	12滴	9滴	6滴	3滴
按摩油50ml	20滴	15滴	10滴	5滴
按摩油100ml	40滴	30滴	20滴	10滴

Q9 使用頻率怎麼抓？

A：只要有需求，隨時都可使用精油。「聞香薰香」最不受時間空間限制，無論心情欠佳，或是噁心反胃，順手拿瓶氣味清新的精油聞一聞，頭頂陰霾很就快煙消雲散。

根據法系芳療專家臨床經驗，對重症患者來說，嗅吸棒（nasal inhaler stick）是最佳的聞香工具，裡面有滴了精油的海綿，質輕好拿，不會摔破，即使是臥床或無力的人，也很容易操作，想聞香就隨時轉開外蓋，讓他更能掌控療癒的「自主性」。

至於「塗抹按摩」，相對比較麻煩一點，需要天時地利人和，一週能擦油3~5次算很不錯了，積極又勤快的話，每天進行局部按摩也可以，安全性方面沒問題。但原則上建議「配方要替換」，不要老是拿相同的精油狂抹，最多連續使用一個月就該更新一下，讓身體喘口氣。

Q10 該用哪種植物油當基礎油？

A：任何一種手邊容易取得的植物油，均可用來稀釋精油，常見的橄欖油、椰子油、甜杏仁油、荷荷芭油都很受歡迎。爲了得到完整的營養，請購買「冷壓」產品，大賣場裡便宜的大豆沙拉油或葡萄籽油，是以「溶劑萃取法」製造而非「冷壓」。

植物油本身含有維生素、礦物質、多酚、類黃酮、植物固醇、卵磷脂等多種活性成分，即使不與精油搭配，效果一樣令人印象深刻。針對癌症治療後的皮膚損傷狀況，純植物油（不加精油）是理想的滋潤和保護劑。

Q11 可不可以用純露呢？

A：純露是植物蒸餾冷凝的水性液體，芳香分子含量約0.05~0.1%之間，濃度很低，成分代謝排出的速度快，確實很適合癌友。純露可用水稀釋後噴灑、濕敷、洗漱，但即使未經稀釋，直接使用也算溫和安全。許多實際案例顯示，純露對於舒緩電療後皮膚炎、頭頸癌傷口等很有幫助。

不過純露品質落差超大！而且保存期限短，比精油更容易滋生細菌黴菌，如果患者免疫力太低，或表皮有開放性傷口，難保不會遇上感染風險。所以最好選擇信譽可靠的廠商，或是購買有做「微過濾」的純露，並且趁新鮮趕緊用光光。

開刀前後的芳香對策

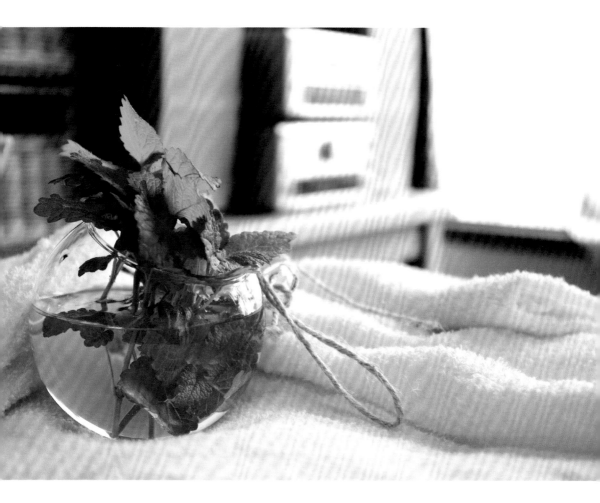

對抗腫瘤，外科手術切除是主流醫界的第一優先處置，甚至有種說法「還能開刀總比不能開刀好」，但是一想到要上手術台，任誰都會心裡怕怕，如果進行傳統大刀，而非微創手術，由於傷口大，癒合恢復比較花時間，有些人甚至可能元氣大傷。

從整體觀點來看，哪邊有問題就切割哪裡，就像捨棄一部份的自我，並非治本之道，有時卻是必要的救命手段。即使如此，精油仍能做出一些補救，其實比起長期抗戰型的化療、或天天報到型的放療，給開刀癌友的芳療建議反而相對單純，因為「關鍵時期」非常明確，可以依據手術前、手術後兩階段擬定不一樣的對策。

術前通常沒太多時間用滋補型精油「臨時抱佛腳」，只能把重點放在情緒調理上，芳香療法不只用來對抗焦慮，其實也處理恐懼、逃避、否認、沮喪等複雜的反應。無論是否進行外科處置，從得知罹癌消息那天起，就該開始準備。好好安撫心情，有時比理性分析更重要，凡是癌友們身邊的照顧者，應該都有很深的感觸。

1 開刀前　聞香

改善術前焦慮、麻醉後噁心反胃、傷口疼痛

芳香療法可以降低開刀引起的緊張焦慮，消除忐忑不安，順便穩定血壓。進手術房之前，記得只要「聞香薰香」就好，別把精油擦在身上，以免多餘氣味被帶進手術室，影響醫護人員的專注力。

手術結束的24小時內，約三四的成人將出現噁心、反胃症狀，部分原因是體質造成，有時則來自麻醉藥的副作用，止吐精油正好找到發揮舞台，用聞的就很有效。

術前及術後一週內建議精油	
處理問題	推薦精油
手術前焦慮	真正薰衣草、羅馬洋甘菊、苦橙、橙花、佛手柑
麻醉後噁心反胃	真正薰衣草、醒目薰衣草、綠薄荷、胡椒薄荷、薑
傷口疼痛	真正薰衣草、羅馬洋甘菊、大馬士革玫瑰

建議用法

從清單表格中挑某個喜歡的精油，或選2~3種精油調合（比例不拘）。聞香時使用純精油，可搭配各種輔助工具，例如精油鍊（2~4滴）、嗅吸棒（3~8滴），或簡單灑1滴精油在面紙上吸聞。需要時隨時可使用。

貼心提醒
開刀前要小心的精油

開刀前一週內，最好避開「抗凝血」的精油（如肉桂、丁香、胡椒薄荷、白珠樹等），及影響中樞神經的精油（如纈草、蛇麻草、肉荳蔻等），以免手術中出血增多，或干擾麻醉深度。

2 開刀後

聞香 | 塗抹 | 口服 | 噴灑 | 濕敷 | 洗漱

術後調養、癒傷防疤、防止沾黏

開刀後一週內,傷口仍然腫脹出血,還不適合接受按摩。但即使只吸聞精油香氣,也會改變疼痛感受,讓大腦「比較不覺得痛」,進而早點離開病床開始活動,身體恢復速度變快。

一週之後,正式進入善後調養階段,改以「塗抹按摩」方式用油,安撫受到驚嚇的身體,回養氣血,才能達到滋補體力、癒傷防疤的目標。預防組織沾黏的精油,也可以列入開刀後的處方。

術後滿一週建議精油	
目標	**推薦精油**
術後調養	義大利永久花、花梨木、玫瑰天竺葵、岩蘭草
癒傷防疤	醒目薰衣草、岩玫瑰、乳香、沒藥、藍絲柏、德國洋甘菊、義大利永久花
防止沾黏	醒目薰衣草、荳蔻、義大利永久花

建議用法

從清單表格中挑某個喜歡的精油,或選2~3種精油調合(比例不拘)。精油需預先以基礎油(植物油)稀釋到2%以下(參照P.276滴數換算表),每日1~2次塗抹於身體讓皮膚吸收。

貼心提醒
萬用的薰衣草

在術前術後,薰衣草精油是少不了的好幫手,無論甜美的真正薰衣草,或清新的醒目薰衣草,都能派上用場,如果臨時想不到該帶什麼精油,把薰衣草丟進「住院百寶袋」就對了!

281

化療前後的芳香對策

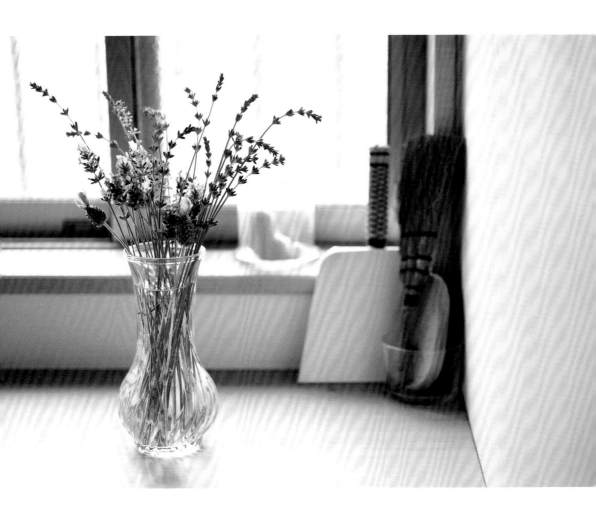

「到底該不該化療」是癌友們心中長期縈繞的聲音，醫療界或許對這種「必要之惡」毫無猶疑，但我身為一個芳療師，以及自然療法實踐者，在面對這個議題時難免遇上理念的衝突。

有些人主張排除一切科學干預，單靠內在潛力、特殊飲食、運動練功、針灸灌腸、草藥秘方、心靈轉化或上天眷顧，來克服疾病難關，當中確實出現令人鼓舞的案例，但也有人未能得嘗所願。但這段「療癒之路」的價值，並不能以最終結果的來討論成敗，只要是在足夠資訊與知識之下，做了符合自己信念的決定，都應該予以尊重。

但自然療法不是一個非黑即白的世界，而擁有許多光譜。如果你的光譜和我類似，是「想以植物力量來彌補主流醫療的缺失」，那麼接下來的內容，一定會對你有所幫助。

1 化療前

改善術前焦慮、麻醉後噁心反胃、傷口疼痛

人人都同意化療藥物很毒，偏偏只要決定接受西醫處置，幾乎遲早要闖這一關。與其因恐懼而逃避、排斥，不如思考看看，這些毒素該如何化解。

各種化療藥的毒性影響不同，白金類藥物順鉑，以腎毒性惡名昭彰，有 1/3 患者會出現症狀。至於癌友聞之色變的小紅莓（艾黴素），則最令人「傷心」，由於它具有積蓄性，長期使用可能引發永久心臟損傷。

順鉑和小紅莓都是典型老藥，於是成為主要研究課題。許多芳香成分已被發現可改善體內氧化壓力，阻止細胞受損，降低化療藥物所帶來的傷害。這類精油最好在化療療程開始前數週，就提早使用，飲食作息也該一起調整。

> 有標示★號的芳香分子比較刺激，使用含這些成分的精油時要格外小心，皮膚外用產品中的建議濃度為：肉桂醛＜0.05%、丁香酚＜0.4%、百里酚＜0.5%、香芹酚＜0.3%。

預防腎毒性的芳香分子		
作用成分	**代表精油**	**降低毒性**
丁香油烴	黑胡椒、丁香花苞、蕃石榴葉	
丁香酚★	丁香花苞、神聖羅勒	
百里酚★	百里酚百里香、印度藏茴香	
香芹酚★	野馬鬱蘭、冬季香薄荷	順鉑的腎毒性
肉桂醛★	錫蘭肉桂、中國肉桂	
作用成分待鑑定	檸檬、薑、小茴香、岩蘭草	
百里香醌	黑種草油	
檸檬烯	檸檬、葡萄柚、萊姆	小紅莓（艾黴素）的腎毒性
百里酚★	百里酚百里香、印度藏茴香	

預防心臟毒性的芳香分子		
作用成分	代表精油	降低毒性
丁香油烴	黑胡椒、丁香花苞、蕃石榴葉	小紅莓（艾黴素）的心臟毒性
沉香醇	甜羅勒、芫荽籽、沉香醇百里香	
香芹酮	綠薄荷	
丁香酚*	丁香花苞、神聖羅勒	
百里酚*	百里酚百里香、印度藏茴香	
香芹酚*	野馬鬱蘭、冬季香薄荷	
薑黃酮	薑黃	
作用成分待鑑定	檀香	
薑酮	薑	順鉑的心臟毒性
作用成分待鑑定	歐芹	
丁香酚*	丁香花苞、神聖羅勒	三氧化二砷（伸定）的心臟毒性

預防肝毒性的芳香分子		
作用成分	代表精油	降低毒性
肉桂酸	肉桂純露	順鉑的肝毒性
作用成分待鑑定	野馬鬱蘭	
薑酮	薑	癌德星的肝毒性
香芹酚*	野馬鬱蘭、冬季香薄荷	小紅莓（艾黴素）的肝毒性
百里香醌	黑種草油	

建議用法

從清單表格中挑某個喜歡的精油，或選2~4種精油調合（有打*號的成分其精油比例要放低）。精油需預先以基礎油（植物油）稀釋到總濃度2%以下（參照P.276滴數換算表），每週至少3~5次塗抹於身體讓皮膚吸收。

2 化療中

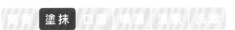

強化或輔助化療藥效力

既然都痛下決心做化療了，當然希望治療成果可以達到目標！根據研究，有些芳香
分子可以促進化療藥的吸收率或利用率，甚至直接強化效力。順應不同的藥物療
程，可以選擇有輔助作用的精油，調製化療期間的日常保養用配方。

化療藥物種類眾多，這裡把常見的俗名和藥商的正式藥名並列，方便大家參考。

輔助化療藥的芳香分子		
作用成分	**代表精油**	**輔助或強化之藥物**
檸檬烯	檸檬、紅桔、萊姆	歐洲紫杉醇（剋癌易）
松油萜	歐洲赤松、乳香、薰陸香	太平洋紫杉醇（汰癌勝）
丁香油烴	古巴香脂、黑胡椒、蕃石榴葉	
欖香烯	沒藥、薑黃、薑	歐洲紫杉醇（剋癌易）、順鉑
香茅醇	大馬士革玫瑰、波旁&玫瑰天竺葵	5-FU（好復/有利癌）
牻牛兒醇	玫瑰草、蜂香薄荷、牻牛兒醇百里香	
沉香醇	芳樟、橙花、沉香醇百里香	小紅莓（艾黴素）
萜品烯四醇	茶樹、甜馬鬱蘭、薑黃葉	5-FU（好復/有利癌）、Oxaliplatin（益樂鉑定/歐力普）、Cetuximab（爾必得舒）
紫蘇醇	紫蘇	順鉑、Imatinib（基利克）
肉桂醛 *	錫蘭肉桂、中國肉桂	順鉑
丁香酚 *	丁香花苞、多香果、丁香羅勒	
茉莉酸甲酯	大花茉莉、阿拉伯茉莉、野薑花（均微量）	順鉑、小紅莓（艾黴素）、BCNU（格立得）
百里香醌	黑種草油	順鉑、Oxaliplatin（益樂鉑定/歐力普）、Gemcitabine（健擇）、小紅莓（艾黴素）

3 化療中

聞香 塗抹 口服 噴灑 濕敷 洗漱

避免腫瘤產生抗藥性

在治療過程中，大家最害怕醫生說：「抗藥了。」這代表腫瘤對原本的藥物反應變差，需要更換其他新藥，從第一線換到第二線甚至第三線，通常藥價愈來愈貴，效果也不一定符合期待。

抗藥性的發生有很多原因，有些腫瘤細胞很聰明，會修復或變造自己的DNA，甚至把藥物從細胞中排出，來躲過攻擊。抗藥是癌症領域中棘手的難題，芳香療法究竟能發揮多大的幫助，我們並不知道，但與其什麼都不做，不如試著自救！在此列出可增加細胞敏感度、降低藥物劑量依賴性，降低抗藥性的精油成分。

防止腫瘤產生抗藥性的芳香分子		
作用成分	代表精油	對應腫瘤
香茅醇	大馬士革玫瑰、波旁＆玫瑰天竺葵	乳癌
牻牛兒醇	玫瑰草、蜂香薄荷、牻牛兒醇百里香	大腸癌
沉香醇	花梨木、沉香醇百里香、橙花	乳癌
萜品烯四醇	茶樹、甜馬鬱蘭、薑黃葉、格陵蘭喇叭茶	結腸癌、胰臟癌、前列腺癌、胃癌、黑色素瘤
百里香醌	黑種草油	乳癌
作用成分待鑑定	杜松	血癌

建議用法

從清單中挑某個喜歡的精油，或選2~4種精油調合（打＊號的成分精油比例要放低）。精油預先以基礎油（植物油）稀釋到總濃度2%以下（參照P.276滴數換算表），每週3~5次塗抹於身體讓皮膚吸收。

貼心提醒

不使用鋁製容器

長期儲放精油或按摩油時，最好不要使用鋁製容器，順鉑、卡鉑等白金類藥物，容易和鋁起交互反應。

4 化療中

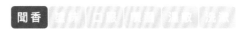 聞香

清新止吐、平緩情緒

嘔吐是最令癌友難以忍受的副作用,有些人吃什麼止吐藥都沒用,甚至怕到連化療都還沒開始打,就因為太緊張而出現「預期性嘔吐」。這種時候,薑精油是身邊最不可或缺的夥伴!它對消化系統、神經系統及傳導物質都有調控作用。薑科植物萃取的精油擅長處理胃氣上逆,而清新的柑橘類和各種薄荷屬精油,不只本身防嘔,更幫已經吐過的人平緩情緒,抑制不舒服的生理反射。

如果你是非常容易反胃的人,化療期間最好避開某些太過濃烈的花香類精油,例如依蘭、黃玉蘭、埃及茉莉、星星茉莉等,或是把濃度稀釋得低一點。

化療止吐精油	
植物科屬	**代表精油**
薑科	薑、荳蔻、大高良薑、小高良薑
芸香科	檸檬、萊姆、葡萄柚、紅桔、泰國青檸、咖哩葉、花椒
唇形科	胡椒薄荷、野薄荷、綠薄荷、檸檬薄荷

建議用法

從清單中挑某個喜歡的精油,或選2~3種精油調合(比例不拘)。聞香時使用純精油,可搭配各種輔助工具,例如精油鍊(2~4滴)、嗅吸棒(3~8滴),或簡單灑1滴精油在面紙上吸聞。需要時隨時可使用。

5 化療中

聞香 塗抹 口服 噴灑 濕敷 洗漱

處理丘疹痘痘、手足症候群、甲溝炎

抗癌藥物時常損傷皮膚，好一點的只導致泛紅起疹，嚴重的卻引起大爆痘，在頭臉部或前胸後背，長出又痛又癢的化膿痘痘。另一種「手足症候群」則是手掌或腳掌刺痛發麻，腫脹起紅斑，如果出現脫皮潰瘍，連走路或拿東西都會變得很困難。不過最讓人抓狂的還是甲溝炎，由於藥物攻擊指甲下方的血管，手指前端異常腫痛，不斷破皮流血，甚至指甲也可能脫落。

皮膚副作用並非化療專屬，其實接受標靶治療的人，也會出現一樣的困擾！主流醫療通常給予抗生素或類固醇，芳香療法則建議以抗菌和消腫的精油來輔助。

舒緩皮膚副作用的精油	
處理問題	**推薦精油**
丘疹痘痘	茶樹、沼澤茶樹、松紅梅、澳洲尤加利、綠花白千層、芳枸葉、胡蘿蔔籽、廣藿香
手足症候群	德國洋甘菊、西洋蓍草、義大利永久花、真正薰衣草、穗花薰衣草、茶樹、乳香、廣藿香、岩蘭草、薑黃
甲溝炎	岩玫瑰、真正薰衣草、穗花薰衣草、綠花白千層、胡蘿蔔籽

建議用法

從清單中挑某個喜歡的精油，或選2~4種精油調合（比例不拘）。精油預先以基礎油（植物油）稀釋到2%以下（參照P.276滴數換算表），每天1~2次輕輕塗擦於患部。

6 化療中、後

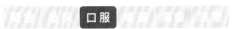 口服

以植物油舒緩化療不適

芳香療法中，植物油的地位相當有趣，它可成為稀釋精油的載體，也就是所謂「基礎油」，單獨使用也一樣有很高的療癒價值，既能外用滋潤肌膚，也能口服補養身體，無論是否正在進行療程，癌友都可適量在飲食中加入植物油，補充多元不飽和脂肪酸。在黑種草油中，還有一種名為百里香醌的特殊成分，效用多才多藝，讓黑種草油變成化療期間最佳戰友。

化療中可多補充的植物油	
植物油	**動物實驗中顯示的效果**
黑種草油	預防腎毒性、預防心臟毒性、預防肝毒性、輔助或強化療藥效力、防止乳癌細胞抗藥性、改善化療腹瀉、激勵免疫、激勵骨髓
芝麻油	預防腎毒性、預防心臟毒性、預防肝毒性
亞麻仁油	預防腎毒性、預防肝毒性、輔助或強藥物效力 (賀癌平)、防止乳癌細胞轉移、改善化療腹瀉
紫蘇籽油	改善化療腹瀉
琉璃苣油	預防心臟毒性、防止化療造成的肌肉流失 (惡病質)
月見草油	
黑醋栗油	
石榴籽油	預防腎毒性
椰子油	預防肝毒性和腎毒性 (MTX/滅殺除癌)

建議用法

清單列表中的油品建議內服，或加入飲食當中，以便充分吸收營養成分。建議劑量因油品種類而異，但基本上相當安全。

化療期間應避免口服聖約翰草油，以免干擾藥物代謝。

7 化療後

淨化解毒、安撫收驚

化療到底要做多久呢？每個人狀況都不一樣，有些像沒有盡頭的長期抗戰，有時則只要6次或12次就告一段落。當整套療程終於完成，在歡欣鼓舞之餘，請別忘了用養肝利腎精油幫自己淨化，或是以安撫收驚的配方好好調理身心狀態唷！

幫助身心復原的精油	
目標效果	**推薦精油**
淨化解毒	格陵蘭喇叭茶、檸檬、芹菜、圓葉當歸、馬鞭草酮迷迭香
安撫收驚	義大利永久花、岩蘭草、穗甘松、羅馬洋甘菊、香蜂草

建議用法

從清單中挑某個喜歡的精油，或選2~4種精油調合（比例不拘）。精油預先以基礎油（植物油）稀釋到2%以下（參照P.276滴數換算表），每週3~5次塗抹於身體讓皮膚吸收。

貼心提醒
保護人工血管附近皮膚

為了防止血管受損，多數癌友都會在化療前以小手術放人工血管（Port-A），植入的位置看起來有點像凸了一塊。這裡的皮膚特別脆弱，外用精油塗擦按摩時，請避開人工血管及其週遭。

有關與化療相關的其他需求，例如增加食慾、改善疲勞、免疫促進、激勵生髮、處理神經系統問題（記憶衰退、性格大變）……請往後翻查閱「提升元氣的芳療對策」章節。

放療前後的芳香對策

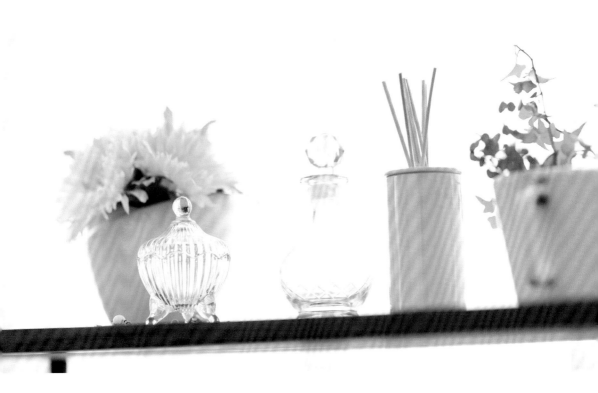

放射線治療俗稱電療，或是簡稱放療，有時還會以又酷又炫的名字出現，例如電腦刀、光子刀、螺旋刀、質子刀之類，它們的原理一樣是以高能量放射線來殺死癌細胞，抑制腫瘤生長，只是使用的儀器不同。新穎的高階儀器強調精準度，比較能鎖定病灶，放過一旁無辜的好細胞，不過設備本身越貴，費用當然也越貴，自費療程的價格相當驚人。

但無論選用了哪一種高價儀器，仍然很難逃過皮膚困擾，有時只有短期且可逆的副作用(紅腫、脫屑、潰瘍)，熬過去就海闊天空了，有時則發生長期問題(汗腺皮脂腺受損)，在多年後仍然令人感到不適。

在歐美芳療界，精油、純露、植物油這三大類產品常常互搭，運用在放射線治療前後，目的是防止皮膚受到過多傷害，並且讓各種不適症狀降到最低。精油中含多種具消炎性質的芳香分子，純露則溫和安全又鎮定舒緩，植物油的刺激性低，同時保護與修復肌膚。不過為了配合放射線治療的日程，使用時機和方式，都要謹慎拿捏！

1 放療前

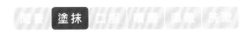

預防皮膚傷害

在正式進行療程前，會量身製作模具，放射師用筆在病人皮膚上畫記輔助線，再以膠帶保護起來，這個步驟稱為「定位」，目的是固定姿勢，維持照射位置精準，之後大約需要3~5個工作天，才會開始第一次治療。

整段放射線療程期間（兩週到兩個月不等），都要維持這些線條的完整性，連洗澡都不可以隨便亂搓，這代表能「以芳香療法保護皮膚」的最佳時間，其實是在「定位」之前！芳療界一向公認，桃金孃科白千層屬的精油，對預防放射線傷害有幫助，但時機很重要，最好超前部署趕在還沒做「定位」就使用。

如果「定位」後仍希望塗抹精油，一定要避開輔助線，請注意：放射線治療當日，皮膚上不能有油劑、乳液、凝膠，如果殘留請記得清洗掉，但療程前四小時內是不可洗澡的，想擦任何產品最好前一天進行。

預防皮膚受傷害的精油	
植物科屬	**代表精油**
桃金孃科白千層屬	綠花白千層、白千層、茶樹、沼澤茶樹

建議用法

從清單中挑某個喜歡的精油，或選2~3種精油調合（比例不拘）。精油預先以基礎油（植物油）稀釋為5%的按摩油（總容量100ml的話需要100滴精油）。做「定位」之前，每日早中晚共3次塗抹於皮膚，至少連續用油5天。

2 放療期間

聞香 塗抹 口服 **噴灑** **濕敷** 洗漱

鎮定安撫皮膚

放射線療程是緊湊又密集的，只要一開始做，就會有上班打卡的錯覺，通常週一到週五天天報到，只有六日休息，如何在每日療程後進行舒緩，就變得十分關鍵。許多癌友習慣敷蘆薈膠，但市售產品的價格和品質落差大，通常均含防腐劑及其他添加物，容易起小屑屑，且沖洗時仍需稍微摩擦皮膚，不見得適合每個人。

幸好我們還有另一種選擇——純露。純露是水性液體，含有安全濃度的植物活性物質，有很好的舒緩鎮靜作用，刺激性低，使用於表皮後數小時，絕大多數成分都揮發或被吸收，幾乎不太殘留在角質層，對肌膚的負擔較小，整段療程期間可隨時隨地使用。

照顧放療肌膚的純露	
目標效果	**推薦純露**
鎮定安撫	真正薰衣草純露、德國洋甘菊純露、義大利永久花純露

建議用法

從清單中挑一個喜歡的純露，加生理食鹽水對半稀釋為 50% 濃度，盛裝於乾淨的噴瓶中，在每天做完放射線治療之後，適量噴灑於肌膚或溼敷（如果已經破皮請不要濕敷），可依需求多次使用。

稀釋後的純露建議存放於陰涼處，三天內使用完畢。

3 放療第一至四週　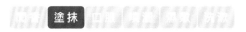塗抹

皮膚滋養修護

進行治療的頭兩週屬於「蜜月期」，這時皮膚只有稍微紅腫，由第三週起，皮膚顏色開始暗沉，像曬傷一樣乾燥、脫屑、搔癢。滋養性強的植物油，正好可以在這些狀況裡大展身手。根據研究，有些植物油對這類皮膚問題的效果，其實比蘆薈還好！它減緩乾癢脫皮症狀，防止發炎，提供防護同時修補受損肌膚，效果不輸給任何高價保養品。可於療程的頭兩週，皮膚整體狀況還OK時，就開始以植物油保養。

照顧放療肌膚的植物油	
目標效果	**推薦植物油**
滋養修護	橄欖油、沙棘油、玫瑰籽油、印度棟樹油、摩洛哥堅果油、小麥胚芽油、石栗油、瓊崖海棠油、
滋養修護（浸泡油）	金盞菊浸泡油、雷公根浸泡油、聚合草（康復力）浸泡油、紫草浸泡油、聖約翰草浸泡油

建議用法

從清單中挑某個喜歡的植物油，或選2~3種植物油調合（比例不拘）。在每天做完放射線治療之後，以乾淨棉棒沾取少量，輕塗抹於需要部位。這時皮膚非常脆弱，切勿過度摩擦刺激！

治療當日只能在「做完治療後」塗抹植物油，治療前請勿使用。

貼心提醒
放療期間應避免的植物油

研究指出，放射線治療前如果在皮膚使用聖約翰草油，容易使發炎等傷害加重。

4 放療後

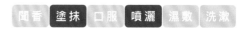

處理皮膚炎、水泡、潰瘍不癒

從療程進行到第五週起，放射線的作用逐漸累積，部分人皮膚發炎較爲嚴重，變得焦黑枯乾，或起水泡、破皮、滲出湯湯水水的組織液，形成潰瘍傷口。雖然苦不堪言，幸好這些症狀是可逆的！而適合用精油來處理的時機，是在「整階段放射線療程都完成」以後（兩週到兩個月不等），以消炎癒傷且溫和的精油，來加快復原速度。

加速皮膚復原的精油	
目標效果	**推薦精油**
消炎癒傷	岩玫瑰、乳香、白松香、沒藥、德國洋甘菊、藍艾菊、西洋蓍草、義大利永久花、真正薰衣草、穗花薰衣草、薑、薑黃、檀香、絲柏、松紅梅、卡奴卡、茶樹、綠花白千層

建議用法

1. 從清單中挑某個喜歡的精油，或選2~4種精油調合（比例不拘）。精油預先以滋養修護的植物油稀釋到2%以下（參照P.276滴數換算表）。待整階段放射線療程都完成以後，以乾淨棉棒沾取少量，一日1~2回輕塗抹於需要部位，但不要用於覆蓋人工皮、石蠟紗布、保護膜、銀離子敷料的位置。

2. 若表皮狀況已不允許任何接觸磨擦，也可將稀釋好的精油裝進噴瓶，以噴灑方式使用。

5 放療後

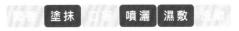 塗抹　噴灑　濕敷

放射線性敏弱膚質長期調理

療程全部結束後，通常需要兩個月左右時間，皮膚才能恢復為原本的狀態。但若放射劑量太大，汗腺和皮脂腺遭受永久性損傷，無法建構保濕屏障，未來可能形成慢性敏弱膚質，從此為乾燥、搔癢、怕曬、反黑、濕疹等長期問題而煩惱。如果發現已變成敏弱膚質，最好純露、植物油、精油多管齊下，加強鎮定保濕、修護角質，並且重建皮膚屏障。

調理敏弱膚質的療方	
目標效果	**推薦療方**
鎮定保濕（純露）	義大利永久花純露、羅馬洋甘菊純露、大馬士革玫瑰純露、千葉玫瑰純露、香蜂草純露、橙花純露、乳香純露
修護角質（植物油）	荷荷芭油、杏桃仁油、甜杏仁油、玫瑰籽油、酪梨油、摩洛哥堅果油、乳油木果油
重建屏障（精油）	乳香、檀香、大西洋雪松、大馬士革玫瑰

建議用法

1. 以喜歡的純露取代化妝水，噴灑或濕敷皮膚，再擦上預先調好的護膚油（列表中任何植物油加精油稀釋到 2%），進一步鎖水。

2. 如果你對 DIY 手作有興趣，可以從清單中選喜歡的純露、植物油和純露，加在一起製作保濕乳霜，使用方法同一般保養品。

6 放療後

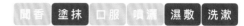

聞香 塗抹 口服 噴灑 濕敷 洗漱

改善口腔黏膜炎、口乾舌燥、頭頸傷口痛

對頭頸癌患者來說，放療幾乎是治療套餐裡避不掉的過程，但由於患部（口腔、鼻咽、喉部等）附近有重要器官，組織特別精細，感受到的副作用也最明顯。芳香療法的對策是以「洗漱」為優先，純露的舒緩能力好，可改善口內發炎，同時幫助消除口臭異味。用植物油漱口，也能處理口乾舌燥、吞咽困難的狀況。芳香漱口屬於「預防勝於治療」，還沒潰瘍前先行保養，作用最明顯，等到情況變嚴重，效果就慢了一些。

精油在止痛和修復作用上比較突出，如果患部或傷口非常疼痛，只靠純露和植物油是不夠的，還需要搭配精油外用塗抹。

改善頭頸和口腔不適的療方	
處理問題	推薦療方
口腔黏膜炎和異味（純露）	德國洋甘菊純露、岩玫瑰純露、白玉蘭純露、月桃葉純露、月桂純露、馬鞭草酮迷迭香純露、鼠尾草純露
口乾舌燥（植物油）	椰子油、芝麻油、橄欖油、黑種草油、大麻籽油
頭頸傷口痛（精油）	岩玫瑰、乳香、白松香、沒藥、德國洋甘菊、藍艾菊、西洋蓍草、義大利永久花、真正薰衣草、穗花薰衣草、薑、薑黃、檀香、絲柏、松紅梅、卡奴卡、茶樹、綠花白千層

建議用法

1. 以喜歡的純露（不可添加酒精）或植物油，每次倒出約5~10ml含在口中洗漱，1分鐘之後吐掉，每天可進行數次。

2. 老年人、臥床者、臉頰穿透性潰瘍的人不適合漱口，請改用棉棒紗布等沾取後塗抹或濕敷於需要部位。

3. 若要處理疼痛的傷口，則從清單中選取2~4種精油和植物油，調合稀釋到濃度2%以下（參照P.276滴數換算表），並以棉棒等沾取後塗抹於疼痛部位及周邊，每天可進行數次。

PART
6

提升元氣的芳香對策

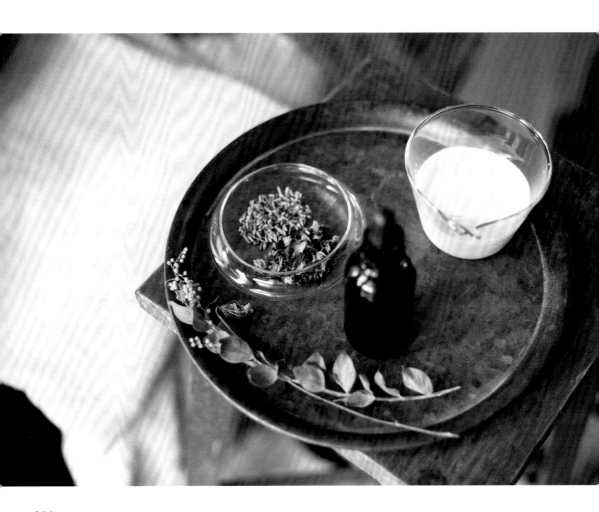

要讓癌後人生擁有良好品質，改善不適症狀，芳香療法是最簡易而有效的捷徑，因為我們面對的往往不僅是單純的健康問題，還摻雜許多幽微的情緒。透過植物香氣，讓這些積鬱的情緒被釋放，心理引發的身體症狀也將大幅改善。

舉例來說，為何癌症病患食慾會低落？一般而言，腫瘤引起的代謝異常、消化道阻塞或吞嚥功能退化，是讓人吃不下的主因。而藥物也可能使味覺、嗅覺整個改變，嘗起任何東西都味同嚼蠟、興趣缺缺，或是對腥味極度敏感，曾經熱愛的美食，居然反胃到根本不敢碰。另一方面，情緒引發的「心因性厭食」其實也很常見，無論焦慮、恐懼、抑鬱、悲傷、忿怒⋯⋯這些病後心結，都是壓制食慾的因子。

除了食慾不佳之外，癌友還會面臨其他問題，例如元氣不足、極度疲累、白血球太低、掉頭髮或水腫，這些問題有時與腫瘤本身相關，有些則是醫療處置無可避免的副作用。表面上看起來它們像單純生理問題，但所有症狀背後，其實都隱藏難以言說的情緒，精油則宛如「雙刀流」，在身心兩方面同時發揮力量，把它們一一梳理開來。

1 營養提升　　聞香　塗抹

增加食慾好胃口

癌症康復期間，最棘手的敵人之一是「惡病質」，食慾低落、營養吸收不良、體重不斷減輕、肌肉萎縮、倦怠疲累……一旦進入這個狀態，隨著體形改變，情緒會更加低落，變成惡性循環。但半哄半威脅的催逼，或是強迫餵食，可能適得其反，生出怨懟反彈，營養吸收也不見得有所改善，寧可使用精油，讓病人在潛移默化中恢復好胃口！

在很多人的想像中，酸酸的柑橘香氣似乎令人胃口大開，不過這與科學實驗的結論卻恰好相左。檸檬和葡萄柚其實抑制食慾，降低體重，而薰衣草反而提高食量。真正薰衣草精油中的沉香醇，會影響和胃口有關的神經胜肽 Y（Neuropeptide Y），其他富含沉香醇的精油，一樣可維持體重不會狂掉，以聞香薰香或塗抹按摩的方式自然而然促進食慾。

舒心開胃的精油	
目標作用	**推薦精油**
增加體重	真正薰衣草、醒目薰衣草、佛手柑、甜羅勒、芫荽籽、沉香醇百里香
激勵食慾（僅聞香）	薑、山雞椒、丁香花苞＊、肉桂＊

建議用法

1. 從以上清單中挑某個喜歡的精油，或選 2~3 種純精油調合（有打＊號的精油比例要低）。可搭配各種輔助工具，例如精油鍊（共 2~4 滴）、嗅吸棒（共 3~8 滴），或簡單灑 1 滴精油在面紙上，餐前半小時聞香。

2. 從「增加體重」表格中挑某個喜歡的精油，或選 2~3 種精油調合（比例不拘）。精油需預先以基礎油（植物油）稀釋到 2% 以下（參照 P.276 滴數換算表），每週至少 3 次塗抹於身體讓皮膚吸收。

2 體能提升

聞香 塗抹 口服 噴灑 濕敷 洗漱

抗憂鬱、改善疲勞、免疫促進

對付「癌因性疲勞」，可以同時透過好幾個角度來切入，首先從心理面開始，用香氣趕走憂鬱，重拾歡笑和鬥志，先滋補神經系統，把情緒從泥淖裡拉出來，再調理生理機能，加入補氣激勵、強化肌力的精油，補充因抗癌而流失的體能。最後還要活血溫暖，處理化療和放療造成的骨髓抑制問題，激勵白血球和免疫力。

提振身心的芳香分子 (長期使用)		
作用成分	代表精油	處理問題
檸檬烯	檸檬、乳香、甜橙	抗憂鬱 改善疲勞 (補氣激勵) 免疫促進 (巨噬細胞、白血球、淋巴球)
松油萜	歐洲赤松、黑雲杉、歐白芷	抗憂鬱 改善疲勞 (補氣激勵) 免疫促進 (NK細胞)
水芹烯	黑胡椒、高地杜松	免疫促進 (巨噬細胞、淋巴球、NK細胞)
香茅醇	大馬士革玫瑰、波旁天竺葵	抗憂鬱 改善疲勞 (活血溫暖)
牻牛兒醇	玫瑰草、蜂香薄荷	改善疲勞 (強化肌力)
萜品烯四醇	茶樹、格陵蘭喇叭茶	免疫促進 (體液免疫)
沉香醇	甜羅勒、沉香醇百里香	免疫促進 (細胞激素)
香芹酮	蒔蘿、藏茴香	免疫促進 (白血球) 改善疲勞 (強化肌力)
桉油醇	桉油樟羅文莎葉、澳洲尤加利	抗憂鬱 改善疲勞 (活血溫暖) 免疫促進 (巨噬細胞、白血球)
作用成分 待鑑定	岩蘭草	抗憂鬱 改善疲勞 (補血造血)

提振身心的芳香分子（短期使用）		
作用成分	代表精油	處理問題
丁香酚＊	丁香花苞、丁香羅勒	抗憂鬱 改善疲勞（活血溫暖）
百里酚＊	百里酚百里香、印度藏茴香	抗憂鬱 改善疲勞（活血溫暖） 免疫促進（巨噬細胞、體液免疫）
香芹酚＊	野馬鬱蘭、冬季香薄荷	改善疲勞（強化肌力） 免疫促進（白血球、淋巴球）
肉桂醛＊	錫蘭肉桂	改善疲勞（活血溫暖） 免疫促進（細胞激素）

建議用法

從清單表格中挑某個喜歡的精油，或選2~4種精油調合（有打＊號的成分其精油比例要放低）。精油需預先以基礎油（植物油）稀釋到總濃度2%以下（參照P.276滴數換算表），每週至少3~5次塗抹於身體讓皮膚吸收。

貼心提醒

免疫低落時要避免的精油

檸檬醛對骨髓有抑制作用，使用過多可能會使患者的免疫力變得更差。含高量檸檬醛的香蜂草、檸檬香茅、山雞椒、檸檬香桃木等精油，請勿大量用於免疫力低落的人身上，化療期間更要避免口服。

3 循環提升

激勵生髮、頭皮養護

化療造成的落髮是暫時的，等完成治療就會重新長回來。不過毛囊受到損傷之後生長週期變慢，新髮質地往往變得細軟、脆弱、捲曲，整體較為稀疏。如果希望髮量早日恢復往日茂密，可以多用促進微血管循環的精油來滋養頭皮。

但這些精油只能用於化療療程結束之後，如果療程才進行到一半，就一直用活血精油，反而可能令化療藥物更透過血液進入頭皮，傷害毛囊，適得其反！

激勵生髮的精油	
目標效果	推薦精油
促進循環	胡椒薄荷、桉油醇迷迭香、香桃木、綠花白千層、茶樹、醒目薰衣草、波旁天竺葵、玫瑰天竺葵、穗甘松、香附、歐白芷

建議用法

從清單中挑某個喜歡的精油，或選2~3種精油調合（比例不拘）。精油預先以基礎油（植物油）稀釋到2%以下（參照P.276滴數換算表），每週3~5次塗抹於頭皮後以指腹輕柔按摩。

4 認知力提升 閒香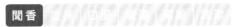

處理記憶衰退、性格大變

腫瘤是老天爺給的磨難，但同時也是一件偉大的禮物，經歷過這一段之後，我們對親情、愛情和事業將有截然不同的體悟。許多人在癌後才重新認識自己，活得比過往更光輝璀璨，但也有人個性變得很不一樣，卻是往負面方向靠攏。過往相信的事物，想法突然截然不同，語言思維混亂，精神難以集中，學習力變差，甚至忘東忘西宛如失憶，究竟為何會如此呢？

先撇開情緒因素不談，抗癌治療的副作用中，確實有一種記憶衰退、性格大變的狀況，它被叫「化療腦」，是中樞神經損傷的表現。雖然名稱如此，但認知力的改變不見得只歸咎化療，舉凡腦部開刀、頭頸部放療、荷爾蒙治療等均可能引發，有時症狀甚至持續5~10年，對日常生活造成不少影響。

處理「化療腦」的重要對策，就是把冷壓植物油加入飲食中，補充多元不飽和脂肪酸Omega-3，也要運用利腦回神的精油來提高認知能力。

提高認知能力的對策	
目標效果	**推薦用油**
利腦回神	桉油樟羅文莎葉、藍膠尤加利、桉油醇迷迭香、月桂、荳蔻、芳枸葉、穗花薰衣草、野馬鬱蘭＊、冬季香薄荷＊
利腦回神（植物油）	亞麻仁油、紫蘇籽油、大麻籽油

建議用法

從清單中挑某個喜歡的精油，或選2~3種純精油調合（有打＊號的精油最多只能1滴）。聞香時使用純精油，可搭配各種輔助工具，例如精油鍊（2~4滴）、嗅吸棒（3~8滴），或簡單灑1滴精油在面紙上吸聞。需要時隨時可使用。

5 活動力提升 聞香 塗抹 口服 噴灑 濕敷 洗漱

減輕肢體水腫狀況

肢體會浮腫的理由千奇百怪，但總體說來，就是組織中有太多液體，淋巴管來不及回收。如果曾手術摘除多個淋巴節，更容易出現嚴重水腫，乳癌癌友是當中主要族群，如果沒有好好處理，讓積水組織纖維化，嚴重時整隻手臂腫脹變形，硬的跟石頭一樣，連動也動不了，還可能感染發炎。

排水消腫的精油很多，搭配「徒手淋巴引流技巧」效果最好，建議直接找專業人員指導。如果尚未找到適合的指導者，自我按摩基本原則是由肢體末梢朝軀幹方向「輕推緩送」，不可用力。如果並非淋巴水腫，而是遇上惡性積水（腹水、肋膜積水、心包膜積水……），芳香療法的直接作用有限，但仍可試著以消炎或利尿的精油來降低積水速度。

排水消腫精油	
處理問題	**推薦精油**
淋巴水腫	絲柏、黑雲杉、挪威雲杉、桉油醇迷迭香、月桂、茶樹、白千層、藍膠尤加利、檸檬香茅、薑、薰陸香、白松香
惡性積水	德國洋甘菊、西洋蓍草、藍艾菊、杜松漿果、蒔蘿、甜茴香、歐洲赤松、薑黃、樺樹

建議用法

從清單中挑某個喜歡的精油，或選2~4種精油調合（比例不拘）。精油預先以基礎油（植物油）稀釋到總濃度2%以下（參照P.276滴數換算表），每週3~5次塗抹於身體讓皮膚吸收，搭配適當按摩動作效果更好。

疼痛控制的芳香對策

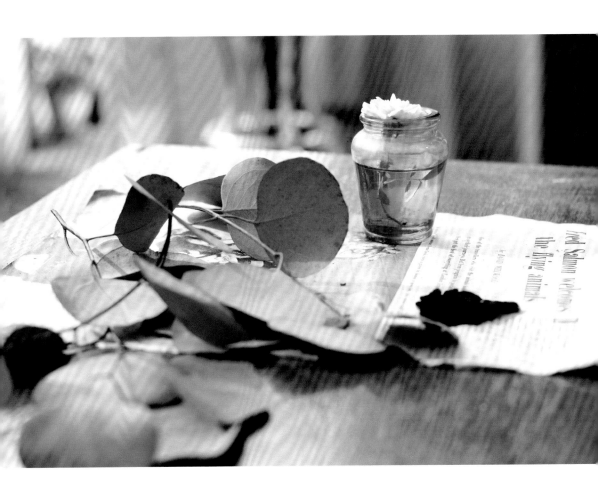

再堅強的勇士，也經不起痛楚的拖磨！這是癌友們最在意、照顧者最焦慮的問題，除了仰賴藥物以外，芳香療法越早介入，越能使體力和精神維持在理想狀態。

「會痛」其實是一套自我保護機制，人們常以爲疼痛發生在肢體，其實剛好相反，疼痛是從大腦所製造的訊號，用來提出警告，防止我們受到更多傷害。而大腦是個極其複雜的存在，無論情緒、壓力、記憶、信念，都可能影響腦部，進一步改變疼痛訊號。

芳香療法的價值就在這裡！在安定情緒、釋放壓力、淨化記憶、建立信念上，精油具有無限的潛力，例如沉香醇這種典型的紓壓成分，就能輔助嗎啡的止痛作用。消炎鎮靜和安定中樞神經的芳香分子，也可爲癌友提供支持，「植物性大麻素」之一的丁香油烴，就很受到關注，透過活化大麻素受體，除了提供心靈撫慰，也調節神經系統對疼痛的反應。

有些精油可在疼痛開始前避免它形成，或延長無痛時間，有些則降低對疼痛的認知，減少麻醉性藥物的劑量依賴。某些艱難狀況下，即使用了許多強力精油，仍可能感到不舒服，但無論如何，香氣絕對會改變「面對疼痛時的情緒」！

1 神經痛

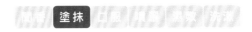
塗抹

緩解腫瘤壓迫、手術、化療引起的神經痛

怎麼分辨是不是神經痛呢？如果覺得突然被針刺或電擊，有燒灼感，輕觸碰也不舒服，甚至合併麻麻、癢癢等感覺異常，或痛的位置會跑來跑去，這可能就是神經痛了。引發疼痛的原因很多，除了腫瘤直接壓迫到神經組織以外，外科手術、化療、標靶藥物的後遺症，也可能造成神經病變，引發疼痛。

抗神經痛精油	
目標效果	**推薦精油**
調節痛覺傳導	胡椒薄荷、野薄荷、甜馬鬱蘭、桉油醇迷迭香、馬鞭草酮迷迭香、樟腦迷迭香、香蜂草、山雞椒、薑
改善痛覺敏感	羅馬洋甘菊、真正薰衣草、沉香醇百里香、花梨木、甜羅勒、芳樟、黑胡椒、古巴香脂

建議用法

從清單表格中挑某個喜歡的精油，或選2~4種精油調合（比例不拘）。精油需預先以基礎油（植物油）稀釋到總濃度2%以下（參照P.276滴數換算表），塗抹於身體讓皮膚吸收，一天可多次。使用一陣子若覺得效果衰退了，可逐漸提升濃度（最高20%）或增加使用瀕率。

貼心提醒

在癌症相關神經病變的改善上，補充維生素B群相當重要，除了市售營養品，也由食物攝取，可多吃綠色蔬菜、全穀類等。

2 骨痛

聞香 塗抹 口服 噴灑 濕敷 洗漱

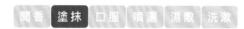

處理骨癌或骨轉移疼痛

當腫瘤發生或轉移到骨頭，侵蝕骨組織，會釋放大量前列腺素，使痛感變得異常劇烈，有些人甚至形容「好像有隻小狗一直在身體裡咬我」。骨轉移之後，常常坐也不是、躺也不是，需要使用麻醉類藥物來舒緩，如果骨質被掏空，還有骨折、脊椎塌陷的顧慮，嚴重影響行動能力和生活品質。

精油中，有些芳香分子可以用來對抗骨痛，幾乎都來自酚類家族，它們抑制前列腺素或破骨細胞，止痛能力強大，又預防癌性骨折，可採取低濃度外用方式，來避免皮膚刺激性。

抗神經痛精油	
目標效果	**推薦精油**
抑制前列腺素	丁香花苞、神聖羅勒、丁香羅勒、多香果、野馬鬱蘭、冬季香薄荷、百里酚百里香、印度藏茴香、錫蘭肉桂、中國肉桂
抑制破骨細胞	丁香花苞、神聖羅勒、丁香羅勒、多香果、野馬鬱蘭、冬季香薄荷

建議用法

從清單中挑1~2種精油（肉桂類除外），調合比例不拘。精油預先以基礎油（植物油）稀釋到總濃度0.5%以下（參照P.276滴數換算表），塗抹於身體讓皮膚吸收，每週至少3~5次。

貼心提醒

肉桂醛成分比較刺激，建議稀釋濃度低於0.05%，若想使用錫蘭肉桂或中國肉桂精油，100ml按摩油中僅需加1~2滴。

3 紓解鴉片類藥物 副作用

聞香 塗抹 口服

處理止痛藥造成的反胃、嗜睡、便秘

當疼痛得非常厲害，而必須出動嗎啡、吩坦尼等鴉片類藥物時，很容易引起病人與家人的焦慮。其實在醫療人員的監督下，是不會出現成癮問題的，但確實有些人一開始會反胃想吐，而嗜睡昏沉、便秘等狀況，也隨著劑量加重而增強。

這時候先從薰香開始，清新止吐的精油（參照P.288），可減緩用藥初期的不舒服，而聞一聞利腦回神的精油（參照P.306），對一直抱怨想睡、頭昏、沒力的癌友來說，也可以維持品質較佳的清醒時間。針對便秘狀況，只要還能吃的下，建議口服少許冷壓植物油，或搭配一些促進腸胃活動的精油，在腹部做順時針按摩。

減緩止痛藥副作用的對策	
處理問題	推薦療方
反胃想吐	薑、荳蔻、檸檬、萊姆、葡萄柚、胡椒薄荷、野薄荷
嗜睡昏沉	桉油樟羅文莎葉、藍膠尤加利、桉油醇迷迭香、月桂
便秘（塗抹）	黑胡椒、玫瑰天竺葵、波旁天竺葵、甜羅勒、甜茴香
便祕（口服）	椰子油、橄欖油、胡桃油

建議用法

1.從清單中挑某個喜歡的精油，或選2~3種純精油調合。聞香時使用純精油，可搭配各種輔助工具，例如精油鍊（2~4滴）、嗅吸棒（3~8滴），或簡單灑1滴精油在面紙上吸聞。需要時隨時可使用。

2.從清單中挑某個喜歡的精油，或選2~4種精油調合（比例不拘）。精油預先以基礎油（植物油）稀釋到2%以下（參照P.276滴數換算表）每天1~2次輕輕塗擦於患部。

4 輔助鴉片類藥物效果

強化止痛、降低耐受和依賴性

許多芳香分子可用於止痛鎮痛,雖各自作用機轉不同,但它們具有相同的特質:帶來好心情!

有些精油會增強止痛作用,部分成分(如萜品醇)則被發現,有助降低動物對嗎啡的耐受性和依賴性,延長相同劑量下的止痛效力,讓藥物不會在短時間內越用越重。

緩解疼痛的精油	
目標效果	推薦精油
輔助嗎啡止痛	佛手柑、真正薰衣草、花梨木、芳樟、沉香醇百里香、甜羅勒、橙花、玉蘭葉
消炎鎮靜	德國洋甘菊、西洋蓍草、藍艾菊、穗甘松、纈草、蛇麻草、岩蘭草、肉荳蔻
活化大麻素受體	古巴香脂、依蘭、黑胡椒、花椒、咖哩葉、香蜂草、蕃石榴葉
減少嗎啡耐受性和依賴性	茶樹、澳洲尤加利、芳樟、松紅梅、小茴香、桉油醇迷迭香

建議用法

從清單中挑某個喜歡的精油,或選2~4種精油調合(比例不拘)。精油預先以基礎油(植物油)稀釋到總濃度2%以下(參照P.276滴數換算表),塗抹於身體讓皮膚吸收,一天可使用多次。

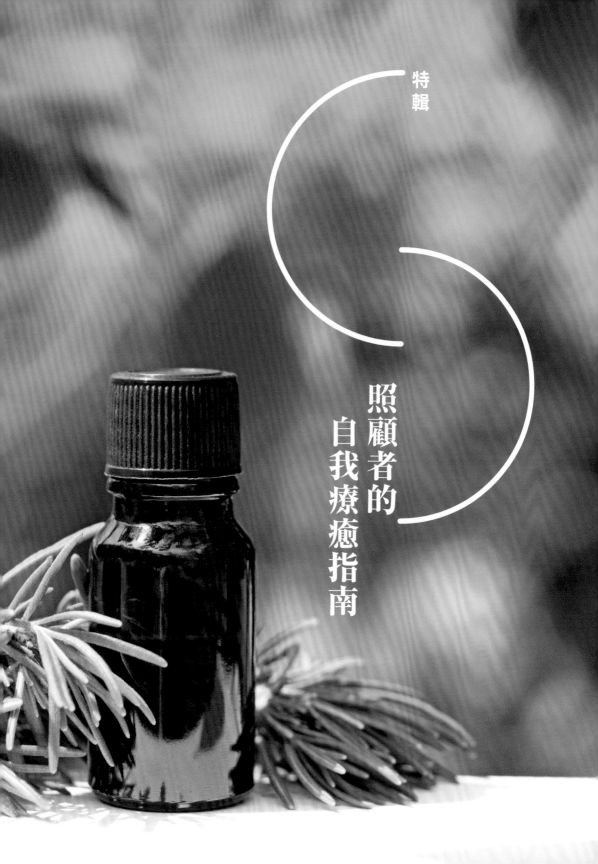

特輯

照顧者的
自我療癒指南

讓精油幫你一把！
照顧者的自我療癒

這是一個相當特別的章節，對我而言，甚至是撰寫整本書的「原點」。這次之所以會花如此多心力，努力拚出十多萬字稿件，並且改變寫作方向，由芳香療法在心理上的運用，一躍而進入純粹的生理療癒領域，甚至拓展到失智、中風、糖尿病、癌症、巴金森氏症等困難的問題，一切都是為了一個最單純的理由：「我也是一名照顧者。」

「照顧者」（caregiver）一詞，其實很少出現在日常語言中，某種程度上，我們甚至隱隱約約避免去思考它。畢竟連眼前的現實，都令人捉襟見肘，哪還有餘力擔憂未來的事呢？但是「我不走向山，山卻向我走來」，在一生中，人人都有機會經歷「陪病」或「伴老」，照顧某位對自己來說很重要的對象。

或許這種體驗，距離現在的你還很遙遠，但世事總是來得突然，有些人只不過睡一覺醒來就天地變色，而我則是在旅行途中突然接獲消息。雖然該陪伴的對象，還在八小時時差的千里之外，但從那一刻起，新的身分就這樣憑空降臨，從此我從浪跡天涯的旅者，變成深居簡出的宅婦。

每個有關照顧和被照顧的場景，都是一幕幕悲喜劇，有時荒謬，有時感動，有時笑中帶淚。無論只是短暫危機，抑或緩慢煎熬，這些故事並不罕見，每個家庭裡，或多或少都有纏綿病蹋的、年邁的、行動不便的成員。於是，我們就像被拋入閃爍銀河的一粒孤獨星光，感到自己無限渺小，連向人傾訴心情都顯得遲疑，因為，誰沒有苦處呢？

《全家人的芳香精油治療聖經》一書最早的初衷，就是想化解這些苦處，為現在及未來的照顧者們，理出一些頭緒。我不打算站在道德制高點上，訴諸愛與正能量，或強調照顧者的角色多麼偉大有意義，相反的，我和大家一樣站在谷底，掙扎於瑣碎的日常，在幽黯中尋找明明滅滅的希望之光。

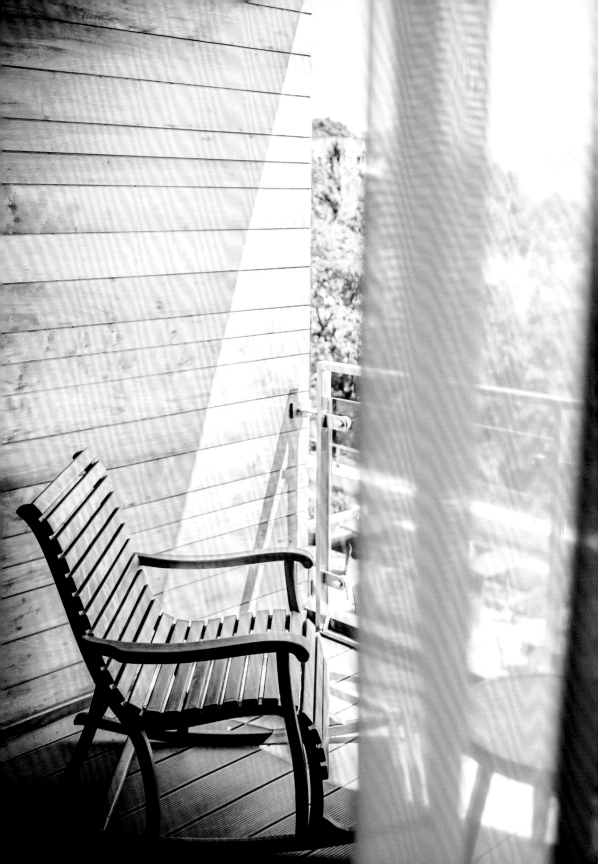

從實際開始動筆到現在，其實已經超過兩年，這些日子裡我遇上無數次考驗，一關又一關拂去心靈的塵埃，不斷叩問自己，究竟什麼是照顧？我有哪些能做？精油又能幫忙做到什麼？我暫停原本繁重的開課日程，婉拒各種講座邀約，花了很長一段時間沉潛思索，而最終的答案，其實就是完成這本書。

看似飄渺的芳香療法，其實比想像中的更紮實可靠，能在關鍵時刻拉我們一把，在滿是亂流的世界裡站穩腳步。

這不是勵志書，而是提供可行方案的實用手冊。為了讓讀者擁有更立體的視野，內容甚至再三擴充增補，從土地到身體，從科學到玄學，從藥草和精油的身世，到微小而奇妙的化學分子……所含括的資訊密度，早已超越起初的設定，而拓展成一本系統清晰的芳療知識大全！

不過前面四個章節，主要篇幅仍偏向探討「照顧他人的技術」，現在開始卻要來個大逆轉！你，是的，正在閱讀這段文字的你，才是這段故事真正的主角。

芳香療法最有趣的地方在於，它不只幫忙照料所愛之人，也讓你的雙眼變得更加清澈，可以看穿表象，洞悉各種症狀的本質，以及疾病背後的情緒因素。你會在香氣中更認識自我，學習如何理解、寬恕、撫慰、修復自己。接觸精油越久，越能重新思考自己在家庭中的位置，釐清人際關係如何影響養生、醫療、生死議題上的種種決策。

「先照顧自己，才有辦法照顧別人」雖然像老生常談，但從芳香療法的角度，具體究竟該怎麼做？讓我們一起出發吧！

PART 1 照顧別人前，先照顧好自己
照顧者常見的自律神經問題

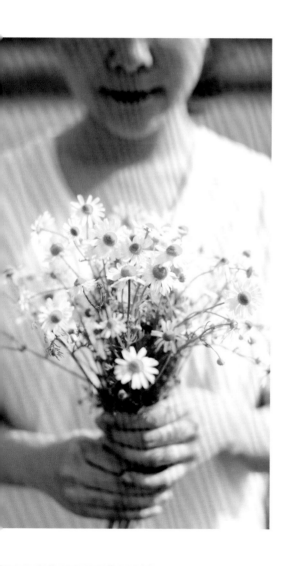

在討論照顧者的煩惱之前，讓我們先來認識這個最重要的概念——「身心合一」。生理現象與心理活動不能分割，每種症狀背後都隱藏著某些情緒癥結，一切喜怒憂懼，都以最虛弱的器官為出口，不同個性的人，會產生不一樣的健康煩惱，這就是所謂「疾病人格」。

身心合一與疾病人格
若想擺脫疾病，必須先修補千瘡百孔的靈魂，這是芳香療法的基本前提，但只要仔細觀察，便會察覺一件事，急需被修補的對象，其實並不只限於患者本人，他身邊最親近的照顧者，就像一面鏡子般，時刻映照出類似的特質。身體是心靈的鏡子，而照顧者和被照顧者，彼此都能在對方身上，望見自己的倒影。

讓我們舉高血壓為例，血壓偏高的人，多少都有些完美主義和成就取向，勇於一肩扛起責任。他們對自己和別人期待很高，通常會成為嚴格的父母與伴侶，甚至是控制狂！萬一事物不照預期發展，即使強求

表面平靜，血壓仍會節節上升。

習慣讓生活高速運轉的患者，常抱怨吃了
降壓藥物會「沒勁」，激昂的狀態一降下
來，反應力和效率就容易減退，於是他們
常排斥治療，甚至主張沒有監控血壓的必
要，認為靠意志力就可以控制身體，卻不
願意改變原本的生活模式。

家族情緒移轉模式的影響

照顧這些人，往往不得不與他們發生某種
衝突。但在同時，照顧者本身也是潛在的
血壓風險族群，看護家人的過程裡，不知
不覺中逐漸怒氣攻心，又把新產生的不滿
丟回給對方，形成惡性互動。

家族中，情緒會由一個人轉移到另一個人
身上，宛如山谷間的回聲，任何一個成
員，都有機會觸發連鎖反應，讓情緒在群
體裡迴盪反射。結果同一個屋簷下，或許
有好幾個人，都會出現一樣的健康問題，
這不是單憑飲食或遺傳就能完全解釋的。
惟有看清這些模式如何形成、如何重演，
才能找到解決之法。

如果和高血壓的人相處久了，自己血壓會
往上竄，那麼和其他疾病患者在一起，
難道也會跟著不舒服？嚴格來說，確實可
能，但這絕不是什麼傳染，而來自情緒
的流動擴散。每個人呈現出的症狀型態
不同，但在照顧者身上，最普遍的問題是
「自律神經失調」。

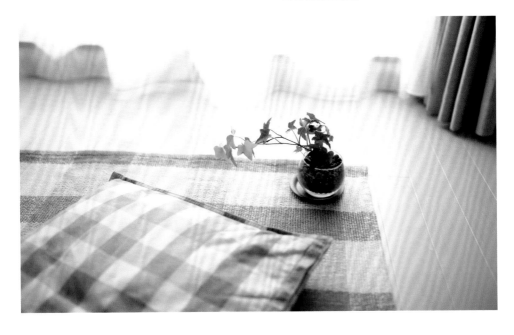

在自律神經的調理上，可把桉油醇迷迭香、真正薰衣草這兩個經典精油當作主力，分段交替運用。桉油醇迷迭香激勵交感神經，適合白天；真正薰衣草提升副交感神經，適合夜晚，再搭配其他滋補平衡的精油，更有助修復情緒。無論煩惱來自外在軀殼，還是內在世界，我們終究會在香氣裡挖掘出真正的答案。

自律神經失調常見症狀	
感官大腦	1 失眠淺眠，即使睡了很久，醒來仍然累 2 注意力渙散，突然聽不懂別人在說什麼 3 頭痛，頭很重，發作時脾氣變差 4 覺得地板在搖晃或一直懷疑有地震 5 眼睛痠澀，口乾舌燥，吞嚥不順，耳鳴
心肺韻律	1 心悸，心跳加快，或心臟沒力到像跳不動 2 胸口有被東西壓住或絞緊的感受
皮膚肢體	1 皮膚起疹發癢，容易過敏和溼疹 2 身體麻麻的，天氣炎熱仍然發冷發抖
消化代謝	1 突然覺得想吐但原因不明 2 消化不良，一吃飽就不舒服，胃酸逆流 3 快速消瘦，或短時間內變胖

照顧者的神經保養精油	
活化交感 （白天聞香）	桉油醇迷迭香、甜馬鬱蘭、甜羅勒、玫瑰天竺葵、檸檬
活化副交感 （夜晚聞香）	真正薰衣草、甜馬鬱蘭、橙花、芫荽籽、岩蘭草

建議用法

薰香

從清單中挑1種自己喜歡的精油，使用薰香器材或搭配精油鍊(2~4滴)來聞香，簡單灑1滴精油在面紙上吸聞也可以。

PART 2 產生憤怒心理怎麼辦？
照顧者會出現的皮膚問題

很多人以為，照顧者應該壓抑自己，維持和顏悅色不動氣，其實「會生氣」不是壞事，而是再健康不過的表現！「憤怒」具有真實而強大的情感能量，只有釋放並引導這股力量，才能把衝動化為行動，以行動帶來改變。

在每個憤怒當下，外表看起來怒髮衝冠，體內也正在進行戲劇性的變化，正腎上腺素突然被大量釋放。這種物質有時被稱為「專注荷爾蒙」或「戰鬥荷爾蒙」，讓你雖然氣到咬牙切齒，卻感到自己渾身振奮，充滿活力，產生解決問題的強烈意志。怒火不會無止盡亂飆，另一種「平靜荷爾蒙」—血清素，很快就進場接手，為暴衝的身體踩下煞車，避免理智斷線。

為什麼有些人仍然會氣到抓狂呢？如果血清素水平偏低，調控情緒的能力確實比較差，苦橙、檸檬、纈草和大馬士革玫瑰等血清素相關精油，便順理成章當上「息怒好幫手」。如果憤怒的對象只是普通朋友同事，也許稍稍聞一聞香氣，緊繃猙獰的臉部線條就能舒展開來。但是，照顧者和被照顧者之間，交織著更複雜的情感網路：「因為我愛他，所以才會這麼生氣！」

我們願意花心思照顧的對象，不是親人就是伴侶，所以還要考慮另一種神經傳導物質—催產素。催產素是主導親密關係的「抱抱荷爾蒙」，能帶來信賴和支持感，建立共同羈絆。但催產素分泌太多，過分沉溺在「一體感」中，也可能讓怒氣加深，變得又愛又恨。

照顧者越是渴望取悅所愛之人，努力滿足他一切需求，越期待得到回饋。當發現自己的付出不受珍惜，犧牲奉獻被視為理所當然，怨懟和灰心很容易瞬間淹沒理性。在這種時刻，能量堅強獨立的樹木類精油，可以安定受創的情緒，例如大西洋雪松、藍絲柏、檀香。

我們常擔心自己氣起來口不擇言，醜話一說出就覆水難收，但很多時候，憤怒並不透過語言來表達，而呈現在身體上，尤其皮膚對情緒的反應最明顯。針對長短期肌膚問題，鎮定消炎能力良好的德國洋甘菊、薑黃、檸檬細籽，都是絕佳選擇。

照顧者常見的皮膚煩惱

急性問題	1 汗腺和皮脂腺活躍，大量冒汗，滿臉油光 2 面紅耳赤，全身發癢，起疹過敏 3 保水力降低，皮膚屏障功能衰退
慢性問題	1 脂漏、乾癬、濕疹、異位性皮膚炎 2 皮膚色素沉著，長黑斑 3 脫髮，圓形禿

處理憤怒的精油

調控情緒 (聞香)	苦橙、檸檬、纈草、大馬士革玫瑰
堅強獨立 (聞香按摩兩用)	大西洋雪松、藍絲柏、檀香
鎮定消炎 (按摩)	德國洋甘菊、薑黃、檸檬細籽

建議用法

薰香按摩

1. 從清單中任意挑1種自己喜歡的精油，使用薰香器材或搭配精油鍊（2~4滴）來聞香，簡單灑1滴精油在面紙上吸聞也可以。

2. 從清單中任意挑1種自己喜歡的精油，或選2~3種精油調合（比例不拘），再以基礎油（植物油）稀釋，可當臉部護膚油或按摩塗抹身體。

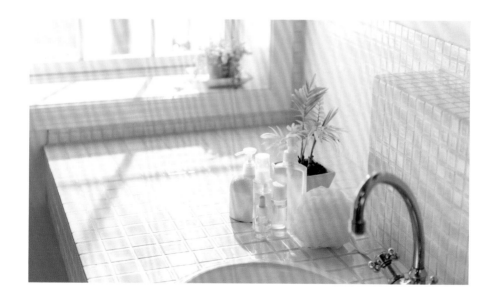

PART 3 產生恐懼心理怎麼辦？
照顧者會出現的呼吸問題

身為照顧者，每天都該留一點時間獨處，練習自我覺察。如果仔細把自己的情緒曲線紀錄下來，可能會發現，憤怒通常只是點狀分布，而恐懼卻有如起伏山陵般綿延；憤怒像某種實體，放下就過去了，但如果一件駭人的事發生，我們不只當下受到驚嚇，還會受制於可怕的回憶和想像。

大腦中有個叫杏仁體（Amygdala）的小小組織，這是我們內在的恐懼核心。即使我在搭飛機、看牙醫、或看見蟑螂的那一刻，忍不住想埋怨杏仁體太過活潑，但如果沒有它，人類或許會變得很短命！正因為嚇一跳，身體才能快速迴避各種潛在威脅，讓自己維持在安全之境。恐懼是一種非常古老的生理機制，膽子小的人，其實更具有原始本能和生命韌性。

當一個人感到害怕，「專注荷爾蒙」正腎上腺素會大量分泌，全身汗毛豎立，讓他小心機警地做出反應。危機解除以後，輪到「快樂荷爾蒙」多巴胺開始增加，賦予鬆懈感和幸福感：「太好了！一切安然無事！」

成為照顧者之後，我們經常在渾沌失序的世界裡，持續擔憂和迷惘。該不該中斷工作學業？要離開現有環境嗎？經濟支援足夠嗎？家人的身體狀況是否嚴重？自己能獨立承擔或找得到幫手嗎？未來又會發生什麼？一波波雜音就像深不見底的黑洞，恐懼核心杏仁體持續運轉，幾乎沒有能鬆口氣的空檔 ……

這時候最需要的精油，是玫瑰、茉莉、和依蘭。這些花中之王和花中之后，雖然個個要價不斐，卻是多巴胺最完美的代言人，只要用得巧妙，即使只憑少量精油，也足以解除情緒危機，安撫受驚嚇的心靈，甚至扭轉被恐懼制約的思考模式。

長期處於恐慌之中的人，還應該多關照自己的第四脈輪，小心保養呼吸系統，防止心肺區域發生問題。不只成年人該注意，家中如果有年幼的孩子，環境中的風吹草動也特別容易產生影響，若家庭氣氛緊張，即使不知道實際發生了什麼事，孩子仍然感受深刻，他們不安的情緒，將以呼吸系統為主要出口。

照顧者常見的呼吸煩惱	
急性問題	1 胸悶胸痛，覺得自己快要暈倒 2 聲音沙啞微弱，說話上氣不接下氣 3 呼吸短促，過度換氣
慢性問題	1 沒什麼痰但喉嚨卡卡，不停乾咳 2 長期鼻塞，嗅覺失調 3 氣喘

處理恐懼的精油	
幸福放鬆 (臉部按摩)	千葉玫瑰、大馬士革玫瑰、阿拉伯茉莉、藥用茉莉、依蘭
學習沉靜 (胸口按摩)	岩玫瑰、馬鞭草酮迷迭香、土木香、沉香醇百里香

建議用法

按摩

從清單中挑1種自己喜歡的精油，或選2~3種精油調合（比例不拘），再以基礎油（植物油）稀釋，可當臉部護膚油或按摩塗抹身體。

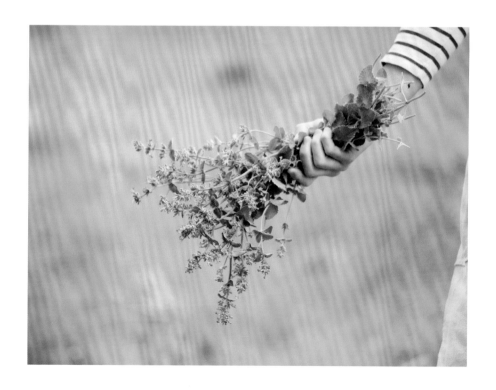

照顧者會出現的免疫問題

照顧家人是全年無休的工作，但磨人的並不只是體力活，還包含密集的「情緒勞動」，我們常被要求必須扮演溫柔可親、細心耐心、忍耐退讓的角色。但強迫自己保持和善的態度，到最後很容易心力交瘁，當突發事件接踵而來，處理到手忙腳亂，連喘息都很難，就更難面帶笑容了。結局是，許多年邁長輩或病人身邊，常常都會跟著一位表情木然的照顧者。疲憊確實會令人神態呆板，除此以外，「麻木」其實也是一種自我保護機制。

當一個人面臨極大壓力，腎上腺素會大量分泌來渡過難關，接著身體開始製造腦內啡，關閉警報狀態，避免因腎上腺過度亢奮而全身失衡。腦內啡是一種止痛物質，它存在的目的，就是讓我們在各種傷害中活下來，但腦內啡水平上升，會形成某種情緒麻醉狀態，心靈受創越嚴重，越可能出現不真實感、旁觀者感，與環境之間似乎被透明的牆隔離，覺得什麼都是假的。

「逃避」是最原始的本能，動物遇見危險時，常常蜷縮在小角落，人類同樣善於隱藏，只是我們不見得真能躲進一個地方不出來，只能披上放棄、疏離、冷漠的偽裝，以便從痛苦中逃離。

照顧者當久了，真的容易陷入麻木逃避的狀態，雖然仍做著必要家務，內心卻一片虛無空白。如果在與家人相處的經驗中，嘗過太多挫折與失敗，更會加重消極傾向，覺得再怎麼努力也無法改變現況，乾脆槁木死灰，不期待也不抵抗。針對這些狀況，最推薦以「根部類精油」和「單萜醇類精油」來喚起感受。

土味濃郁的根部類精油（有些來自地下莖），彷彿帶著地母神的恩澤，向下挖掘與生俱來的天賦自性，幫助照顧者重新尊重、呵護並滋養自我，擺脫情緒上的隔離麻醉狀態，重新和真實世界聯結，同時具有安神助眠效果，使你充分休息。

單萜醇是最溫和卻強大的分子大類，旗下有牻牛兒醇、香茅醇、沉香醇、萜品烯四醇等多種成分。它們都提振情緒，並且促進內在覺察能力，也就是「讓人感覺到自我」，不再對自己的痛苦和需求視而不見。

大多數根部類和單萜醇類精油，都是免疫系統的滋補劑，這一點並不令人意外，而長期處於照護壓力下，自己卻變得反應呆滯遲緩、心靈退縮僵硬的人，確實有許

多免疫力不佳的案例。他們體內的防禦系統，如今未戰先逃，投降輸一半，結果就是變得容易累，容易生病，甚至容易被他人的負面情緒能量傳染。

無論要破除麻木逃避的習性，或打算強化免疫系統，這兩類精油都應以按摩方式來使用。也只有認真接觸身體，才能更認識什麼是「我」，發現當下真正的想法、感受、渴望，從肢體肌肉把正面訊息反饋回大腦。惟有讓自己快樂，我們所關愛的人才會幸福。

壓力下的免疫困擾	
急性問題	1 免疫系統的訊息傳導混亂 (如細胞激素或干擾素) 2 免疫細胞的比例和配置不佳，易受感染 3 輕度發燒、喉嚨痛、淋巴結腫、肌肉痛、失眠
慢性問題	1 自然殺手 (NK) 細胞減少，腫瘤偵側機制失靈 2 慢性疲勞 3 胸腺提早縮小，免疫活力下降

改變麻木逃避和促進免疫的精油	
根部類精油	歐白芷、岩蘭草、薑、大高良薑、薑黃、泰國蔘薑、香附 (神聖莎草)
單萜醇類精油	大馬士革玫瑰、玫瑰天竺葵、玫瑰草、蜂香薄荷、牻牛兒醇百里香、茶樹、甜馬鬱蘭、茶樹

建議用法　從清單中挑1種自己喜歡的精油，或選2~3種精油調合 (比例不拘)，再以基礎油 (植物油) 稀釋，按摩塗抹身體。

按摩

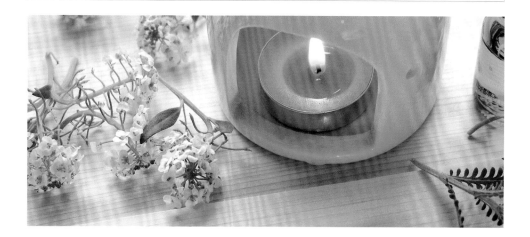

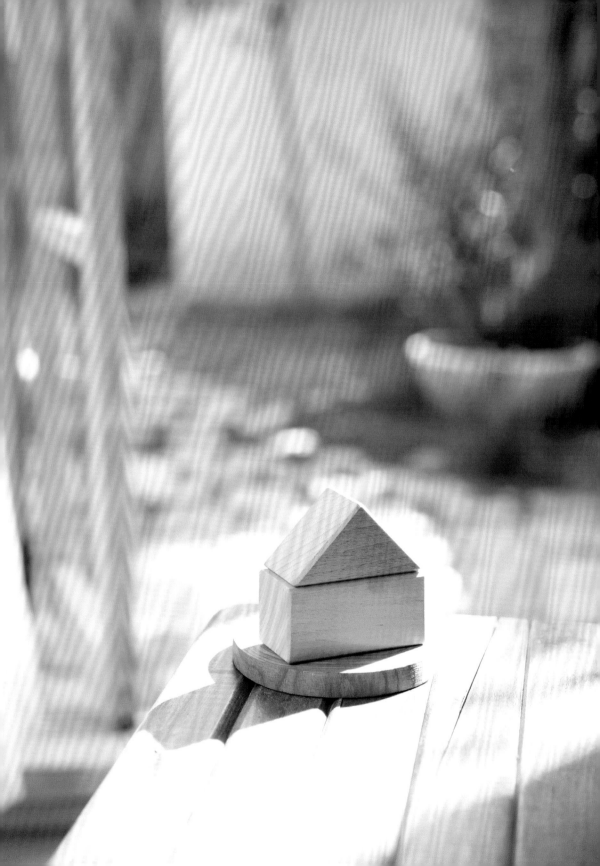

The End)

芳療天后Gina給你—
全家人的芳香精油治療聖經（暢銷經典版）：
慢性病控制、癌症復元、神經復健、呼吸防護，建立家的芳香醫藥箱，養出全家好體質

作　　　者　許怡蘭 Gina Hsu
攝　　　影　吳金石（封面、部分內頁）
插　　　畫　Maffin、eri、拾心聚落
設　　　計　IF OFFICE
校　　　稿　柯欣妤、王熏珮、何欣潔、何姿萱、許立潔、劉惠卿
責任編輯　詹雅蘭

總 編 輯　葛雅茜
副總編輯　詹雅蘭
主　　編　柯欣妤
業務發行　王綬晨、邱紹溢、劉文雅
行銷企劃　蔡佳妘

發 行 人　蘇拾平
出　　版　原點出版 Uni-Books
Ｅｍａｉｌ　uni-books@andbooks.com.tw
電　　話　（02）8913-1005　傳　　真　（02）8913-1056
發　　行　大雁文化事業股份有限公司
　　　　　新北市新店區北新路三段207-3號5樓
　　　　　www.andbooks.com.tw

24小時傳真服務　（02）8913-1056
讀者服務信箱　Email: andbooks@andbooks.com.tw
劃撥帳號　19983379
戶　　名　大雁文化事業股份有限公司

二版一刷　2024年4月
ＩＳＢＮ　978-626-7466-09-4（平裝）
ＩＳＢＮ　978-626-7466-11-7（EPUB）
定　　價　680元

國家圖書館出版品預行編目（CIP）資料

芳療天后Gina給你全家人的芳香精油治療聖經（暢銷經典版）：慢性病控制、癌症復元、神經復健、呼吸防護,建立
家的芳香醫藥箱,養出全家好體質 / 許怡蘭著. – 二版. – 新北市：原點出版，2024.4，336面，17X23公分

ISBN 978-626-7466-09-4（平裝）
1.CST: 芳香療法 2.CST: 香精油

418.995　　　　　　113004278